本书受国家自然科学基金（NO.82172705，NO.82172845）
及地高建本科教材建设项目（DGF819016-2/029）资助

极限保肛

经括约肌间切除术

Pushing the Limits
of Intersphincteric Resection

主 编 ◎ 项建斌　丁健华

复旦大學 出版社

图书在版编目(CIP)数据

极限保肛：经括约肌间切除术/项建斌,丁健华主编. —上海：复旦大学出版社, 2023.11
ISBN 978-7-309-16938-6

Ⅰ.①极… Ⅱ.①项… ②丁… Ⅲ.①直肠癌-括约肌-切除术 Ⅳ.①R735.305

中国国家版本馆 CIP 数据核字(2023)第 136930 号

极限保肛：经括约肌间切除术
项建斌　丁健华　主编
责任编辑/江黎涵

复旦大学出版社有限公司出版发行
上海市国权路 579 号　邮编：200433
网址：fupnet@ fudanpress. com　http://www. fudanpress. com
门市零售：86-21-65102580　团体订购：86-21-65104505
出版部电话：86-21-65642845
上海丽佳制版印刷有限公司

开本 890 毫米×1240 毫米　1/16　印张 14　字数 315 千字
2023 年 11 月第 1 版
2023 年 11 月第 1 版第 1 次印刷
印数 1—5 600

ISBN 978-7-309-16938-6/R·2049
定价：88.00 元

编 委 会

主　编 | 项建斌　丁健华

编　委 | 按姓氏笔画排序

秘　书 | 周易明

绘　图 | 李　鑫

主编简介

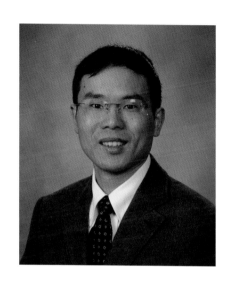

项建斌　医学博士,主任医师,博士生导师。复旦大学附属华山医院普外科胃肠外科中心副主任。本科毕业于上海医科大学临床医学系,美国 Mayo Clinic 结直肠外科访问学者。从事胃肠肿瘤外科、微创外科诊治,擅长超低位直肠癌根治保肛术和局部复发性直肠癌外科治疗。入选上海市高校优秀青年教师后备人选培养计划、复旦大学第五届"世纪之星"培养计划、华山医院优秀人才培养奖励计划——华英奖。兼任中国医师协会外科医师分会肛肠外科医师委员会委员、中国医师协会肛肠医师分会委员兼副总干事、结直肠外科医师委员会中青年委员、经肛门全直肠系膜切除术专业委员会委员;中国医师协会结直肠肿瘤专业委员会亚微外科专业委员会委员、加速康复外科专业委员会委员、经肛门全直肠系膜切除手术(TaTME)专业委员会委员;中国抗癌协会大肠癌专业委员会青年委员、康复会学术指导委员会委员;上海市医学会普外科专科分会青年学组委员;上海市抗癌协会肿瘤微创治疗专业委员会腔镜外科学组委员、大肠癌专业委员会委员;上海电生理与康复技术创新战略联盟"盆底疾病专业委员会"副主席;科技部奖励评审专家。主持国家自然科学基金项目 2 项,上海市科学技术委员会项目 2 项。牵头组织 ISR 全国多中心临床研究。研究成果分别被 2020 美国结直肠外科医师协会(ASCRS)年会和 2022 日本临床肿瘤协会(JSCO)年会录用发表。发表论文 100 余篇。

主编简介

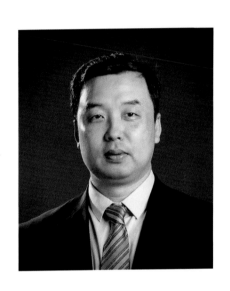

丁健华　医学博士，主任医师。全军临床重点学科、全军肛肠病中心、火箭军特色医学中心肛肠外科主任。全军高层次科技创新人才工程拔尖人才，军队优秀专业技术人才一类岗位津贴，2017首都十大杰出青年医生，美国克利夫兰医学中心临床研究学者(clinical research fellow)。从事结直肠肛门外科临床及基础研究，尤其对超低位直肠癌极限保肛手术、复杂盆底及肛周疾病有深入研究。兼任中国医师协会肛肠医师分会常委、总干事、青委会副主任委员、功能性疾病专委会副主任委员、大肠癌专业委员会委员、全军结直肠病学专业委员会委员等。主持国家自然科学基金、全军及北京市科学技术委员会课题7项。获军队医疗成果二等奖1项。担任7种国际知名SCI收录期刊审稿专家。5项临床研究成果分别被美国、英国结直肠外科医师协会年会录用。在 *Disease of the Colon & Rectum*、*Colorectal Disease*、*British Journal of Surgery* 等杂志上发表论文80余篇。

序　一

　　经括约肌间切除术(ISR)作为低位直肠癌的极限保肛手术,在专业化的结直肠外科中心严格把握适应证的情况下,可取得较满意的肿瘤学与功能学效果,关于ISR的定义、分类、相关局部解剖、操作技术、术后并发症、远期肿瘤学和功能学预后等方面,中华医学会外科分会结直肠学组的池畔与张忠涛两位教授牵头制定和发表了《低位直肠癌经括约肌间切除术中国专家共识(2023版)》。

　　由项建斌与丁健华两位教授牵头撰写的《极限保肛:经括约肌间切除术》一书可以说是对以上发表共识最好的诠释,这是继国际上由Schiessel在2012年首先论述ISR后,国内首部全面论述ISR的专著;非常感谢项建斌教授邀请我为本书作序,十分荣幸。

　　2002年,由王振军教授首先在国内报告开放TME完成后,经肛行ISR,然而经肛要准确分离括约肌间隙并非易事;2003年,本人团队首先尝试在开腹状态下,经腹游离至肛提肌裂孔边缘,主刀通过左手伸入肛管确定肿瘤方位与下缘,在手指引导下,经盆腔从上向下经括约肌间隙游离至肿瘤下缘3cm(经盆腔较经肛容易分辨括约肌间隙)。在盆腔通过弧形闭合器,切断与闭合直肠下切端。通过吻合器完成结肛吻合;随后尝试在腹腔镜下完成经腹ISR(严格地说是部分ISR),并与开腹经腹ISR做了对比研究,结果两组的肿瘤学与功能学相当,这一结果于2010年公开发表。十几年来,经过结直肠外科同道们的不断探索,在保证了肿瘤学效果的前提下,如何保证满意的功能学效果愈显重要,如何在分离括约肌间隙时保证不损伤由NVB发出的支配括约肌的神经尤为关键;在此方面,首先要感谢首都医科大学附属北京朝阳医院的王振军教授在国内首先提出了肿瘤侧可切除至齿线以下,健侧的齿线上应多保留正常肠壁的观点。近几年,海军军医大学第一附属医院(上海长海医院)的张卫教授研究论证了适形切除对保证ISR术后良好肛门功能的影响,很高兴看到本书对这一支配肛门重要功能神经的解剖研究与术中保护措施的详尽论述。

　　ISR是一项高难度手术,可能出现3个结局:①肿瘤学与功能学均优(约80%);②肿瘤学与功能学效果均不理想;③肿瘤学效果好,肛门功能差。因此,为了保证ISR手术质量,2023年ISR共识认为要由三甲医院的专科医生开展此术为妥。从现有的转化医学发展趋势来看,可使大多数低位与极低位直肠癌肿瘤消失(约50%),因而将来APR与ISR手术的病例数会明显减少,这对患者来说将是一个福音,因为保留了整个直肠功能而不仅仅是肛门

功能。在现有条件下，本书可以作为有志于做好 ISR 手术的中青年医生的一部系统、详实的
教科书。

福建医科大学附属协和医院普通外科（结直肠外科）科主任

英格兰皇家外科学院院士（ FRCS ）

中华医学会外科学分会结直肠外科学组副组长

池畔

2023 年 8 月 15 日

序　二

　　我非常荣幸地接受了丁健华教授邀请我为由他和项建斌教授主编的《极限保肛：经括约肌间切除术》一书作序。

　　目前广为接受的直肠癌经括约肌间切除术，其在国内的发展是比较复杂的。我国医生和直肠癌患者实际上一直强烈地追求保留肛门，所以在20世纪80年代国内有一批外科医生积极探索对低位和超低位直肠癌的保肛，基线是将乙状结肠吻合于肛周皮肤，当时国内最著名的外科教授们主持的《中华外科杂志》因拒绝发表这类文章而受到投诉，最后迫于压力发表了其中一篇，但编辑部同时发表了一篇"肛肠外科"专题讨论会纪要，表达了事实上不赞成的意见。事后看，当时的手术方法确实因重建的肛门功能不好而没有被国内主流的外科医生接受。但在这种背景下，主流外科学界对低位或超低位直肠癌的保肛探索保持了非常敏感和异常谨慎的态度。

　　1999年，我对两位要求切除低位直肠癌，但又坚决不接受肛门切除的患者，尝试通过完全切除肛管全层（即内括约肌全层），既能达到保肛，又可以实现根治的目的，术后我发现患者肛门功能接近Dixon手术。这个结果促使我开始做更多的类似手术，并把这个方法发表在国内期刊上，此后查询到国外相同手术方法的intersphincteric resection，简称ISR，并正式翻译为"内括约肌切除术"。为了取得更好的治疗效果，也为了获得更多医生认可，我联合山西省肿瘤医院梁晓波教授开展低位直肠癌手术前放化疗，然后再施行ISR，并把研究结果再次总结发表。此后一段时间，ISR仍处于不热不凉的状态，这种情况的转变得益于腹腔镜外科医生熟练掌握直肠癌切除后，借助腹腔镜优势推动了ISR的发展，比如我和我科杜燕夫教授开展了联合腹腔镜的直肠癌ISR，福建医科大学附属协和医院的池畔教授也开展了腹腔镜下ISR。

　　本书编委均是年富力强、开拓能力卓越的外科干将，是国内开展ISR手术数量最多、质量最好的实践者，也是开展创新性工作成果丰硕、推动ISR发展的创新者。我阅读了本书和他们发表的文献及创新工作，钦佩他们做出了极其出色的工作，极大地推动了ISR的普及和发展。他们倾力撰写的经验，既保证读者能够掌握这种极限保肛手术的精髓，使患者获得尽可能好的生存效果，也能使患者保留更好的肛门功能，从而造福更多患者，助力直肠癌的学科发展。

中华医学会外科学会全国委员

中华医学会外科学分会结直肠外科学组副组长

中国医师协会肛肠医师分会候任会长

王振军

2023 年 8 月 22 日

前　　言

20 世纪 90 年代初，Braun 和 Schiessel 率先引入经括约肌间切除术（intersphincteric resection，ISR）治疗低位直肠癌，开启了极限保肛手术的新纪元，为那些原本需要接受经腹会阴联合切除的极低位直肠癌患者提供了保留肛门的机会。随着基础研究的不断深入及手术器械和技术的革新，特别是微创技术的引入和广泛使用，越来越多的低位直肠癌患者在肿瘤获得根治的基础上，同时保留了肛门括约肌的节制功能，避免了永久性造口，一定程度上改善了生活质量。然而，ISR 作为结直肠外科中最具挑战性的手术之一，不仅在手术技巧上，而且在围手术期的评估和管理等各方面对医疗团队均有着极高的要求，其术后肿瘤学和功能学疗效，也因适应证的选择、应用解剖的理解、手术技法的差异及术后管理理念和流程的不尽相同而有差异。

国际上首先、也是迄今唯一较全面描述 ISR 的专著当推 2012 年问世的由 Schiessel 教授主编的《低位直肠肿瘤的括约肌间切除术》。十多年过去了，随着 ISR 在全球范围内的广泛应用，对盆腔局部解剖、生理、影像、病理的持续深入研究，以达芬奇机器人、超高清/3D 腹腔镜为代表的手术设备的革新，以及全程新辅助放化疗和免疫治疗等非手术治疗手段的不断进步，围绕如何进一步提高 ISR 的外科学、肿瘤学和功能学疗效这一目标，国内外同行已经积累了更多的新知识、新理念和新技术。为了满足临床日益增长的需要，我们组织了国内各大知名结直肠中心在 ISR 领域深耕多年的专家团队，以自身工作为基础，结合国内外最新进展，就 ISR 的发展历史、适用范围、应用解剖、术前评估、手术技巧、并发症、术后康复、长期疗效及未来展望等诸多方面，进行了较为详实的介绍和论述。

本书在编排上以实用为主，图文并茂，并配有精美手术视频，不拘泥于教科书格局。希望本书出版对"不囿于一隅，不执于一端"、一直在努力提高 ISR 的疗效、追求极限保肛的同行有所帮助。编写团队自 2019 年酝酿至今，历时 4 年终于完稿，限于我们的水平与经验不足，疏漏之处尚祈读者指正。

项建斌　丁健华
2023 年 6 月

目 录

第一章
经括约肌间切除术历史演进

第一节 · 低位直肠癌保肛手术方式

结直肠癌是全球发病率、死亡率位居前列的恶性肿瘤。低位直肠癌通常定义为距离肛缘 5 cm 或距离齿状线 2 cm 以内的直肠恶性肿瘤。传统观点认为,低位直肠癌的标准手术治疗方式是经腹会阴联合切除术(abdominoperineal resection,APR),但是永久性的人工肛门不仅严重影响患者的生活质量,也给患者造成了严重的生理和心理负担。随着外科理念和技术的进步及对肿瘤生物学认识的持续深入,兼顾肿瘤学安全和肛门功能的低位直肠癌根治术式一直是外科医师的不懈追求。

低位直肠癌的根治性保肛手术方式包括:①低位前切除术(low anterior resection,LAR)和经肛全直肠系膜切除术(transanal total mesorectal excision,TaTME);②治愈性局部切除术,根据不同手术途径分为经肛门、经骶尾入路的局部切除;③Parks 术(结肠-肛管吻合术);④Bacon 术(结肠经肛拖出吻合术);⑤经前会阴平面超低位前切除术(anterior perineal plane for ultra-low anterior resection of the rectum,APPEAR);⑥经括约肌间切除术(intersphincteric resection,ISR)。

一、LAR

LAR 是低位直肠癌术式的基础,目前临床应用最多,习惯称之为 Dixon 术。随着管状吻合器和线型切割吻合器的广泛应用,低位直肠癌切除后肠段吻合的难度大大降低。LAR 吻合口位于肛管直肠环以上(部分患者施行了括约肌间隙的游离),保留部分直肠和完整的内外括约肌及肛提肌(levator ani muscle,LAM),兼顾肛门控便功能及根治效果。手术操作需遵循 Heald 提出的直肠全系膜切除术(total mesorectal excision,TME)的原则。对于男性、肥胖、骨盆狭窄、肿瘤体积大、新辅助治疗后、盆腔因手术或炎症等造成困难骨盆解剖条件的患者,相对于传统 TME 入路,由下往上分离的 TaTME 是较好的选择方式,直视和充分显露下保证良好的下切缘和环周切缘,适用于腹膜反折下的直肠癌,尤适用于距肛缘≤6 cm 的直肠癌,亦可用于经肛入路括约肌间隙游离完成 ISR。目前,外科同行对临床广泛开展的 TaTME 尚存在诸多质疑,主要集中在如何从直肠腔内判断直肠系膜末端,可能比腹腔镜 TME 切除更多肠管，以及吻合口重建质量等，有待更多的循证学依据证实，建议在经过结构化培训和资质认定的专业医师团队开展。

二、治愈性局部切除术

早期直肠癌淋巴结转移率低于 10%，在早期病例中行局部扩大切除可获得治愈性的效果，但仍需按临床和病理学特点严格选择手术病例。此手术适用于年老、体弱及合并严重器质性疾病、不能耐受大手术的患者，病灶限于黏膜层，位于直肠中下端，分化好或中等，直径小于 3 cm，活动度好，与肌层无粘连、肠壁外无侵犯及无淋巴结转移的直肠癌。

1. **经肛门局部切除** 经肛门局部切除包括直视下经肛门局部切除术（transanal excision，TAE）、经肛门内镜下微创手术（transanal endoscopic microsurgery，TEM），以及经肛门微创手术（transanal minimally invasive surgery，TAMIS）。

2. **经骶尾部入路局部切除** 包括不切断肛管括约肌的 Kraske 术，以及切断肛管括约肌、重建对合缝合的 Mason 术。

三、Parks 术

Parks 术适用于低位直肠肿瘤、肛提肌上方残留直肠太短而无法进行低位吻合者，腹部手术与低位前切除术相同，在肛提肌裂孔平面上方约 0.5 cm 处将直肠横断，齿状线上 1 cm 处环形切除黏膜，将近端结肠拉至肛缘，行结肠断端与肛管做吻合。现临床应用少。

四、改良 Bacon 术

改良 Bacon 术的腹部操作与 LAR 相似。切除肿瘤后，将近端结肠拖出肛门至少 2 cm，行结肠浆肌层与肛管缝合 6～8 针固定，适用于低位直肠癌、直肠阴道瘘（rectovaginal fistula，RVF）和低位吻合口漏（anastomotic leakage，AL）再手术的患者，亦可作为器械吻合失败后的补救措施。其主要特点在于无须吻合，"无吻合则无漏"，某种角度上该术式是最安全的重建方式，兼可在直视下判断肿瘤远切缘。缺点为该术式废弃了直肠肛管黏膜皮肤的生理功能，控便功能受损、肛周湿疹，以及须二期切除肛门外多余肠管等。对于新直肠系膜较短、近端结肠游离不充分、肛直肠环空间狭窄、结肠系膜特别肥厚的患者，不适宜行此术式，因易致末端结肠缺血、狭窄、坏死。

五、APPEAR

英国的 Williams 等首先应用，该技术是先经腹盆腔入路游离中上段直肠及其系膜，再经前会阴途径（男性在直肠和尿道之间，女性在直肠和阴道之间）到达所谓"无人区"，游离下段直肠，切除标本后通过吻合器或手工缝合的方法重建消化道。此术式术后局部感染率高，建议同期加行保护性造口。由于腔镜技术的进步，目前临床已较少应用 APPEAR。

根据肛门内括约肌是否完整保留，上述手术方式可归为内括约肌保留手术。

六、ISR

属于极限保肛手术,由德国外科医师 Braun 和奥地利外科医师 Schiessel 首先报道,迄今已有近 30 年的发展历史。ISR 属于超越 TME 平面的直肠癌根治术,下文重点阐述。

第二节 · 经括约肌间切除术

一、ISR 的定义和含义

ISR 尚无规范、统一的定义表述,曾翻译为内括约肌切除术、肛门内括约肌切除术、经内外括约肌间切除术、括约肌间切除术、经括约肌间切除术等,不同阶段的译名反映了对该术式内涵的审慎思考。笔者认为,ISR 是经内外括约肌间隙切除部分或全部内括约肌、联合纵肌(conjoint longitudinal muscle,CLM)满足肿瘤远端和环周切缘(circumferential resection margin,CRM)要求,兼顾肿瘤根治和肛门功能保留的低位直肠癌根治术。ISR 内涵应该包括但不局限于:①属于低位直肠癌根治术之一,ISR 尽管被推崇为极限保肛手术,但首先是直肠癌根治术,必须始终强调肿瘤学根治优先的外科理念;②需要经括约肌间隙(intersphincteric space,ISS)游离的解剖操作,不做括约肌间隙游离而切除内括约肌的手术如 APR 或者经肛局部切除显然不属于 ISR;③切除了不仅部分或全部内括约肌(吻合口在肛提肌裂孔平面下方),还有括约肌间隙内的联合纵肌、神经、微小动静脉,切除内括约肌的目的在于延伸直肠远端距离,保证阴性远切缘。对于仅做括约肌间隙游离而没有切除内括约肌的手术严格意义上属于 LAR 的范畴;④行结肠-肛管吻合重建消化道,从外科学角度,内括约肌的上界为肛提肌裂孔水平(即括约肌间隙的起始部平面),切除部分内括约肌后结肠-肛管吻合口位于外科肛管内;⑤目前认为 ISR 是超越 TME 的极限保肛手术,但从解剖学看却尚未到达极限,完全 ISR 的远端切缘在白线,尚未达到肛缘水平。随着对直肠、肛管手术解剖和组织胚胎发育学及肿瘤生物学的深入研究,ISR 的范畴必将进一步拓展。

二、ISR 的发展历史

1977 年,Lyttle 和 Parks 最早在《英国外科学杂志》报道了 ISR,该手术切除直肠肛管的内括约肌,保留外括约肌和周围组织,其设计的初衷是用于因炎性肠病而需要切除全结直肠的患者,以避免会阴部伤口长期不愈。ISR 在当今结直肠外科备受关注的主要原因是其在低位直肠癌保肛领域的贡献。近 30 年来,在直肠癌治疗新理念和适用性工业技术革命的推动下,ISR 在手术技术、应用范畴、括约肌间隙解剖再认识、术式分型、临床结局等方面经历了迅猛发展,对其评价亦日趋客观和理性。

（一）初期阶段:直视下经肛入路游离括约肌间隙(1992—2010 年)

此阶段代表性工作包括开腹 TME＋直视 ISR(经肛)、腹腔镜 TME＋直视 ISR(经肛)及其比较研究,以及 ISR 分型的形成。

1992 年,德国医师 Braun 等首次报道了 63 例超低位直肠癌 ISR 的肿瘤学疗效和肛门功能,其手术要点是开放经腹游离直肠至肛提肌平面后,转经肛门切开肛管上皮,分离内括约肌直至将直肠及内括约肌切除(经肛入路游离括约肌间隙),再行结肠-肛管吻合。手术 R_0 切除率为 90.4%,局部复发率为 11%,远处转移率为 33%,5 年生存率为 62%(平均随访 6.7 年),可与同期 APR 手术组肿瘤学数据相媲美,且 ISR 组肛门功能满意者占 85%,取得较为满意的临床效果。

1984 年,奥地利医师 Schiessel 等开始应用 ISR 治疗超低位直肠癌,同期行保护性造口,临床应用初战告捷,并于 1994 年在《英国外科学杂志》公开报道,将 ISR 详细描述为通过肛门部进行直肠、肛管解剖操作的手术,在经腹完成 TME 后转经肛入路,将直肠的切除范围扩展至括约肌间隙,直肠壁环肌延续部分的内括约肌被部分或完全切除,切除下界拓展至齿线下方甚至近肛门口的肛白线(括约肌间沟),以获得合适的远端切缘,通过手工缝合结肠、肛管完成消化道重建,真正做到超低位极限保肛。此外,首次对 ISR 术后进行肛门测压和功能随访观察:术后 2 年肛管静息压明显降低($91.8\,cmH_2O \rightarrow 35.1\,cmH_2O$),但收缩压仅暂时性减低,术后 2 年已恢复正常;排便次数由造口回纳后 1 个月时 9 次/天至术后 2 年时 1 次/天。2005 年,Schiessel 等又报道了 121 例 ISR 的肿瘤学和控便功能长期随访数据,平均随访 72.9 个月,吻合口漏发生率 5.1%,5 例出现延期性吻合口狭窄,局部复发率 5.3%;大多数患者造口回纳后短暂时间内排便次数增多,13.7% 评估为控便满意,仅 1 例出现排便失禁状态。2012 年,Schiessel 与 Metzger 合编的《低位直肠肿瘤的括约肌间切除术》专著问世,奠定了 ISR 极限保肛术式的历史地位,这一专著迄今仍被奉为低位直肠癌极限保肛术式的经典教材。

法国医师 Rullier 同样对 ISR 发展做出了卓越的贡献。自从 1991 年 Jacobs 开创腹腔镜结直肠手术以来,结直肠外科进入腹腔镜微创治疗的时代。1999 年,Rullier 首次报道腹腔镜 TME 联合经肛括约肌间隙游离手术,没有手术死亡,4 例患者发生并发症,其中 2 例因盆腔出血和肛管阴道瘘后改行永久性结肠造口术,中位随访 44 个月(范围 11~92 个月),未观察到局部复发,2 例患者死于远处转移,5 年生存率为 75%,半数患者控便正常,其他偶有轻微渗漏的失禁情况,表明 ISR 可以替代特定适应证的位于肛管直肠交界处癌的 APR,而不会影响治愈的机会。此外,Rullier 提出的低位直肠癌波尔多(Bordeaux)分型(图 1-1)对术式选择有重要指导价值,将肿瘤下缘距离齿状线 2 cm 以内的低位直肠癌分为 4 种类型。① I 型,肛管上型(supra-anal):肿瘤下缘距离肛直肠环平面 ≥1 cm,可行超低位直肠前切除术;② II 型,近肛管型(juxta-anal):肿瘤下缘距离肛直肠环平面 <1 cm,可行部分 ISR;③ III 型,肛管内型(intra-anal):肿瘤下缘位于外科肛管内,浸润深度不超过内括约肌,可行次全或完全 ISR;④ IV 型,经肛管型(trans-anal):肿瘤下缘位于外科肛管内,肿瘤侵犯外括约肌和/或肛提肌,需行 APR。但该分型是基于冠状面对低位直肠肿瘤进行归类,忽视了肿瘤的环周位置对治疗预后的影响,特别是前壁肿瘤 ISR 术后局部复发率高的现象不容忽视。

2002 年,王振军团队率先报道了 8 例(其中 6 例行新辅助治疗后)改良切除 ISR,即切除肿瘤侧部分齿状线,沿外括约肌环和肠壁之间游离,与腹部手术组会师,在没有癌灶或癌侵

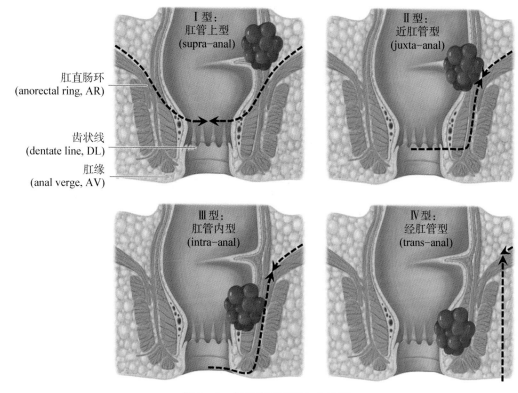

图 1-1 低位直肠癌波尔多分型

犯较高的一侧,沿齿状线上缘切断直肠。游离横结肠脾区并在降结肠远切端做长 5 cm 的 "J"形结肠储袋,将结肠储袋向下牵出,与肛管残端用 3-0 可吸收线间断手工缝合。2006 年,该团队再次报道 31 例低位直肠癌患者 TME 联合经肛内外括约肌间切除术,平均随访 12 个月,短期肿瘤学效果满意,并保留较好肛门功能。

2006 年,日本 Saito 等根据括约肌切除程度及远端切除线位置,提出迄今最为完善的 ISR 分型,分为部分 ISR、次全 ISR、完全 ISR 和 PESR(图 1-2)。并相应予以注释。部分 ISR 吻合口/切除线位于齿状线或近齿状线头侧 1 cm 以内;次全 ISR 吻合口/切除线位于齿状线和白线之间;完全 ISR 指吻合口/切除线位于白线水平;PESR 指联合部分外括约肌切除(俄罗斯 Shelygin 等于 2008 年提出 PESR)。此分型沿用至今。Yamada、Akagi Y 和 Shirouzu K 等进一步量化部分 ISR、次全 ISR、完全 ISR 切除分别为 1/3、2/3 和全部内括约肌。不同 ISR 分型预示切除内括约肌程度不同及由此引起的肛门功能差异,随着远端切除线不断下移,保肛的距离逐渐趋向极限。在经典 ISR 模式基础上联合部分外括约肌切除的 PESR 对部分 T_3 极低位直肠癌或许是一项极具挑战性的选择,联合部分外括约肌切除能满足环周切缘阴性要求,5 年总生存期(overall survival,OS)和无病生存期(disease-free survival,DFS)分别达到 94.7% 和 86.8%,肛门功能与经典 ISR 术后无明显差异。

Gamagami 等报道,相较于 APR,开腹 ISR 具有良好的肿瘤学结局,极低位直肠癌 ISR 术后 5 年局部复发率为 7.9%,5 年生存率为 78%。Saito 团队治疗经验为,ISR 局部复发率为 5.3%,5 年 OS 和 DFS 分别为 91.9% 和 83.2%。部分 ISR 腹腔镜手术和开腹相比,肿瘤

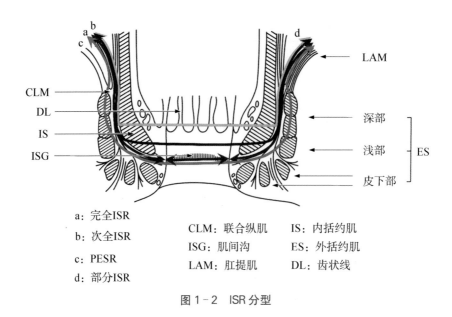

a:完全ISR
b:次全ISR
c:PESR
d:部分ISR

CLM:联合纵肌　　　IS:内括约肌
ISG:肌间沟　　　　ES:外括约肌
LAM:肛提肌　　　　DL:齿状线

图1-2 ISR 分型

学指标如局部复发率、3 年 DFS 及功能学评估,前者都不劣于后者,且具有术中出血少、住院时间短等优势。

此阶段属于 ISR 探索时期,主要特征是括约肌间隙的游离方式其一为经肛入路解剖,其二为裸眼直视下操作,其三对 ISS 的应用解剖认识有限。ISR 先经腹由头侧向尾侧游离直肠系膜到 TME 终点线(肛提肌裂孔水平),然后再经肛直视下由尾侧向头侧行括约肌间隙的分离,直至达到肛提肌裂孔水平,与腹腔游离平面汇合。限于开腹手术的盆腔局限视野,直视下经肛游离括约肌间隙是早期 ISR 的无奈选择。但 ISR 技术的引入、腹腔镜辅助 TME 的广泛应用、低位直肠癌波尔多分型及 ISR 亚型的提出,为后续 ISR 发展奠定了坚实的基础。

(二)发展阶段:腹腔镜经腹盆腔入路游离括约肌间隙(2010 年至今)

此阶段标志性的工作包括腹腔镜技术在 ISS 游离解剖中的应用、大宗病例 ISR 长期肿瘤学和功能学的循证学证据呈现、重视 ISR 术后并发症的防治、括约肌间隙不同入路游离方式的探索。

1. 正式开始 ISS 的腹腔镜手术解剖　由于空间狭窄及位置深在,经肛游离 ISS 视野小、显露困难,费时费力。随着腹腔镜手术的广泛普及和技术的日臻成熟,池畔等于 2010 年率先报道了腹腔镜经腹盆腔入路的部分 ISR,开创了真正意义上的腹腔镜 ISR(ISS 游离),提出在完成 TME 基础上,经腹延续全直肠系膜切除术的"神圣平面",分离肛提肌裂孔处的内外括约肌间隙,可实现经腹 ISR,这突破了既往经腹游离 TME 平面的极限,有助于保障低位直肠癌远端的安全切缘。这种完全经腹盆腔途径 ISR 的优点在于规避经肛括约肌间隙游离,且经腹完成肿瘤切除后器械法结肠-肛管吻合,简化了操作,节省时间和人力,但经腹游离括约肌间隙解剖标识和手术层面较难识别和掌握,对术者技术和团队配合要求高,经腹离断肠段有时无法满意判断远端切缘。腹腔镜经腹盆腔入路适用于部分 ISR 手术 ISS 游离和结肠-肛管器械法吻合,但对次全及完全 ISR 难以完成,而且需要熟练的盆底操作技巧与良好的狭小空间显露经验。腹腔镜经腹盆腔入路 ISR 的成功开展,揭开了腔镜技术在 ISS 游离临床应用的序幕,创立了新的技术范式。日本 Hamada M 则于次年在 *Surgical Endoscopy* 报道腹腔镜下 ISR 括约肌间隙的游离,认为经腹盆腔入路更易识别深部盆腔的局部解剖结构。2013 年,韩国 Park SY 报道了机器人经腹 ISR 技术的安全性和可行性,介绍了程序化模块化手术操作步骤,并比较了机器人和腹腔镜平台的短期临床研究结果,两组各 40 例纳入分析,相较腹腔镜 ISR,机器人 ISR 在手术安全性、术后患者肛门功能、性功能及快速康复等方面都达到了满意的结局。

2. ISR 的肿瘤学结果诠释和验证　此阶段各研究团队陆续发表 ISR 中-长期肿瘤学随访资料,在特定选择的病例中开展 ISR 的肿瘤学是安全有效的,R_0 切除率为 97.0%,并发症发生率为 7.5%～38.3%,局部复发率 0～22.7%,5 年 DFS 和 OS 分别为 68%～86% 和 76%～97%。对新辅助降期后拟行 ISR 的患者需要进行筛选和甄别。Lee 等研究发现,新辅助放化疗后行 ISR 术后 3 年 DFS 0 期 96.2%,Ⅰ 期 84.8%,Ⅱ 期 72.9%,而 Ⅲ 期仅 38.0%,与 ypT 及 ypN 有关,各组间 DFS 差异具有统计学意义,3 年无复发生存率与 ypN、肿瘤大小、肿瘤距肛缘距离有关,0 期 100%,Ⅰ 期 92.4%,Ⅱ 期 91.1%,Ⅲ 期 70.9%,提示新辅助治疗后仍有淋巴结转移的低位直肠癌患者应慎行 ISR,其肿瘤学预后尚不理想。最新一项总计 1 217 例 ISR 和 1 135 例 APR 手术资料的荟萃分析比较 ISR 和 APR 肿瘤学结局,结果显示,两组间 5 年 DFS(HR:0.84, 95% CI:0.55～1.29; $P=0.43$)、5 年 OS(HR: 0.93, 95% CI:0.60～1.46; $P=0.76$)和 5 年无局部复发率(HR:0.72, 95% CI:0.29～1.78; $P=0.48$)差异无统计学意义。法国波尔多单中心长达 25 年的回顾性随访资料表明,ISR 肿瘤学基本上是安全的,1990—1998 年,1999—2006 年和 2007—2014 年期间,5 年局部复发率分别为 4.3% *vs* 5.9% *vs* 3.5%,DFS 为 72% *vs* 71% *vs* 75%。

3. 对 ISR 术后功能状况的顾虑　相较于肿瘤学预后,ISR 术后功能学的差强人意更引起临床专家的担心,鉴于对保肛距离的极限追求,吻合口距离肛缘越来越近,但肛门功能欠佳始终困扰临床治疗,已成为限制 ISR 普遍开展的最主要因素。上述法国波尔多单中心研究报道 42% 患者存在严重肠道功能紊乱,提示术后肛门节制功能有待改善,ISR 术后肛门功能问题值得关注。ISR 术后肛门功能欠佳除了术式的固有因素外,围手术期的治疗和并发症也会额外叠加作用。新辅助放化疗已经广泛应用于局部进展期低位直肠癌的治疗,很多患者获得降期甚至肿瘤消退,从而获得更多的保肛机会,但新辅助治疗同时也带来不利的影响,特别是新辅助放化疗会引起肿瘤周边神经变性,神经变性严重程度与术后肛门功能异常密切相关,可将其作为有效预测 ISR 术后肛门功能的指标。吻合口狭窄是 ISR 术后肛门功能不佳的因素之一。法国 Denost 等研究发现,在众多因素如年龄、性别、体重指数、肿瘤分期、位置、距离肛缘或肛直肠环平面长度、手术类型、结肠储袋、吻合口高度、盆腔感染、术前放疗等中,肿瘤距肛直肠环平面 1 cm 以上或吻合口高度距肛缘 2 cm 以上是 ISR 术后功能良好的独立影响因素。相对于次全和完全 ISR,部分 ISR 肛门功能在术后 1 年左右可基本恢复稳定,肛管收缩压在术后 6 个月,肛管静息压在术后 1 年左右可恢复至术前水平。结肠 J-pouch、结肠横行储袋与肛管吻合或许有助于肛门功能改善,Wexner 失禁评分(Wexner

incontinence score，WIS)术后 1 年为 8.5(4~13)，术后 3 年为 7.2(2~11)，术后 5 年为 6.7
(2~12)。2015 年郭立人等报道盆底电刺激和生物反馈康复治疗在 ISR 术后肛门功能失禁
及改善生活质量方面取得较好的结果，可显著降低 WIS、减少排便次数及降低止泻药物的依
赖使用，并显著提升最大肛管收缩压。此外，ISR 术后肛门功能评估缺乏统一评价方法，检
测肛管张力的 PASS(per-anal examination scoring system)简便易行，分为 5 级：1 级，括约
肌严重张力减退；2 级，括约肌轻度张力减退；3 级，正常张力；4 级，轻度狭窄；5 级，肛管闭
塞，但易受个体差异制约。LARS 评分、WIS、MSK 癌症中心评分、Kirwan 分级等常作为
ISR 术后量表评估方法。客观量化检测方法有肛管测压和功能磁共振，高分辨肛管测压仪
(HR-ARM)可客观、可靠地评估 ISR 术后肛门，检测指标如肛管最大静息压、高压区带长
度、最大收缩压等有助于预测术后排便节制能力，但前者受操作者经验影响，后者则常与患
者主诉不一致。

4. 关注吻合口并发症　ISR 结肠-肛管重建分为器械法和手工吻合，吻合口的并发症
包括漏、狭窄、脱垂、坏死等。相较于 LAR，ISR 术后吻合口漏发生并不少见，是 ISR 最常见
的严重并发症，其特点之一为术后 1 个月以后的迟发性吻合口漏，临床表现常隐匿，出现吻
合口-阴道瘘、吻合口-尿道瘘或吻合口会阴瘘，个别病例诊断于 ISR 术后 57 个月之久。严
重吻合口漏(Clavien-Dindo 分级Ⅲ＋)和吻合口裂开发生 ISR 术后吻合口狭窄率显著升高，
且预防性造口回纳率明显降低，严重影响肛门功能。即便超过术后 2 年，吻合口裂开组 WIS
仍明显高于对照组(Clavien-Dindo 分级<Ⅲ和无吻合口漏组)。丁健华团队报道 ISR 术后
永久性造口 5 年累积发生率为 17.4%，吻合口并发症(漏和狭窄)是导致预防性造口无法回
纳的重要原因。术后放疗是 ISR 术后吻合口狭窄的独立影响因素，严重影响肛门功能和生
活质量，大约 32.6%吻合口狭窄患者需要终身造口。因此要充分强调 ISR 吻合重建质量，
除了遵循吻合时"近端空、远端通、口要正"的基本原则外，特别强调要保护近端肠系膜袢肠
管的血供良好和吻合口的无张力重建。笔者团队常规行肠系膜下动脉高位结扎，在动脉根
部平齐水平离断肠系膜下静脉，注意保留左结肠静脉汇入肠系膜下静脉支，保护降结肠、乙
状结肠边缘弓完整，充分弧形裁剪系膜至边缘弓旁 1 cm 处，术中收缩压升至 140 mmHg，直
视下确认断端血运良好，或者应用吲哚菁绿荧光染色有助于判别肠管血供。ISR 通常无须
游离结肠脾曲。经肛牵出肠管应轻柔，以免系膜撕裂、损伤血运，行结肠-肛管全层缝合。有
学者提出，保留肠系膜下动脉近端、左结肠动脉(left colic artery，LCA)及第一支乙状结肠
动脉所形成的动脉弓有助于降低术后吻合口漏的发生。

5. ISS 游离方式选择的探索　ISS 的游离方式有完全经腹盆腔入路、完全经肛入路及
联合入路 3 种，因括约肌间隙内联合纵肌、神经、微血管的存在，以及肛提肌嵌插入 ISS 的差
异，不同 ISS 游离方式可能会造成环周切缘和切除范围的不一致。完全经腹盆腔入路多用
于部分 ISR，甚至可用器械法完成结肠-肛管吻合，术中无法观察到 ISS 的内容物结构。联合
入路游离 ISS 时常遇到经腹和经肛手术平面的错层，需要适时切断肛门悬带(参与联合纵肌
组成)才能顺利会师。完全经肛入路的 ISS 游离时，在肛提肌裂孔水平时需警惕游离层面过
深至肛提肌外侧的风险。Denost 等报道经腹途径头侧向尾侧分离末端直肠是术后环周切缘
阳性的独立危险因素，经肛途径逆向分离不仅降低了手术操作难度，而且有助于提高环周切

缘阴性率；环周切缘>2 mm能够显著降低ISR术后肿瘤局部复发率。经肛经腹联合途径更有利于精确评估肿瘤局部浸润深度并确保安全的远切缘，尤其适用于肿瘤位置低、骨盆狭窄限制吻合器使用的患者。本单位牵头的不同入路ISS游离全国多中心回顾性研究（$n=314$）显示，不同入路ISS游离对肿瘤学预后指标如3年OS、DFS及局部复发率差异无统计学意义，但完全经腹盆腔入路组保留肛门功能最佳，具体方式的选择应根据术者经验、患者盆腔局部条件、肿瘤T分期决定，并应严格控制ypN阳性入组，术中应尽量经腹盆腔腹腔镜下充分游离ISS。

（三）成熟阶段：平台技术迭代升级

1. 经肛腹腔镜ISR的应运而生　2010年，Sylla报道的TaTME由下而上游离直肠及系膜，是腹腔镜经腹盆腔入路的逆向思维创新，在确保肿瘤足够的远切缘和环周切缘及减少远端直肠游离的难度方面优势明显。"自下而上"的经肛入路直肠游离在肥胖、骨盆狭窄、前列腺肥大的男性患者中有独特优势，弥补了经腹游离的不足。因逆行解剖的盆腔结构再认识，TaTME技术仍因手术难度、学习曲线及学习曲线内的手术并发症发生率较高等问题，目前被认为尚不适合在全国范围内推广普及。腹腔镜下经肛入路ISS解剖因操作空间不易稳定建立和Port固定困难等问题无法常规开展，部分先前报道的所谓经肛入路腹腔镜ISR实际上是开放直视下的ISS解剖，腹腔镜下真正完成的是TaTME部分。鉴于越来越多的文献资料支持TaTME的肿瘤学安全性和可行性，经肛入路的ISS解剖（TaISR）同样值得期待。单孔腹腔镜和达芬奇（Da Vinci）机器人经肛入路游离ISS，与直视下解剖不同，因其兼具放大视野倍数和精细操作的优点，可有效保护外括约肌及精准识别联合纵肌，游离ISS后的操作与TaTME相同。新平台技术的应用，将为经肛精准解剖ISS带来新的曙光。2022年康亮团队回顾性分析各100例TaTME联合ISR和腹腔镜APR资料，两组3年肿瘤学结局无显著差别，局部复发率均约为7%，3年OS分别为96.7%和94.2%，经肛入路ISR功能学基本可接受，70.9%患者术后肛门功能良好（WIS<10分）。完全腹腔镜TME、结肠pouch联合经肛ISS游离及标本取出，实现腹部无切口NOSES手术，更是追求微创中的微创。

2. 达芬奇机器人ISS解剖时代的开启　由于拥有裸眼3D，放大10~15倍等优点，手术视野更加清晰，其机械臂可540°旋转，腕关节有7个自由度，且能过滤掉徒手的震颤，达芬奇机器人操作更加灵活、精细、稳定，尤其适合盆底解剖和括约肌间隙分离等。2011年，Leong报道了29例机器人辅助ISR，经腹完成TME后经肛完成ISS解剖，表明该平台技术初步应用的可行性和安全性。2014年，Kim报道了机器人辅助完全经腹入路ISR。2015年，Park等开展机器人辅助ISR和腹腔镜ISR的多中心倾向值匹配分析，显示前者同样具有较好的肿瘤学预后，3年局部复发率为6.7%，3年DFS为89.6%，但费用昂贵且无近期获益。经腹入路机器人辅助ISR肿瘤学中期指标（3年局部复发率和生存率）与开腹ISR相近，但在排便功能、男性性功能保护等方面明显优于后者，值得推荐。经腹入路机器人辅助ISR 5年局部复发率为2.5%，5年OS为86.7%，5年DFS为80.7%。Aliyev V团队的长期随访资料表明，腹腔镜ISR和机器人ISR 3年、5年、7年OS分别为88.6%、80.4%、

73.4％和90.4％、86.3％、76.9％，3年、5年、7年DFS分别为80.5％、75.2％、70.4％和84.4％、81.4％、79.8％（$P=0.328$），两者无显著差异，功能学亦无明显区别。国内较早开展机器人ISR的唐波团队亦成功报道机器人辅助ISR的临床安全性、肿瘤学和功能学的初步满意结局。2020年，笔者团队报道了经腹入路机器人辅助次全ISR，初步验证其手术安全性和可行性。2023年，Kim团队发表了机器人辅助完全ISR功能学和肿瘤学结局，入组患者肿瘤下缘距肛缘平均1.5 cm，与APR组相比，局部复发率5.1％ vs 7.7％（$P=1$），远处转移率15.4％ vs 25.6％（$P=0.401$），5年DFS分别为78.7％ vs 61.5％（$P=0.1$），5年OS分别为89％ vs 82.1％（$P=0.434$），差异均无统计学意义，机器人辅助完全ISR能替代机器人APR，但侵犯肛提肌的T_4低位直肠癌除外。鉴于机器人辅助手术的费用昂贵，提高机器人在大肠癌诊治中的卫生经济学价值，出路一方面在于实施国产化、规模化机器人，另一方面在于严格选择适应证人群，提高效益比、优化临床效果。

三、ISR的若干争议问题

（一）是否需要预防性造口

无预防性造口的ISR术后吻合口漏发生率高达17.0％，显著高于低位直肠癌LAR发生率，并明显增加非计划二次手术比例（9.6％），因此强烈建议ISR同时加做预防性造口。ISR预防性造口可选择末端回肠袢式造口或者横结肠袢式造口，各有其优缺点，但选择前者的居多。预防性造口粪便转流可为超低位的结肠-肛管吻合口提供相对低灌流的良好愈合环境；一旦发生吻合口漏，由于粪便的转流，可减轻感染状态，降低二次手术概率；预防性造口患者可早期恢复饮食，符合快速康复外科的理念；对早期肛门欠佳者有足够时间恢复，减少早期排便失禁引起的肛周湿疹、皮肤溃烂等症状；有利于患者肛门功能从严重受损至缓慢康复的心理准备。但仍有部分预防性造口患者存在造口相关并发症，如严重脱水、肠梗阻、粪汁性皮炎和造口旁疝等，不同程度影响患者的生活质量，甚至有17％～27％预防性造口患者不能如期还纳甚至终身造瘘。通常，预防性造口还纳时间为术后3～6个月，术后化疗和吻合口漏、狭窄、外括约肌损伤、肿瘤远处转移等可延迟还纳时间，甚至导致患者永久性造口。ISR术前谈话知情同意书中应告知预防性造口的必要性、相关并发症及永久性造口的潜在风险。

"pull-through/reborn"技术（类似于Bacon术）可规避保护性造口，理论上可避免结肠-肛管吻合漏发生，但术中务必注意肠管拖出时系膜血管损伤、肛管容积不足致肥胖系膜无法拖出或者勉强拖出导致迟发性吻合口血运障碍等问题。有专家建议再次手术时机为首次手术后1周左右，笔者团队一般在术后3个月左右行再次手术，理由为"新直肠"与盆底组织有充足时间粘连牢固，避免近期内肠管回缩发生迟发性吻合口漏。ISR术中预防性造口和直接经肛拖出吻合的肛门功能比较尚在研究中，期待其临床研究数据公布和发表。

（二）肠系膜下动脉是否需要高位切断

主要涉及肿瘤学和吻合重建安全性两方面的争议。高位结扎（根部结扎）和低位结扎

[在肠系膜下动脉(inferior mesenteric artery，IMA)发出左结肠动脉后结扎]两种方式在手术时间、根部淋巴结清扫、下拉张力、吻合口血供、吻合口漏、自主神经的保护、胃肠功能恢复及远期肿瘤学疗效等方面是否存在差异，尤其是在短期吻合口并发症和远期肿瘤学疗效方面，IMA 的离断水平目前仍然没有共识。术中保留左结肠动脉有利于增强吻合口近端肠管的血运，从而可能降低吻合口漏潜在风险。此外，直肠癌手术中保留左结肠动脉不影响第253 组淋巴结的清扫，低位结扎的肿瘤学疗效与高位结扎相当。ISR 手术时需要保留足够的肠管及其系膜，保证肠管的良好血供和系膜的无张力状态，IMA 高位离断有助于吻合近端肠管及其系膜的充分游离，但术中需要保留结肠边缘弓的完整无损。笔者团队常规行高位离断 IMA，对肠旋转不良和存在 Riolan 动脉弓患者需要注意解剖变异，建议保留左结肠动脉。

（三）脾曲是否需要常规游离

常取决于乙状结肠长度及其系膜血运分布，欧美 ISR 通常行脾曲游离，我国一般不需要常规游离。但吻合口存在张力，特别是吻合口近端肠管血运不佳、存疑、吻合有张力时，应行脾曲游离，有利于获取更多的正常游离肠管，完成高质量的结肠-肛管吻合。

（四）术后肛门功能康复

不同于低位直肠前切除术，ISR 手术操作的独特性包括：①完全切除直肠壶腹，导致储存能力丧失；②切除部分或全部内括约肌后，最大肛管静息压和肛管最大收缩压近期均明显下降；③括约肌间沟的广泛分离损伤肌间沟内的神经、感受器及肛门悬带。因此，除了低位吻合带来的低位前切除综合征(low anterior resection syndrome，LARS)外，尚叠加内括约肌切除导致的肠道和肛门功能异常，表现为排便急迫、失禁、频次增加、排便节段、腹泻及排便不尽等。与超低位前切除相比，ISR 术后重度失禁的患者比例明显增多，仅 14％患者肛门括约肌功能良好，36％患者存在排气失禁，39％患者有轻度排粪失禁，11％患者有重度排粪失禁。部分 ISR 手术患者肛门控制功能要优于完全或次全 ISR 患者。但 ISR 与 APR 相比，术后患者的生活质量在腹部不适感的主诉及心理情感评分方面，前者明显优于后者。

研究认为，ISR 术后短期明显肛门失禁，术后 12 个月起肛门功能显著改善，一般术后18～24 个月达到恢复平台。术后肛门护理非常重要，笔者团队建议患者术后每月来门诊肛指检查扩肛，并指导肛门康复训练，经肛门灌洗、凯格尔盆底肌肉训练、生物反馈与电刺激治疗、骶神经调节术等均有助于术后肛门功能康复。2021 年在国家自然科学基金项目资助下，由北京火箭军特色医学中心牵头，复旦大学附属华山医院、武汉大学中南医院共同承担的多中心、前瞻性、真实世界研究，探索 ISR 术后生物反馈与电刺激早期干预治疗，为改善 ISR 术后 LARS 症状、提高生活质量、尽早康复肛门功能提供了理论基础及循证依据。

第三节 · 实施 ISR 的理论和实践基础

一、解剖学基础

内、外括约肌间隙是内脏结构和躯干结构胚胎时期的融合平面，该区域为潜在的相对乏血管、神经间隙的区域，手术切除部分或完全内括约肌增加了远端切缘的安全性。由于括约肌间隙内联合纵肌的存在，内外括约肌间隙实际上被分隔为内侧和外侧两个潜在间隙。通常经腹 ISR 括约肌间隙的手术层面在直肠纵肌（联合纵肌）外侧表面，切除联合纵肌可增加环周切缘的安全距离。在齿状线水平内侧间隙最为狭窄和致密，故经腹盆腔钝性游离括约肌间隙长度一般为 1.5～2.5 cm，受阻于齿状线附近。经肛入路游离括约肌间隙时容易进入外侧间隙，易切除全部联合纵肌甚至外括约肌和肛提肌。联合入路"会师"平面常常错层，需要适时切断肛门悬带（联合纵肌）才能达到经腹和经肛入路平面顺利"会师"。此外，括约肌间隙内还有神经、血管等重要解剖结构，尤其是截石位前壁 10～11 点和 1～2 点方位处，需要重视和保护。

二、生理学基础

肛管的静息压由肛门内外括约肌和盆底肌提供，肛管静息压的构成中，内括约肌约占 55%，外括约肌约占 30%，肛垫约占 15%。内括约肌维持远端 1/3 肛管的静息压，中上 2/3 肛管的静息压主要由外括约肌提供。肛管静息压的高压区在距肛缘约 2 cm 处，随后向头侧逐渐递减。静息状态下肛管静息压高于直肠静息压，在直肠和肛管之间形成一个压力屏障，对控便起着重要作用。肛管收缩压主要由外括约肌提供，耻骨直肠肌在内的盆底肌也参与肛管近端收缩压的形成，决定应激状态下肛门的自制能力，与肛门静息压结合可用于判断肛门括约肌的功能。肛管直肠运动的生理学过程可分为静息、自动调节、主动控便、失禁 4 个阶段。切除了部分或者全部肛门内括约肌，术后肛管静息压和肛门控便功能不可避免地下降，但随着时间的推移，一般在术后 1～2 年内，肛门静息压达到与术前相近的水平，可能与盆底肌、肛门外括约肌（external anal sphincter，EAS）的功能代偿有关。肛管静息压还依赖于耻骨直肠肌及其支配神经、直肠感觉、肛管感觉和直肠肛管抑制反射等。因此，ISR 术中应遵循层面解剖原则，务必保护好外括约肌和盆底肌，尽量保存肛垫和齿状线处感觉区域，以期术后肛门节制功能恢复到可接受的程度。

三、肿瘤生物学基础

1. 远端切缘 肿瘤下缘距离肛缘长度是保肛手术的重要考量因素，最初普遍认为对于低位直肠恶性肿瘤安全有效的下切缘是 5 cm。临床实践发现，直肠癌沿纵轴向远端肠管浸润＞2 cm 的仅占 1%～3%，直肠癌肿瘤平面以下发生淋巴结转移率约为 6.5%，肿瘤平面 2 cm 以下发生淋巴结转移率约为 2%，因此距肿瘤下缘的 2 cm 远端切缘即能达到根治要求。

后续进一步研究证实,2 cm 安全切缘的观念和临床意义已受到挑战。对于早期直肠癌患者,1.0 cm 甚至 0.5 cm 的远端切缘距离即能达到肿瘤学安全性要求,远端切缘>1 cm 和≤1 cm 相比,局部复发率差异无统计学意义。因此,目前低位直肠肿瘤远端切缘的安全距离已经从最初的 5 cm(Miles,1908 年)减少至 2 cm(Williams,1980 年),再到现在的 1 cm(2005 年,美国结直肠外科医师协会推荐)。目前,对 ISR 建议的 1 cm 远切缘距离是可以接受的,这一标准已被美国国立综合癌症网络(National Comprehensive Cancer Network,NCCN)指南采纳,对新辅助降期退缩后的 ISR,如不能准确判断,建议术中冰冻病理证实切缘阴性。通过切除部分或者全部内括约肌而获得所需的远端安全切缘,可使大部分低位直肠癌患者避免永久性造瘘。直肠癌远端肠壁内浸润最主要的危险因素是肿瘤的分化程度,对于低分化、未分化肿瘤患者要慎重施行 ISR。

2. 环周切缘 低位直肠癌能否行保肛手术,除了取决于肿瘤的位置,还与肿瘤的浸润深度有关,即 CRM 至关重要。CRM 阳性的病理学定义为切除的直肠标本横断面上,镜下可见肿瘤(包括原发灶、癌结节或转移淋巴结)浸润最深处与切缘之间的距离≤1 mm。CRM 阳性是患者术后局部复发、远处转移和长期生存率的重要影响因素。对于术前 MRI 检查 CRM 可能阳性的患者,建议先行新辅助治疗,待降期 CRM 阴性后再行手术治疗。CRM 状况是评估直肠癌术后局部复发的重要预测指标,完全直肠纵肌(联合纵肌)切除可增加 CRM 安全距离、降低 ISR 术后局部复发率。位于直肠前壁的进展期直肠癌 ISR 术后常易局部复发,肿瘤与周围盆底肌的距离也是决定能否保肛的重要关键因素,若肿瘤已经侵犯至外括约肌或肛提肌,仍需行 APR。

3. 侧方淋巴结转移 低位进展期直肠癌存在侧方淋巴结转移的风险,文献报道其转移率差异较大,为 8.6%～49.0%。对侧方淋巴结转移的治疗策略,东西方学者尚存在争议,以日本为代表的亚洲学者认为其属于区域淋巴结转移,主张行侧方淋巴结清扫术,而欧美学者则认为属于远处转移,曾坚持行放化疗(chemoradiotherapy,CRT)可有效控制病灶,但目前观点有趋同的态势,主要争议集中在行预防性清扫还是选择性清扫、转移淋巴结的判断标准及淋巴结清扫的范围等。新辅助治疗后拟行 ISR 的患者需重新评估侧方淋巴结转移状况,必要时需同期行侧方淋巴结清扫术。

四、ISS 游离入路

ISS 游离入路可分为完全经肛入路、完全经腹盆腔入路和联合入路,经肛入路通常采用裸眼直视下经肛解剖括约肌间隙,近年来亦有腹腔镜下或达芬奇机器人支持下的临床创新实践;经腹盆腔入路常依托腹腔镜或者达芬奇机器人平台完成 ISS 游离,根据 ISS 入口切开位置,又可分为后方入路和后外侧入路,后方入路需要切除或切断肛尾韧带后切开裂隙韧带进入 ISS,临床解剖难度相对较大;而 ISS 上界后外侧部分由于相对疏松、乏血管神经,较易由此处进入 ISS。全麻联合硬膜外麻醉有利于肌松,经肛操作应扩肛至 5 指,注意缓慢扩肛,避免造成肛裂。结肠—肛管吻合时应全层对端重建,后者可带部分外括约肌,但前壁要防止进针过深、以免损伤阴道(女性)或尿道(男性)。

(项建斌)

第二章
盆底应用解剖

全直肠系膜切除术(TME)在临床的广泛开展促进了膜解剖的兴起,使手术从以器官为中心转变为以系膜为中心。膜解剖理论认为,消化道固有筋膜包绕器官、血管和淋巴结等形成类似"信封"样的系膜,构成了肿瘤细胞难以逾越的组织屏障,局限了肿瘤细胞的转移;而通过胚胎性的间隙或"神圣平面",可以实现系膜的完整切除。

膜解剖虽然掀起了热潮,但目前还处于"百家争鸣"的时代,争论的主要焦点在于膜解剖的解剖学定义和膜平面的建立。例如,关于膜解剖中"膜"的含义,目前有两种观点。爱尔兰学者 Coffey 及中国学者龚建平注重从"系膜"角度来阐释膜解剖理论,强调系膜完整切除对肿瘤根治的重要性;日本学者高桥孝、Kano 等则着重从筋膜的角度来阐释,因为系膜的完整切除是通过筋膜解剖来实现的。笔者认为,膜解剖实质上就是采用筋膜之间的间隙作为手术层次来完成系膜的完整切除;因而,系膜解剖是目的,筋膜解剖是手段,两者共同组成了膜解剖理论体系。需强调的是,膜解剖并不是脱离传统外科解剖的革新,而是将传统的器官、血管及神经解剖与"膜"加以关联,以指导实施更为精准的手术操作。

第一节·"四筋膜、三间隙"理论的建立

现阶段,膜解剖名词还存在定义不统一、使用不规范等问题,这也成为阻碍膜解剖进一步发展的瓶颈。例如,TME 的"神圣平面",有位于脏、壁筋膜之间,脏筋膜前后两叶之间,直肠固有筋膜和泌尿生殖筋膜之间,以及直肠固有筋膜和腹下神经前筋膜之间等多种理解;又如,妇科解剖中的盆腔悬吊系统,包括耻骨膀胱韧带、膀胱子宫韧带、直肠子宫韧带或宫骶韧带,实际上都是结直肠外科解剖中脏筋膜的一部分。造成这种混乱情况的一个主要原因是目前对于膜解剖的许多认识都是基于腹腔镜手术观察,而视野的局限性容易忽略对筋膜整体性的认识。事实上,胚胎学等研究已表明,筋膜系统起源于中胚层,腹盆腔的筋膜是一个连续性的三维整体。因此,从胚胎学、膜的整体性和延续性来理解膜的来源和构成,将有助于建立统一、规范的膜解剖理论体系。

依据筋膜的整体性和延续性,笔者认为与外科手术相关的腹盆腔筋膜主要有 4 层,即系膜的固有筋膜、腹膜下筋膜深层、腹膜下筋膜浅层和壁筋膜。笔者在尸体解剖研究和手术中

观察到，腹膜下筋膜深、浅两层（以腹腔为参照）在后腹壁分别延续为肾前筋膜和肾后筋膜，降结肠段的肾前、后筋膜向下延伸为盆腔的泌尿生殖筋膜；构成降结肠段的固有筋膜向下依次延伸为乙状结肠和直肠的固有筋膜；降结肠系膜和肾前筋膜之间的 Toldt's 筋膜（融合筋膜）在盆腔延伸为直肠固有筋膜与泌尿生殖筋膜（脏筋膜）之间的间隙（图 2-1）。在膜解剖理论体系中，对 Toldt's 筋膜的正确理解至关重要。传统解剖认为，Toldt's 筋膜是两层间皮细胞融合后形成的一层不可分离的结缔组织层，但 Coffey 等通过尸体解剖研究和图像软件分析，对 Toldt's 筋膜提出了不一样的见解。首先，Toldt's 筋膜实际上是一层间隙，表现为系膜固有筋膜与腹膜下筋膜深层之间潜在的、无血管的、易扩展的疏松结缔组织；笔者的研究结果与此一致（图 2-2）。其次，肠系膜是一个从十二指肠空肠曲到直肠的完整、连续的结

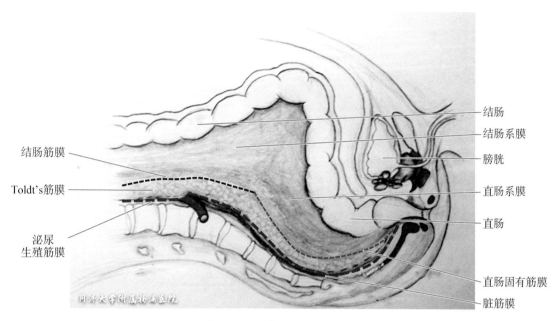

图 2-1　结直肠相关筋膜延续性的示意图（常乐绘制）

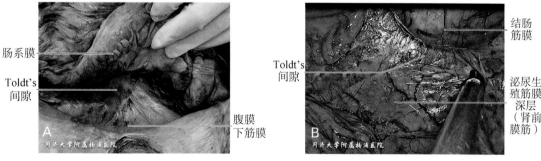

图 2-2　Toldt's 筋膜实际上是一层间隙

注：笔者团队提供尸体解剖图（A）和手术图（B）。

构，Toldt's 筋膜则构成了系膜和系膜床的分离平面，也是所有结直肠完整系膜切除手术的"神圣平面"。

　　基于多年的盆腔解剖学研究，笔者提出了"四筋膜、三间隙"理论，即直肠固有筋膜、泌尿生殖筋膜深层、泌尿生殖筋膜浅层和壁筋膜这四层筋膜在盆腔由内向外依次排列，并形成了内、中、外 3 个间隙，血管和神经则定位于这些筋膜和间隙中（图 2 - 3）。该理论不仅有助于统一结直肠外科、泌尿外科和妇科等多学科对盆腔三维膜解剖的认识，还可以避免在不同方向界定手术切除范围的情况。依据"四筋膜、三间隙"理论开展盆腔肿瘤根治手术，具有层面容易辨识，血管、神经定位清楚等优势，在保证根治性的同时提高手术安全性。

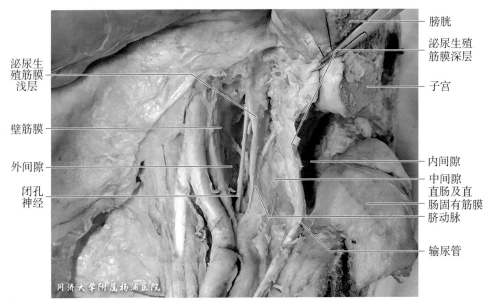

膀胱
泌尿生殖筋膜深层
子宫
内间隙
中间隙
直肠及直肠固有筋膜
脐动脉
输尿管

泌尿生殖筋膜浅层
壁筋膜
外间隙
闭孔神经

同济大学附属杨浦医院

图 2 - 3　"四筋膜、三间隙"的相对位置及解剖学关系（笔者团队提供尸体解剖图）

第二节 · "四筋膜"的解剖结构

　　壁筋膜是指覆盖于盆壁肌肉和骨表面的筋膜，由腹横筋膜延续而来。虽然之前对骶前筋膜的认识存在争议，但目前格雷氏（Gray's）解剖学及美国结肠和直肠外科医师学会（American Society of Colon and Rectal Surgeons，ASCRS）等均已认可骶前筋膜是壁筋膜的一部分。因此，当前认为盆腔壁筋膜包括 4 个部分：闭孔筋膜、梨状肌筋膜、盆膈上筋膜和骶前筋膜（图 2 - 4）。

　　泌尿生殖筋膜是腹膜下筋膜深、浅两层在盆腔的延续，两层之间包裹着输尿管、生殖血管和腹下神经，形成一个"三明治"样的鞘状结构。在盆腔，泌尿生殖筋膜呈"吊床样"从侧后方包围并托起整个盆腔器官，侧方延伸为髂血管鞘，前外侧延伸至膀胱侧壁，其底部止于盆筋膜腱弓（图 2 - 5）。因此，泌尿生殖筋膜就是经典解剖学中描述的脏筋膜。这层筋膜衍生出很多解剖名称，如腹下神经筋膜鞘、宫骶韧带、膀胱子宫韧带深层等。在泌尿外科，输尿管

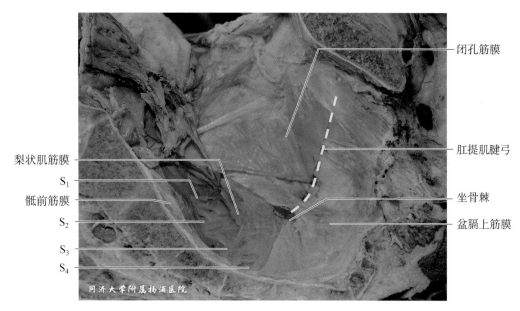

图 2-4　壁筋膜的解剖及构成（笔者团队提供尸体解剖图）

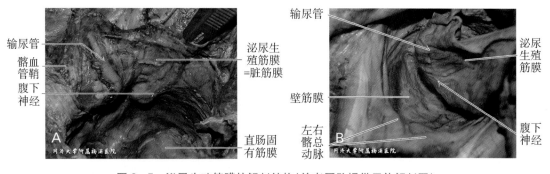

图 2-5　泌尿生殖筋膜的解剖结构（笔者团队提供尸体解剖图）

注：(A) 正面；(B)背面观。

系膜是一个常见的解剖名称,指输尿管向背侧延伸的结缔组织,实际上就是由泌尿生殖筋膜位于输尿管下方的部分向内侧牵拉而形成。

由于泌尿生殖筋膜深层覆于腹下神经的表面,故 Kinugasa 等称其为腹下神经前筋膜。泌尿生殖筋膜深层在直肠前方与直肠阴道隔(Denonvilliers 筋膜)汇合,盆丛则恰好位于汇合处外侧。传统解剖认为,盆丛是结缔组织包裹的神经纤维群的网状集合体,由腹下神经、$S_{2\sim4}$ 骶神经发出的副交感节前纤维(盆内脏神经)和骶交感干的节后纤维(骶内脏神经)共同组成,轮廓近似四边形;盆腔的后上方与腹下神经相连,后下方与盆内脏神经相连,其前上方发出数支支配膀胱和/或子宫的神经支。但笔者在解剖时发现,盆丛存在融合状和弥散状两种类型,前者即为经典解剖学中描述的实体型结构;后者则表现为片状神经-筋膜交织,并无固定形态,神经和筋膜几乎不能分离(图 2-6)。

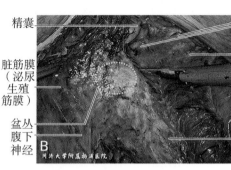

图 2-6　盆丛存在两种类型(笔者团队手术图)

注:(A)融合状;(B)弥散状。

　　泌尿生殖筋膜和膀胱腹下筋膜的解剖关系一直是盆腔解剖学研究中的困惑之处。高桥孝和 Diarra 等认为膀胱腹下筋膜是泌尿生殖筋膜在盆腔前侧方的延伸,是位于脐动脉、膀胱侧壁和膀胱下动脉之间的三角形筋膜。但笔者基于大量尸体解剖研究和手术观察,对膀胱腹下筋膜有两个不同的认识:①膀胱腹下筋膜是位于髂内血管脏支外表面的单层筋膜,而不是传统解剖认为的双层结构;②其下界应是盆筋膜腱弓,而非膀胱下动脉。因此,笔者认为膀胱腹下筋膜不是泌尿生殖筋膜的延续,而只是其浅层。泌尿生殖筋膜深、浅层于盆腔输尿管水平处分别转变为内侧的腹下神经前筋膜和外侧的膀胱腹下筋膜,两者均止于盆筋膜腱弓(图 2-7)。

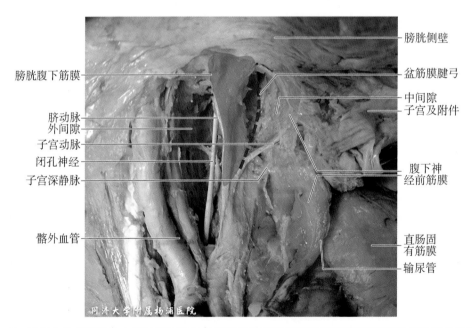

图 2-7　泌尿生殖筋膜分为内侧的腹下神经前筋膜和外侧的膀胱腹下筋膜(笔者团队提供尸体解剖图)

　　在经典解剖学中,直肠固有筋膜为包绕直肠系膜的最内侧筋膜,并且是脏筋膜(泌尿生殖筋膜)的一部分。但笔者认为,直肠固有筋膜和脏筋膜是两层独立的筋膜,无论是手术实践还是尸体解剖,这两层筋膜都可以分别获得清晰展示(图2-8)。两层筋膜的观点可以基于腹盆腔筋膜的延续性来阐述,这主要涉及对 Toldt's 筋膜的进一步认识。笔者还发现,直肠固有筋膜向下约在骶4水平处与脏筋膜融合,两者的融合处为直肠骶骨筋膜(Waldeyer筋膜)的延伸(图2-8)。

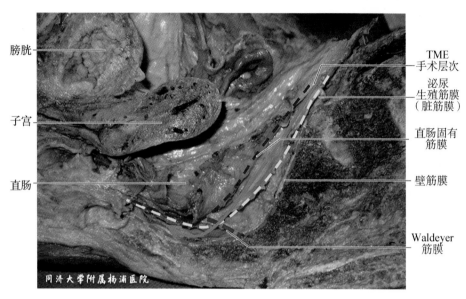

图2-8　直肠固有筋膜和脏筋膜为两层独立的筋膜(笔者团队提供尸体解剖图)

第三节 · "三间隙"的解剖结构

　　传统外科手术解剖学研究,特别是妇科手术解剖学研究,对盆腔间隙有明确的定义,其中比较重要的间隙有膀胱旁间隙和直肠旁间隙。膀胱旁间隙的外侧界是盆腔侧壁和髂外血管,内侧界为膀胱壁。直肠旁间隙的内侧界为直肠,外侧界为髂内血管,并且该间隙以输尿管为界又可分为外侧直肠旁间隙和内侧直肠旁间隙。值得注意的是,这几个间隙的分界为输尿管、髂内血管和盆腔侧壁,分别覆盖有泌尿生殖筋膜深层、泌尿生殖筋膜浅层和壁筋膜。因此,笔者认为可以基于膜解剖理论对传统的解剖间隙进行重新定义。

　　笔者把位于直肠固有筋膜和泌尿生殖筋膜深层(腹下神经前筋膜)之间的间隙称为内间隙。该间隙除了直肠和盆丛发出的支配直肠的神经支,再无其他重要的血管或神经结构,因此有学者称其为"脏腔室"。内间隙包括了传统解剖认为的以下间隙:Okabayashi 直肠旁间隙、Yabuki 第四间隙、Okabayashi 阴道旁间隙和 Fujill 间隙(图2-9)。

　　中间隙指位于泌尿生殖筋膜深、浅层之间的间隙,这是解剖操作下产生的一个间隙。该间隙主要的解剖结构是髂内血管脏支(包括脐动脉、膀胱上动脉、膀胱下动脉、子宫动脉、直肠下动脉和阴部内动脉等），以及腹下神经、盆内脏神经和盆丛。由于该间隙主要存在血管结构，所以笔者称其为"血管腔室"。中间隙包括传统解剖认为的 Heald"神圣平面"、Latzko直肠旁间隙和内侧膀胱旁间隙（图 2 - 9）。

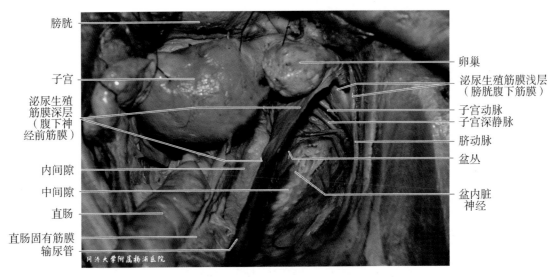

图 2 - 9　内间隙和中间隙的解剖结构（笔者团队提供尸体解剖图）

外间隙是位于泌尿生殖筋膜浅层（膀胱腹下筋膜）和壁筋膜之间的间隙。该间隙主要存在诸多重要的神经结构，如腰骶干、骶神经、骶丛、闭孔神经、坐骨神经等，以及闭孔血管，因此笔者称其为"神经腔室"。外间隙包括了传统解剖认为的膀胱前间隙、膀胱旁间隙和骶前间隙（图 2 - 10）。

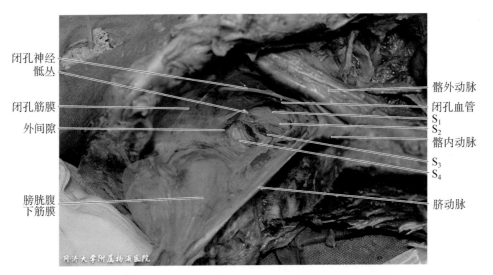

图 2 - 10　外间隙的解剖结构（笔者团队提供尸体解剖图）

第四节 · 保留泌尿生殖筋膜的 TME

　　TME 由 Heald 在 1982 年提出,目前已成为直肠癌根治切除的"金标准"。传统解剖认为直肠固有筋膜是脏筋膜的一部分,而位于脏、壁筋膜之间的手术平面因可实现全系膜切除而被 Heald 等称为"神圣平面"。但这种观点在解剖学上存在很大困惑:无论尸体解剖还是手术实践,都表明直肠后方存在两个无血管间隙,一个位于直肠系膜与脏筋膜之间,另一个位于脏、壁筋膜之间(图 2 - 8)。从膜解剖的角度来说,如果直肠固有筋膜是脏筋膜的一部分,那么只可能存在脏、壁筋膜之间的一个层次。另外,由于腹下神经、盆丛等位于脏筋膜内,在脏、壁筋膜之间进行手术就极易损伤它们,继而引起术后排尿功能和性功能障碍。据文献报道,即使联合盆腔自主神经保护技术,传统 TME 术后排尿和/或性功能障碍的发生率仍在 12%～35%。

　　通过尸体和手术解剖研究,笔者发现直肠固有筋膜和脏筋膜是两层独立的筋膜,而且脏筋膜和泌尿生殖筋膜其实为同一解剖结构。所以,从解剖学上讲,在直肠固有筋膜和脏筋膜之间的层次(内间隙)进行手术不仅能保证直肠系膜的完整切除,还能避免腹下神经、盆丛等损伤,由此也得出内间隙才是 TME 真正的"神圣平面"(图 2 - 11)。但需要注意的是,由于在 Waldeyer 筋膜水平以下,直肠固有筋膜和脏筋膜(泌尿生殖筋膜)由存在细隙转变为结合紧密,因此 TME 实际上是跨平面完成的(图 2 - 8)。换言之,在 Waldeyer 筋膜水平以上,TME 层次位于直肠固有筋膜和脏筋膜之间,避免了腹下神经、盆丛等损伤;但在 Waldeyer 筋膜水平以下,由于直肠固有筋膜和脏筋膜结合紧密及手术操作角度的问题,TME 层次

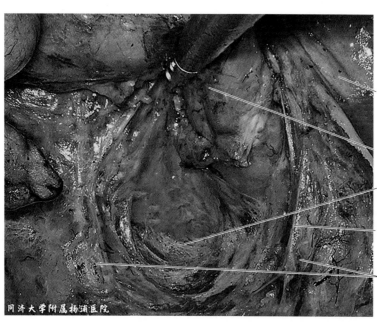

输尿管

直肠
固有筋膜
TME
神圣平面
(内间隙)

腹下神经

泌尿生殖
筋膜深层
(脏筋膜)

图 2 - 11　内间隙是 TME 真正的"神圣平面"(笔者团队手术图)

将转入脏、壁筋膜之间，这也是为什么该平面很容易观察到壁筋膜下的骶前静脉（图 2 - 12）。另外，在直肠癌侧方淋巴结清扫中，可观察到膀胱侧腔的手术平面与 TME 手术平面是相通的（图 2 - 17），这也充分说明了 TME 切除了下半部分的脏筋膜，而仅保留了上半部分的脏筋膜。

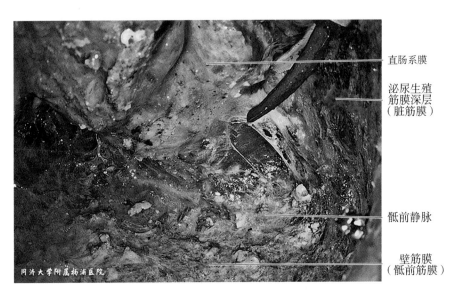

图 2 - 12　切开 Waldeyer 筋膜后 TME 层次转入脏、壁筋膜之间（笔者团队手术图）

右侧标注（从上到下）：直肠系膜；泌尿生殖筋膜深层（脏筋膜）；骶前静脉；壁筋膜（骶前筋膜）

基于这些解剖新认识，笔者提出了保留泌尿生殖筋膜的 TME，并在临床进行推广应用。笔者分析了所在单位 212 例行保留泌尿生殖筋膜 TME 的直肠癌患者的临床资料，其中 133 例为男性患者，79 例为女性患者。随访结果显示，术后 3 年的局部肿瘤复发率仅为 4.2%，不劣于既往相关研究；更重要的是，术后 6 个月内排尿功能障碍和性功能障碍的发生率分别为 6.1% 和 10.8%，显著低于传统 TME。

事实上，现在报道的机器人和腹腔镜 TME 基本都是保留泌尿生殖筋膜的 TME，这可以通过手术录像或手术照片来证实。另外，在直肠前方，内间隙延续至 Denonvilliers 筋膜与直肠固有筋膜之间，所以笔者提出的保留泌尿生殖筋膜的 TME 同样不需要切除 Denonvilliers 筋膜，这也为近年来提出的保留 Denonvilliers 筋膜的 TME 提供了解剖依据。

第五节 · 侧方淋巴结"两间隙"清扫术

低位直肠癌侧方淋巴结转移率可高达 16.4%，是术后复发的重要原因。侧方淋巴结清扫（lateral lymph node dissection，LLND）作为直肠癌的一种有效治疗手段，一直因手术风险大、术后泌尿生殖功能障碍发生率高而饱受争议。依据《日本大肠癌处理规约》第 9 版，侧方淋巴结清扫范围包括髂内淋巴结（No. 263）、闭孔淋巴结（No. 283）、髂外淋巴结（No. 293）和髂总淋巴结（No. 273）、骶外侧淋巴结（No. 260）、骶正中淋巴结（No. 270）和腹主动脉分叉部淋巴结(No. 280)。其中,95%以上的转移发生在髂内淋巴结和闭孔淋巴结。

　　基于"四筋膜、三间隙"理论,内间隙是 TME 的手术平面,中、外两间隙则是侧方淋巴结清扫的范围。具体来说,外间隙清扫的外侧界为壁筋膜,内侧界为泌尿生殖筋膜浅层(膀胱腹下筋膜),背侧为骶丛及梨状肌表面,尾侧延伸至闭孔内肌及肛提肌表面;中间隙清扫的外侧界为泌尿生殖筋膜浅层(膀胱腹下筋膜),内侧界为泌尿生殖筋膜深层(腹下神经前筋膜),尾侧为阴部管(Alcock 管)。笔者据此提出了直肠癌侧方淋巴结"两间隙"清扫术,该手术全程依据膜解剖标记,使得层面容易辨识、血管和神经定位准确,并可实现操作流程的模式化(图 2-13)。本中心初步手术经验已经证实"两间隙"清扫术不但提高了手术的安全性,而且可以保证根治性,同时简化了手术操作,值得临床推广借鉴。简单来说,该手术分为以下5 步。

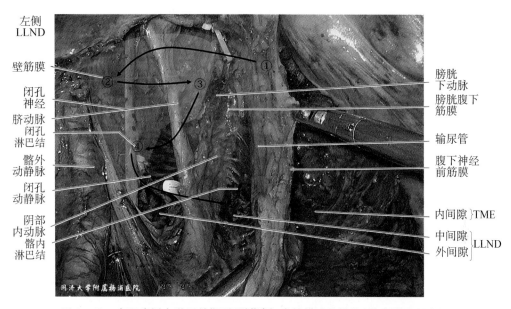

图 2-13　直肠癌侧方淋巴结"两间隙"清扫术的模式化操作(笔者团队手术图)

　　(1) 解剖泌尿生殖筋膜深层(腹下神经前筋膜),显露中间隙的内侧界。由于腹下神经前筋膜与神经结构的密切解剖关系,建立腹下神经前筋膜这个膜平面时,实际上包含了腹下神经和盆丛的显露。腹下神经前筋膜的前方应游离至输精管或子宫圆韧带水平、深面的游离应至髂内静脉显露(图 2-14)。

　　(2) 解剖壁筋膜,显露外间隙的外侧界。壁筋膜的显露,可以经髂外血管的外侧或内侧进行。沿闭孔内肌至肛提肌的表面逐步解剖壁筋膜,最终外间隙可与 TME 手术层面相连通。在建立这个膜平面的过程中,可以实现髂外淋巴结(No. 293)、髂总淋巴结(No. 273)和主动脉分叉部淋巴结(No. 280)的清扫。在清扫髂外淋巴结时,应注意对生殖股神经的保护,该神经沿着腰大肌内缘走行,并在进入腹股沟管内环前分为生殖支和股支(图 2-15)。

　　(3) 解剖泌尿生殖筋膜浅层(膀胱腹下筋膜)外侧,显露外间隙的内侧界。膀胱腹下筋膜位于髂内血管脏支的外表面,其解剖标记为脐动脉。因此,应从脐动脉开始,在髂内血管

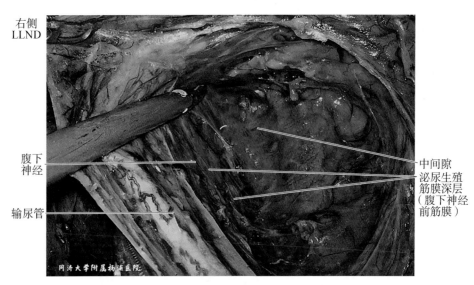

图 2-14　解剖泌尿生殖筋膜深层显露中间隙的内侧界(笔者团队手术图)

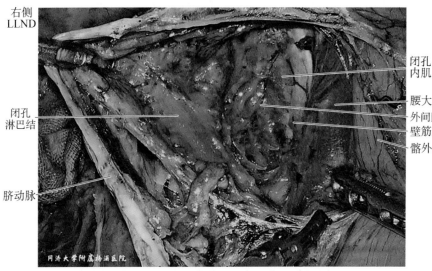

图 2-15　解剖壁筋膜显露外间隙的外侧界(笔者团队手术图)

脏支外侧逐步解剖膀胱腹下筋膜这个膜平面;至膀胱侧壁时,不应切除过多膀胱脂肪,而以显露纵行的膀胱静脉为层次标记(图 2-16)。

　　(4) 清扫外间隙淋巴结。在外间隙,可实现闭孔淋巴结(No.283)和骶外侧淋巴结(No.260)的清扫。外间隙清扫主要包括 3 个步骤:①闭孔血管近、远端的结扎和切断;②闭孔神经的游离;③骶丛显露。虽然闭孔动、静脉经常有一支缺如,但位置恒定。在结扎闭孔血管远端时,应注意外侧"死亡冠"和内侧膀胱静脉的解剖,以免造成意外出血。骶丛由腰骶干、$S_1 \sim S_3$ 神经根前支、部分 S_4 神经根前支组成,骶丛与血管关系复杂,可借此鉴别不同的骶神经。臀上动脉由髂内动脉后干发出,常于腰骶干和 S_1 神经根之间穿出梨状肌上孔;臀下动

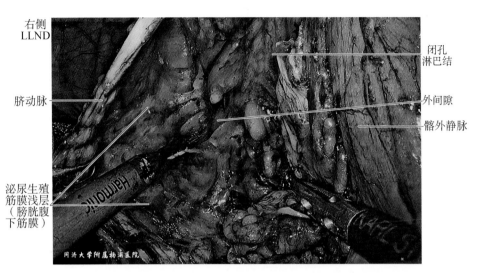

图 2-16 解剖泌尿生殖筋膜浅层外侧显露外间隙的内侧界（笔者团队手术图）

脉由髂内动脉前干发出，穿过 $S_1 \sim S_2$ 或 $S_2 \sim S_3$ 神经根之间。但由于在直肠癌侧方淋巴结清扫中不需要常规显露臀上、下动脉，因此术中骶丛的定位是在闭孔血管于髂内血管发出处的下方。另外，腰骶干表面通常有一层结缔组织覆盖，清扫外间隙时应注意保留该结缔组织层，如切除后神经暴露，可能会引起坐骨神经痛（下肢疼痛）（图 2-17）。

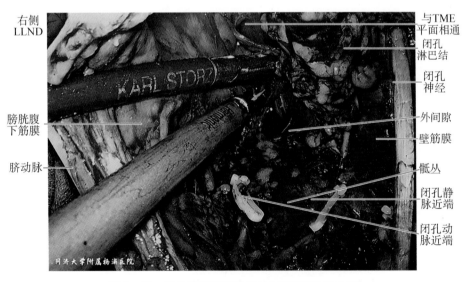

图 2-17 于外间隙清扫淋巴结（笔者团队手术图）

（5）清扫中间隙淋巴结。在中间隙，可完成髂内淋巴结（No. 263）和骶正中淋巴结（No. 270）的清扫。外间隙的清扫主要是沿着髂内血管进行（图 2-18）。髂内血管分支之间解剖关系复杂，大致呈现为从腹侧到背侧、从上到下的斜行平面。从腹侧到背侧依次为脐动脉、膀胱上动脉、子宫动脉/膀胱下动脉、子宫深静脉、直肠中静脉、直肠中动脉。血管走向的起始部为冠状位向前，在接近盆腔脏器时转为矢状位，并且出现血管交叉（图2-19）。

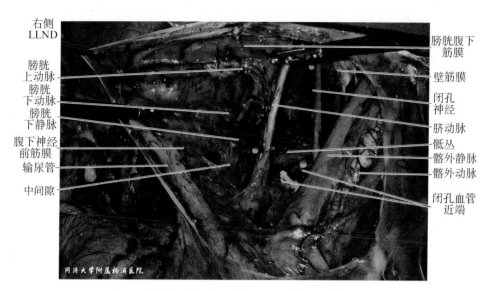

图2-18 于中间隙清扫淋巴结（笔者团队手术图）

右侧
LLND
膀胱
上动脉
膀胱
下动脉
膀胱
下静脉
腹下神经
前筋膜
输尿管
中间隙

膀胱腹下
筋膜
壁筋膜
闭孔
神经
脐动脉
骶丛
髂外静脉
髂外动脉
闭孔血管
近端

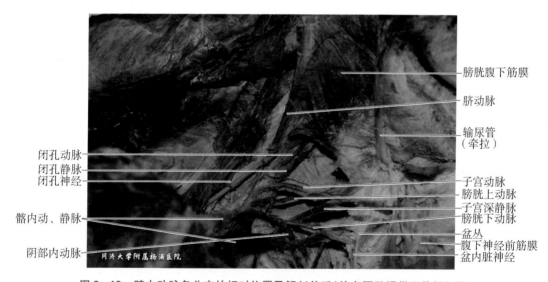

图2-19 髂内动脉各分支的相对位置及解剖关系（笔者团队提供尸体解剖图）

闭孔动脉
闭孔静脉
闭孔神经
髂内动、静脉
阴部内动脉

膀胱腹下筋膜
脐动脉
输尿管
（牵拉）
子宫动脉
膀胱上动脉
子宫深静脉
膀胱下动脉
盆丛
腹下神经前筋膜
盆内脏神经

（林谋斌　江慧洪）

第三章
括约肌间隙应用解剖

过去 30 年，以腹腔镜外科及新辅助放化疗为代表的技术进步和理念更新，使得低位直肠癌的治疗取得了巨大进展，患者生存率得到了极大提高，从而提出了更高的功能需求。目前有 80%～85% 的低位直肠癌患者接受保肛手术、永久性结肠造口的比例明显降低。作为目前最极限的保肛术式，经括约肌间切除术（ISR）在确保肿瘤根治性的同时，可为下缘接近或位于肛提肌裂孔以下的超低位直肠癌患者最大程度地保留括约肌功能。

ISR 切除部分或全部肛门内括约肌（internal anal sphincter，IAS），并通过结肠-肛管吻合恢复肠道连续性。对于低位直肠癌，肿瘤学疗效通常与"切除程度"相关，功能学疗效通常与"保留结构"相关，而通过外科学手段追求"切除"与"保留"的完美平衡，其基础一定是对于该区域的"解剖结构"有清晰的定义和充分的理解，而这正是应用解剖学需要回答的问题。该手术中公认最关键也是最困难的部分在于括约肌间隙（ISS）的显露和游离，然而末端直肠由于筋膜层的融合及肛管直肠结合处缺乏天然的疏松间隙，使其解剖较为困难，意外切开或沿错误的层面解剖，可能会因为未获得理想的环周切缘（CRM）而增加术后复发风险，或因盆腔自主神经、肛管骨骼肌结构的损伤而使患者术后肛门功能及生活质量下降。因此，充分了解与 ISS 相关的肛管解剖结构对结直肠外科医师至关重要。

目前，一些研究描述了肛管和联合纵肌（CLM）的结构，然而，对于括约肌间隙的边界、内容物仍然没有统一的认识，对于 CLM 的起源、组成和分布也存在较大争议。笔者结合已有文献及所在中心的应用解剖工作及临床手术经验，描述 ISS 的境界及相关组成结构、内容物，以及其在 ISS 游离中的意义和价值，以期更为精准地实施 ISR，在保证肿瘤学安全的前提下实现更佳的术后控便功能。

第一节 · ISS 的境界

ISS 是存在于肛管内层平滑肌层和外层骨骼肌层之间的一个顶部稍宽、底部较窄的漏斗状的区域。

一、ISS 上界：裂隙韧带

肛提肌（LAM）内侧缘，其上表面筋膜延续增厚并覆盖肛提肌裂孔的结构，称为裂隙韧带，又称 Hiatal 韧带。Shafik 于 1975 年首次命名 Hiatal 韧带，并提出裂隙韧带是位于肛提肌与裂孔内器官之间的韧带样组织，由弹性纤维和胶原纤维混合而成，其内未检测到肌性纤维束。而 Muro、Jin、Tsukada 等学者通过免疫组织化学方法研究均认为 Hiatal 韧带含有许多平滑肌纤维，是肌肉组织而非韧带组织，其后部较厚，外侧和前外侧较薄。笔者团队通过文献回顾并结合应用解剖研究，认为 Hiatal 韧带来源于肛提肌筋膜，在肛提肌裂孔处增厚并向内覆盖其表面以 U 形封闭 ISS 入口、固定肛管；Hiatal 韧带主要由弹性纤维和胶原纤维组成而无平滑肌组织（推测其他学者发现的平滑肌组织可能是来源于裂孔附近的直肠纵肌）。在肛提肌裂孔两侧半圆形区域内，均有 Hiatal 韧带存在。在正前方前列腺下缘水平，增厚的直肠纵肌向前延续形成直肠尿道肌，此处的直肠纵肌分为前后两束，向下分为前束［anterior bundle，走行于球海绵体肌和肛门外括约肌（EAS）之间］和后束（走行于内外括约肌之间）；笔者在解剖研究中观察到，在直肠尿道肌两侧 1～2 点和 10～11 点方向，由耻骨直肠肌、直肠和前列腺（男）或阴道（女）所围成的三角形区域内，两侧神经血管束（neurovascular bundle，NVB）发出下行支（包含神经和血管）并进入括约肌间隙，故此区域是括约肌间隙内肛管内括约肌神经、血管出入的"门户"（图 3 - 1），离断此处 Hiatal 韧带要格外小心，尽量靠近直肠解剖，注意保护此处神经血管，避免引起意外出血和神经损伤。

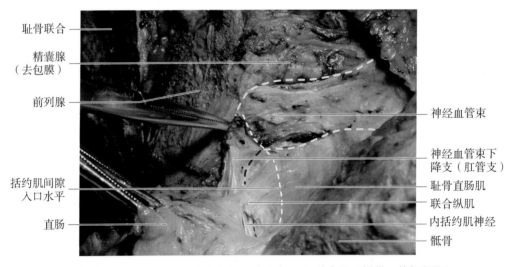

图 3 - 1　男性右半盆标本 ISS 入口处前壁全面观（笔者团队提供尸体解剖图）

注：神经血管束（黄色虚线）在括约肌间隙入口（白色虚线）处前外侧壁 10 点方向，神经血管束（黄色虚线）发出下降支，或称为肛管支（红色虚线），并可见其发出并穿过联合纵肌的内括约肌神经（蓝色虚线）。

Hiatal 韧带封闭括约肌间隙上界，前外侧方有血管、神经穿过，由于在肛提肌裂孔尾侧无直肠系膜，因此笔者认为裂隙韧带及其覆盖的肛提肌裂孔是 ISS 的上界和入口（图 3 - 2、3 - 3）。

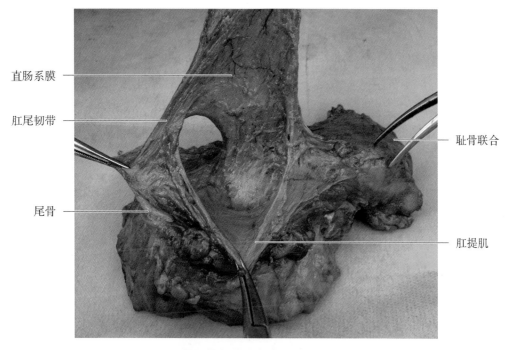

直肠系膜

肛尾韧带

尾骨

耻骨联合

肛提肌

图 3-2　肛尾韧带右侧观(笔者团队提供尸体解剖图)

注:可见肛尾韧带一端附着于直肠系膜,另一端附着于肛提肌筋膜。

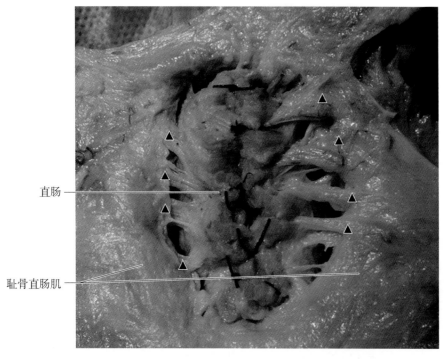

直肠

耻骨直肠肌

图 3-3　直肠肛管俯视图(笔者团队提供尸体解剖图)

注:可见裂隙韧带环绕肛管一周(▲)。

临床上常将肛尾韧带和 Hiatal 韧带混为一谈,尚无国际统一共识,但对手术解剖结构命名的混淆并不影响手术的实施。Kinugasa 认为,肛尾韧带可分为自骶前筋膜延伸至肛管内联合纵肌的腹侧部分,以及自尾骨至肛门外括约肌间的背侧部分。笔者的应用解剖研究证实肛尾韧带位于直肠正后方,分为腹侧和背侧两部分,分别位于肛提肌的腹侧和背侧,主要由来源于骶前筋膜和尾骨骨膜的弹力纤维和胶原纤维构成的腱性结构组成,腹侧部分在男性中相对粗大,在女性中较薄弱,依附在左右耻骨直肠肌、耻骨尾骨肌交叉处的肛尾缝表面,连接尾骨和直肠、肛管结合处,靠近直肠纵肌处常含有长度、宽度不等的平滑肌组织,并以筋膜样组织延续于尾骨,临床手术中经常观察到其中有血管穿过;背侧部分较分散,为弹力纤维组织,连接尾骨尖和外括约肌深部和浅部,经腹入路手术未能观察到(图 3 - 4)。因肛尾韧带与肛提肌筋膜并无直接延续,笔者认为其不属于 Hiatal 韧带的一部分,通常在手术中遇到的肛尾韧带均为其腹侧部分。

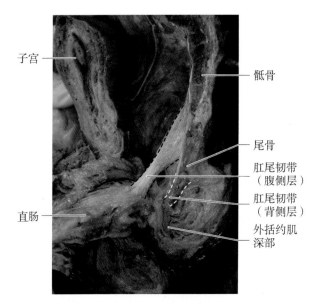

图 3 - 4　肛尾韧带腹侧层(黑色虚线)及背侧层(白色虚线)(笔者团队提供尸体解剖图)

二、内侧界:IAS 的外侧缘

ISS 的内侧壁是 IAS 的外侧缘。在肛提肌裂孔处开始向下,直肠内层环肌(circular muscle,CM)逐渐膨大形成内括约肌,内括约肌属于平滑肌,其细胞及细胞核呈细长梭形。其上界一般认为始于肛提肌裂孔,下界位于肛白线。齿状线以下内括约肌长 5~8 mm,厚 2~3 mm。Keef 等发现,肛门内括约肌被分成由结缔组织隔膜隔开的离散束,称为"迷你束"。这种排列方式导致内括约肌中的结缔组织明显多于其他肌肉,并有助于提高内括约肌的抗拉强度。同时,Cajal 间质细胞(interstitial cell of Cajal, ICC)也被发现存在于 IAS 中,尤其以肌内 ICC(intramuscular interstitial cell of Cajal, ICC - IM)明显,其被认为在 IAS 中发挥起搏器作用。此外,IAS 肌层中也存在着血小板衍生生长因子受体 α(platelet-derived growth factor receptor α，PDGFRα）阳性细胞。上述组织细胞学结构也为评估 IAS 微观结构提供了依据。

Fucini、Fenger 等提出直肠纵肌和环肌之间的自主神经纤维进入到 ISS 中，并最终到达 IAS，有学者将其命名为内括约肌神经。随后，Kinugasa 等报道来自远端直肠的肌间（Auerbach）神经丛的神经和盆腔神经丛下段直肠分支在鳞状和柱状上皮连接处正上方的位置交汇。此神经主要包含 nNOS＋副交感神经和 TH＋交感神经，其自盆丛的直肠下支发出后，随前列腺后外侧或阴道旁的血管神经束抵达肛管，沿肛提肌内侧，在肛提肌裂孔水平穿过括约肌间隙和直肠纵肌，支配内括约肌。Keef 等进一步提出 nNOS＋和 TH＋神经元存在于整个肌肉层中，nNOS＋神经元的细胞体多位于靠近胃肠道区域，而 TH＋神经元则相反，并且内括约肌也可能受到血管活性肠肽能和嘌呤能抑制性神经支配。同时，IAS 中 RhoA、ROCK2 和 MYPT1 磷酸化水平高于周围区域，这可能与 IAS 张力产生有关。此外，Stelzner 等报道盆腔神经丛的神经由几个神经纤维束组成，神经纤维束被筋膜包裹，并被神经周围结缔组织包围。血管在神经纤维束（神经管）附近和内部，并伴有密集排布的神经节，这些神经纤维的组织学特征可作为内括约肌神经组织学评估的参考。

三、外侧界：从上至下分别为肛提肌和肛门外括约肌

1. 肛提肌　肛提肌是盆底最大的肌肉，自盆壁起向内向下呈漏斗状止于会阴体、直肠和尾骨。根据起止点不同，一般将肛提肌分为三部分：髂骨尾骨肌、耻骨尾骨肌和耻骨直肠肌。由于几个肌群相互间的界限有时并不容易区分，对于肛提肌的实际组成与功能目前仍存在争议。Shafik 最早提出将其分为横行部和垂直部两个功能部，诚如其名，其具有提肛功能。而 2015 年，Wu 等对盆底肌肉进行三维重建后认为，耻骨直肠肌与耻骨尾骨肌的分界不明显，功能上与外括约肌深群是同一结构。Guo 等则利用 MR 和 CT 影像对比盆底肌肉排粪和锁肛时的不同形态，提出肛提肌在排粪时具有降肛、降盆和开肛功能，耻骨直肠肌作用与肛提肌拮抗，不应归属于肛提肌。在胚胎发育 7 周左右，肛提肌和外括约肌的原基在直肠肌层周围的间充质内逐渐成形。此时，这两者之间彼此可轻易区分。而当胚胎 8 周左右时，两者与源自直肠壁外层纵肌接触时，都显示出活跃的增殖现象，各自增大，相互接触，最终形成肛提肌与外括约肌深部相互延续的结构，这导致发育完成后肛提肌骨骼肌纤维止点在肛提肌裂孔以下的肛管水平。对于肛提肌上表面覆盖的筋膜（壁层盆筋膜），Ⅰ期极低位直肠癌的 ISR 术中可予保留，而对于降期的原 T_3 期肿瘤，ISR 术中应该切除以增加环周切缘安全性。

2. 肛门外括约肌　属于骨骼肌，环绕在内括约肌外围，其细胞核边集，有时可见多个核。Suriyut 等提出肛门外括约肌为单个连续结构，其可与肛提肌紧密连接而呈现肉眼可见连续肌肉结构。经典观念认为肛门外括约肌可分为深部、浅部和皮下部。基于上述肛门外括约肌三分法理论，Shafik 提出了肛门外括约肌"3U"环形系统，三部分外括约肌像 3 个 U 字形的肌袢，接受直肠下神经阴部神经支和骶 4 神经会阴支支配。外括约肌深部与耻骨直肠肌组成尖顶袢；浅部形成中间袢；皮下部形成基底袢。3 个肌袢依次舒缩协助排便，即前

者收缩将粪便向下推，后者舒张接纳粪便，反复交替进行。静息时，尖顶裥及基底裥牵拉肛管后壁向前，中间裥牵拉前壁向后，关闭肛管。

四、下界：Hilton's 白线

ISS 的下界为肛门内、外括约肌皮下部间的白线，是完全 ISR 的远端切缘处。CLM 的末端纤维向外分布穿过 ISS，止于 EAS 的浅部和皮下部；向内穿过 IAS，在齿状线附近形成肛垫（图 3-5、3-6）。

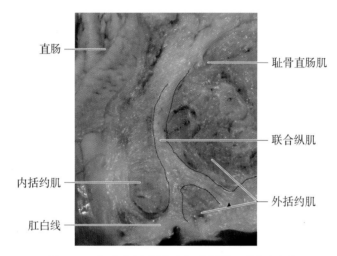

图 3-5　肛管左侧壁（笔者团队提供尸体解剖图）

注：可见联合纵肌纤维穿过外括约肌（▲）。

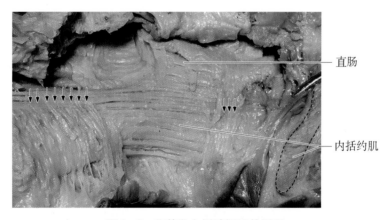

图 3-6　肛管沿左侧壁切开并展开

注：去除黏膜及黏膜下层，可见纵行纤维（→）自外上朝内下穿过内括约肌，止于黏膜下层（笔者团队提供尸体解剖图）。

第二节 · ISS 的内容物

一、联合纵肌：起源、组成、分布及与 ISS 关系

CLM 是括约肌间隙的主要组成部分，是位于内外括约肌间隙的纵行组织，并将 ISS 分为两个真实存在的间隙，即 IAS 和 CLM 之间的内侧间隙，以及 CLM 和 EAS 之间的外侧间隙。关于 CLM 的组成，学界有着各种不同看法。Shafik 等认为，直肠外层纵肌（平滑肌）、肛提肌垂直部（横纹肌）、耻骨直肠肌下延部（横纹肌）共同构成 CLM。Milligan 等认为，这层纵行结构同时得到肛提肌、耻骨直肠肌和外括约肌深部的骨骼肌纤维加强，故称"联合纵肌"。Macchi 等则认为，其得到耻骨直肠肌的纤维加强，同时在末端分散成弹力纤维隔膜，呈扇形穿过外括约肌。

针对上述混合肌肉结构，现代学者提出了不同观点。Guo 等通过 MRI 发现 CLM 仅存在平滑肌。随后，Hieda 和 Tsukada 等提出，所谓 CLM 仅存在单一平滑肌成分，而无骨骼肌纤维，其"骨骼肌"组织实际是由于 LAM 结构变异，末端较长，插入内外括约肌间所致。

笔者团队研究发现，CLM 由来自直肠纵肌延续的平滑肌和来自 LAM、EAS 的腱性部分（弹力纤维）共同组成，后者统称为肛门悬带。在 LAM 的末端到齿状线的区域，从直肠纵肌延续的平滑肌纤维和来自 LAM 和 EAS 深部的腱性部分（弹力纤维）汇合，共同组成 CLM（图 3 - 7、3 - 8）。

在从齿状线到白线的区域中，上述纤维逐渐致密化，同时在末端分散，呈扇形穿插 EAS 的皮下部，止于皮下。这一段区域中，内部的纤维较致密，而外部相对松散。LAM 的肌纤维并不止于肛提肌裂孔，而是与 EAS 深部部分重叠（图 3 - 9）。通过肛管横断面切片可以发现，CLM 的肌纤维被源于 LAM 或 EAS 的弹力纤维分割成小束（图 3 - 10）。CLM 中丰富的弹性纤维支撑着肛管各部分结构，并和平滑肌纤维一同维持肛门的静息压和收缩压。当 CLM 在手术过程中被切除或断裂时，患者术后肛门静息压和收缩压可能下降，与 ISR 术后肛门功能不佳有关。

二、神经与血管

研究表明，ISS 中存在内括约肌神经。其由来自远端直肠的 Auerbach 神经丛的神经和盆腔神经丛下段直肠分支交汇而成，后者属于神经血管束的下降支（肛管支），根据其组成不同，可分为血管优势型（接收骶正中动脉供应）、神经优势型和寻常型（图 3 - 11、3 - 12），在肛提肌内侧、前列腺（男）或阴道（女）后外侧和直肠末端前外侧所包围的区域内下行，在肛提肌裂孔水平跨过括约肌间隙，一般位于 1～2 点和 10～11 点处，随后穿过直肠纵肌，支配内括约肌。在做 TME 或者 ISR 时，此处常易出血，需要引起重视。此外，笔者团队研究发现，

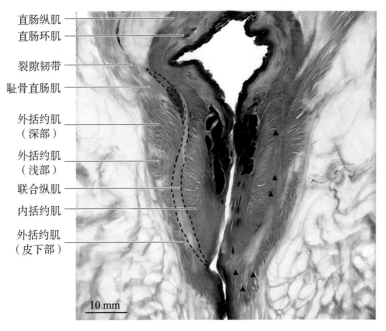

图 3-7 冠状位肛管塑化切片

注:显示肛管侧壁结构。可见联合纵肌由自直肠纵肌延续的平滑肌纤维(黄色)和来自耻骨直肠肌(红色)和外括约肌深部(蓝色)的腱性部分弹力纤维汇合共同组成。联合纵肌尾侧纤维呈扇形分布,分别向内侧穿过内括约肌,向外侧穿过外括约肌(▲)。虚线标记了联合纵肌内侧、外侧间隙。

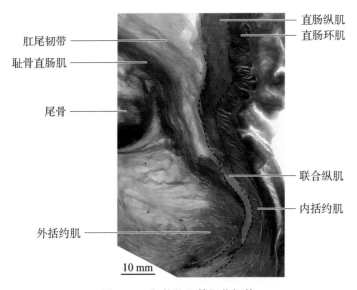

图 3-8 矢状位肛管塑化切片

注:显示肛管后壁结构。同样可见来自耻骨直肠肌(红色)和外括约肌深部(蓝色)的弹力纤维加入直肠纵肌(黄色),共同组成联合纵肌。虚线标记了联合纵肌内侧、外侧间隙。

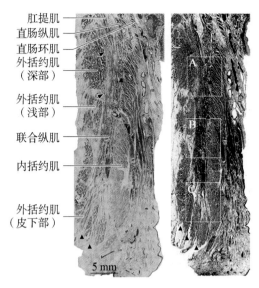

肛提肌
直肠纵肌
直肠环肌
外括约肌
（深部）

外括约肌
（浅部）

联合纵肌

内括约肌

外括约肌
（皮下部）

5 mm

图 3‐9　肛管侧面的矢状切面（分别以 HE 和 Elastica Masson 染色）

注：联合纵肌是直肠纵肌的延续，并得到来自肛提肌和外括约肌深部的纤维
的加强（黑色箭头所示），联合纵肌终末端发出纤维穿过内、外括约肌，分别
止于黏膜下层和皮下组织（以"▲"显示）。Elastica Masson 染色可见联合纵
肌不同部位呈现 3 种组成形态（A，移行段；B，成形段；C，致密段）。

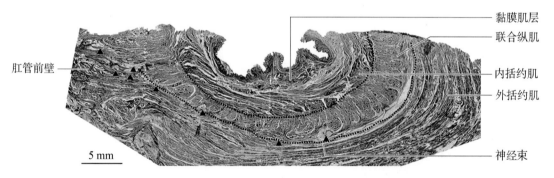

黏膜肌层
联合纵肌

肛管前壁

内括约肌
外括约肌

5 mm

神经束

图 3‐10　接近齿状线水平的肛管横断面（Elastica Masson 染色）

注：可见括约肌间隙内神经束被脂肪结缔组织包围（▲）。

在齿状线水平附近的 ISS 中，神经束被脂肪结缔组织包围。该神经和血管组织在肛门的前
外侧区域分布较广泛（图 3‐10）。

　　在 HE 染色切片中，骨骼肌、平滑肌、弹力纤维和血管很容易被识别，血管和神经组织在
CD34 染色和 S100 染色中更为明显（图 3‐13～3‐15）。因此，在进行 ISR 手术时，首选 ISS
后外侧入口，在前外侧解剖时注意保护血管神经束的下降支，可以有效避免损伤盆腔自主
神经。

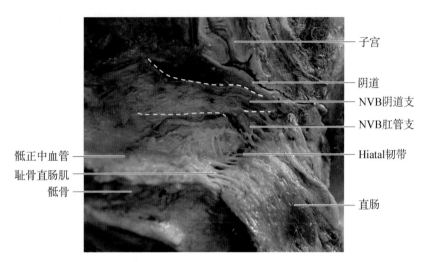

图 3‑11　血管优势型 NVB 肛管支（笔者团队提供尸体解剖图）

注：女性左半盆标本，可见骶正中血管发出分支，在括约肌间隙入口处，加入 NVB 肛管支。

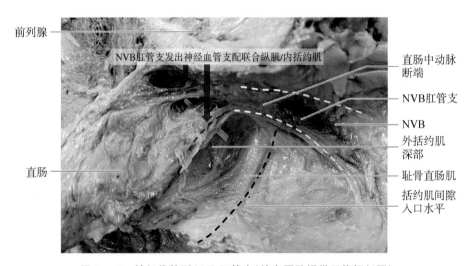

图 3‑12　神经优势型 NVB 肛管支（笔者团队提供尸体解剖图）

注：男性右半盆标本，可见 NVB（黄色虚线）在肛提肌裂孔（括约肌间隙入口）发出肛管支（白色虚线），并可见其在括约肌间隙进一步发出神经血管分支至联合纵肌（红色虚线）。

　　此外，Biswas 等发现，在括约肌间隙中存在环层（pacinian）小体。pacinian 小体通常是皮肤中的机械性刺激感受器细胞，也是对振动和压力敏感的神经末梢，其可增加皮肤对压力刺激的敏感性。直肠癌术后的失禁可能与括约肌间隙内的神经及 pacinian 小体损伤有关。新辅助放化疗或者术后辅助放疗均可引起 ISS 中神经变性、损伤，导致肛门功能降低。

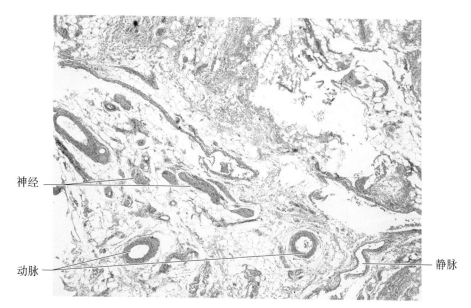

图 3‑13 括约肌间隙内神经血管束 HE 染色

神经

动脉

静脉

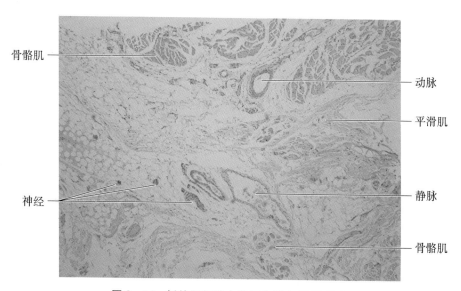

骨骼肌

动脉

平滑肌

神经

静脉

骨骼肌

图 3‑14 括约肌间隙内神经血管束 S100 染色

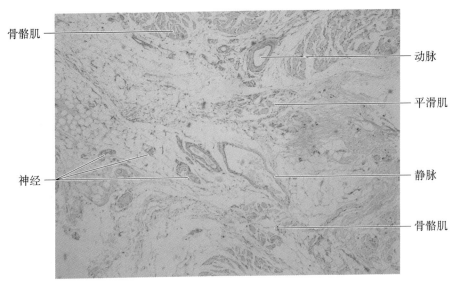

骨骼肌

动脉

平滑肌

神经

静脉

骨骼肌

图 3-15　括约肌间隙内神经血管束 CD34 染色

第三节 · ISS 的"二间隙三分段"结构及测量参数

一、"二间隙三分段"结构的提出

Guo 等通过 MRI 发现 ISS 被其内部的 CLM 分隔为两个潜在间隙，即 CLM 和 IAS 之间的内侧间隙，以及 CLM 和 EAS 之间的外侧间隙。根据不同的组织形态，笔者团队将 ISS 分为 3 段，将肛提肌裂孔和 LAM 止点之间的区域（大约为外括约肌深部上缘平面）命名为"移行段（transitional segment，TS）"，CLM 在这一区域内逐渐成形。由于胚胎发育学和解剖学因素，IAS 上界和 EAS 上缘并不在同一水平面上。EAS 起点相对而言靠近尾部。移行段的内侧是 IAS，外侧是 LAM 而并不是 EAS。因此，这一区域并不是真正意义上的"括约肌间隙"。从 LAM 止点到齿状线的区域是"成型段（formed segment，FS）"。在这一区域，直肠纵肌延续而下，并得到源自 LAM 和外括约肌的弹力纤维（肛门悬带）加强，共同形成 CLM。从齿状线到白线的区域，即 CLM 分散和终止的区域，由于 ISS 结构致密，因此被命名为"致密段（densified segment，DS）"（图 3-16～3-18）。

二、测量参数

笔者团队对 ISS 相关解剖参数进行了测量。通过线性回归分析，老年患者前壁的 TS 长度、前壁和后壁的 FS 长度及前壁的 ISS 全长都明显较高（$P<0.05$）。此外，高龄患者前壁的 TS 长度、前壁的 FS 长度和后壁的 DS 宽度都明显较低（$P<0.05$）（图 3-19）。

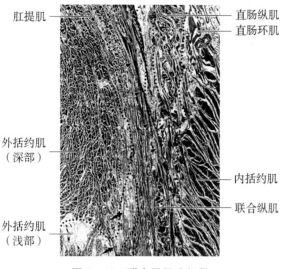

图 3-16　联合纵肌移行段

注:可见肛提肌、耻骨直肠肌或外括约肌深部发出弹力纤维加入直肠纵肌,共同形成联合纵肌(箭头所示)。

肛提肌　直肠纵肌　直肠环肌　外括约肌(深部)　内括约肌　联合纵肌　外括约肌(浅部)

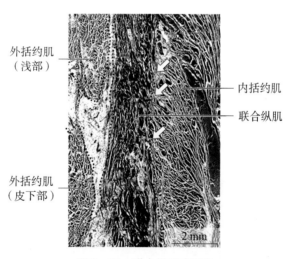

图 3-17　联合纵肌成形段

注:平滑肌纤维与弹力纤维交织,并可见发出斜行向内的纤维穿过内括约肌(白色箭头)。

外括约肌(浅部)　内括约肌　联合纵肌　外括约肌(皮下部)　2 mm

三、ISS"二间隙三分段"相关解剖的临床意义

联合入路 ISR 中(图 3-20、3-21)可以清楚地辨认 ISS 内、外间隙。ISR 游离 ISS 的途径可分为完全经腹入路、完全经肛入路和联合入路。由于 ISS 独特的解剖结构,采用不同的入路解剖 ISS 时,手术层次、所切除和保留的组织结构会有所不同。

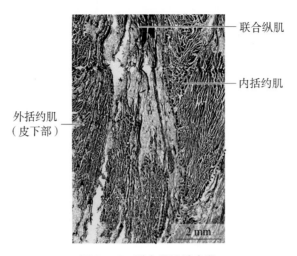

图 3-18 联合纵肌致密段

注:可见联合纵肌发出扇形终末支,穿过外括约肌,止于皮下。

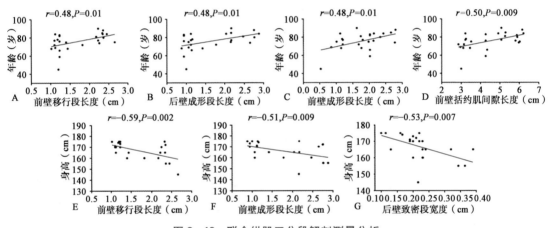

图 3-19 联合纵肌三分段解剖测量分析

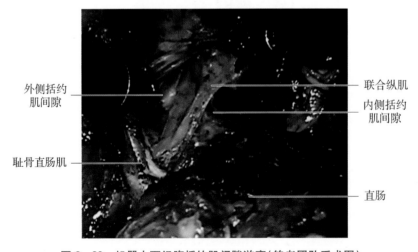

图 3-20 机器人下经腹括约肌间隙游离(笔者团队手术图)

注:可见联合纵肌内侧(吸引器所在)和外侧两个游离间隙。

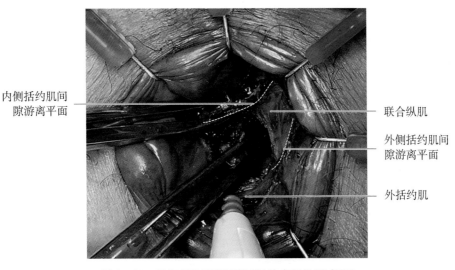

图 3-21 经肛括约肌间隙游离（笔者团队手术图）

注：可见联合纵肌（蓝色）内（白色虚线）、外（黄色虚线）两个游离层次。

1. ISS 经腹游离的进入点 在肛提肌裂孔水平，直肠纵肌表面可见纵向微血管与 LAM 筋膜的血管相连，可作为进入 ISS 的标志。在腹腔镜手术视野下，这些微血管在肛提肌裂孔 1、5、7 及 11 点方向最为明显。后外侧处的肛提肌/外括约肌和直肠之间的间隙是个无血管的疏松区域，是 ISR 手术中进入 ISS 的首选入口（称之为"甜蜜点"）（图 3-22）。

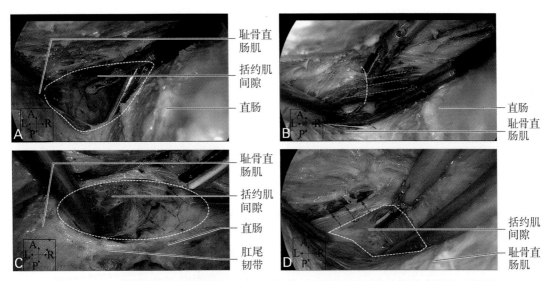

图 3-22 腹腔镜 ISR 手术视野下经腹进入括约肌间隙四处"甜蜜点"（笔者团队手术图）

注：A. 11 点处（左前壁）见括约肌间隙移行带；B. 11 点处（左前壁）游离括约肌间隙，可见此处暴露的微血管（红色箭头）；C. 7、11 点处（左侧壁）微血管；D. 5 点处（右后壁）微血管。

此外，肛提肌上筋膜也可帮助外科医师寻找内外括约肌间隙入口，切除或者误切破盆膈上筋膜，显露肛提肌会增加确定肛门内外括约肌间隙入口的难度。因此，TME 手术时从直肠后间隙过渡到肛提肌上间隙时，要保持牵拉直肠系膜的良好张力，采用钝性为主、钝锐结合的方式从肛提肌上筋膜处游离直肠系膜，直至 TME 终点线，对新辅助降期后的患者尤其要重视游离层面，因组织水平容易误判，建议尽量采用钝性游离。有经验的医师亦可选择后方入路，即切除肛尾韧带（笔者团队建议）后，再打开 ISS 入口处，但常难以把握层面，容易误切开耻骨尾骨肌或耻骨直肠肌而入坐骨肛管下间隙。根据笔者团队手术经验，在肛管后外侧（5 点和 7 点处）交联的纤维较少，此处通过钝性剥离易进入 ISS，之后再沿层面拓展 ISS 解剖。

2. 层面选择及其影响因素　完全经腹入路自 ISS 移行段开始，而进入 ISS，就必须切断发自 LAM 的肛门悬带。如前所述，ISS 被中间的 CLM 分为两个间隙：CLM 和 IAS 之间的内侧间隙，以及 CLM 和 EAS 之间的外侧间隙，导致在 ISR 操作过程中存在 3 种不同的游离层面：ISS 内侧间隙入路、ISS 外侧间隙入路和 ISS 中间入路（即走行在联合纵肌内）。根据肛管解剖学特点，进入 ISS 内侧间隙还是外侧间隙主要取决于 LAM 加入 CLM 弹力纤维的切开位置、直肠 LM 的厚度和 CLM 的肌腱成分比例。如果 LAM 弹力纤维靠近耻骨直肠肌、直肠 LM 较厚，或 CLM 肌性成分更多的情况下，手术中则更容易分离进入外侧 ISS 间隙内。反之，如果靠近直肠 LM 切开 LAM 纤维，抑或 CLM 腱性成分更多的情况下，则更可能在钝性分离时进入 ISS 内侧间隙。所以，如外科医师对肛管括约肌间隙结构缺乏足够的解剖认识，就可能在不知道实际进入哪个层次的情况下盲目进行手术。

直肠系膜在靠近肛门直肠环处相当菲薄（通常小于 2 mm），而在肛门直肠环以下则彻底消失。因此，在对接近或低于肛门直肠环的低位直肠癌进行根治性切除时，需要切除部分或全部 IAS 和 CLM，以获得足够的手术远切缘和环周切缘。目前在相关文献中很少有研究描述 ISR 手术中 CLM 的切除范围。韩国学者建议完整切除 CLM，有助于取得满意的环周切缘。根据笔者团队解剖测量的结果，我们认为 T_2 肿瘤有必要切除整个 CLM 以获得阴性的环周切缘。这意味着外科医师需要沿着外侧 ISS 进行解剖（如图 3 - 23 中的黑色实线所示），以确保 CLM 彻底切除。但 IAS 的平均厚度通常超过 2 mm，所以针对 T_1 肿瘤，仅切除 IAS 即可获得足够环周切缘。那么在对 T_1 直肠癌或良性病灶进行 ISR 时，外科医师可以沿 ISS 内侧间隙进行游离（如图 3 - 23 中的黑色虚线所示），这样可以最大程度地保留 CLM。为了进入 ISS 内侧间隙，需要在移行段起始时切断来自直肠的 LM，以保留来自 LAM 和 EAS 的弹力纤维，这或许有助于保留术后肛门功能。

3. ISS 联合入路的"错层"现象　Tsukada 等发现 LAM 和 EAS 部分重叠，这与笔者团队发现相似。ISS 的第三段"致密段"在齿状线附近相对较密，内侧间隙很难辨认，外侧间隙相对疏松，所以更容易进入 ISS 外侧间隙。当经肛牵拉直肠时，如果术者紧拉 EAS，就有可能游离进入 LAM 外侧层次。有时不得不切断 LAM 终末端附着部从而与经腹游离层面相遇，这就可能会影响术后控便功能（图 3 - 24）。完整保留与 EAS 重叠的部分 LAM 的方法，就是尽可能经腹向尾侧游离 ISS，并在 LAM 肌纤维止点尾侧以下与经肛门入路"会师"（图 3 - 25）。完全经腹或经肛入路通常看不到肛门悬带，但联合入路游离 ISS 时，经腹和经肛游离平面常常错层，中间受 CLM 的隔挡而影响"会师"，因此要适时离断 CLM 才能成功实施手术层面的贯通。

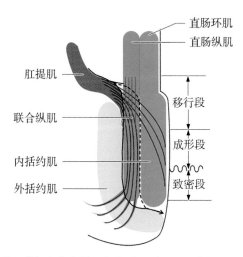

图 3-23　外科肛管解剖与括约肌间切除手术层面(笔者团队绘制的示意图)

注:联合纵肌由来自直肠纵肌延续的平滑肌和来自肛提肌、外括约肌的弹力纤维组成,并将内外括约肌之间分隔成内、外两个间隙。经腹游离括约肌间隙时需从外侧间隙(实线)进行,部分或全部切除联合纵肌,若肌性成分较少,就很可能因锐性分离切断联合纵肌,从而进入直肠纵肌内侧缘(虚线)。

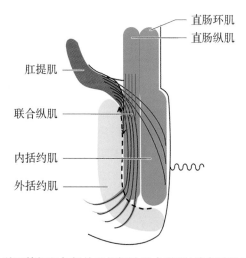

图 3-24　外科肛管解剖与括约肌间切除手术层面(笔者团队绘制的示意图)

注:肛提肌结构变异,末端较长,插入内外括约肌间。经肛入路沿外括约肌表面向头侧游离括约肌间隙易于走行至肛提肌背侧(尤其是在 5 点和 7 点方向),从而难以与腹侧手术平面会师。

4. **"肛管系膜"假说**　TME 的原则是直肠系膜在肛提肌水平完全切除。如直肠系膜在肿瘤下方一定距离行全周性完全切除则称为肿瘤特异性直肠系膜切除(tumor-specific mesorectal excision,TSME)。Heald 倡导的 TME 认为"直肠应在被其深筋膜完整包绕的状态下切除",具有重要的启发意义。然而,并不赞成所有直肠癌均完全切除其远侧系膜。Heald 在其论述中认为 TME 切除平面是在直肠及其系膜与躯体的结构之间的无血管平面。从这个观点来说,直肠系膜是一个外科学而非解剖学概念,其定义是脏筋膜(直肠固有筋膜)

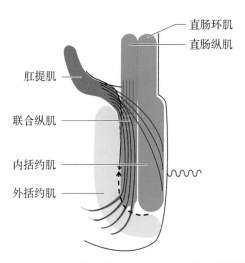

图 3-25　外科肛管解剖与括约肌间切除手术层面(笔者团队绘制的示意图)

注:括约肌间隙最理想的游离方式就是经腹游离至齿状线附近,这样可以在肛提肌插入部分的下缘"会师",避免错层。

包绕的所有血管、淋巴、神经和脂肪组织。池畔等提出,直肠系膜的止点位于肛提肌裂孔水平,即 ISS 的起点处。

根据既往发表文献及笔者团队的解剖学研究发现,ISS 中亦存在脂肪、血管、淋巴及神经组织,故可以合理推测,在肛提肌裂孔水平以下,存在类似的直肠系膜及与其相延续的"肛管系膜"结构。韩国学者 Kim 等在 2021 年提出了全括约肌间纵肌切除(total intersphincteric longitudinal muscle excision,TILME)的概念,通过类似 TME 标本的评估系统(手术照片/视频+病理大体及镜下切片)对 ISR 的标本进行完整性评估,并通过多因素分析提出,括约肌间纵肌(联合纵肌)切除的不完整性(标本表面纵肌缺损>5 mm 或 CRM<1 mm)是仅有的与 ISR 术后局部复发相关的独立危险因素,不完整的 TILME 标本与标本中纵肌表面无脂肪覆盖,行完全 ISR,以及行结肠肛管吻合显著相关。ISS 中是否存在肿瘤神经侵犯,则是 ISR 术后远处转移的独立危险因素。笔者认为,韩国学者提出的 TILME,其实就是对于 ISS 中所有内容物的完整切除(当然针对不同类型的 ISR,其切除平面不同)。根据笔者的应用解剖研究结果,ISS 被 CLM 分成两个间隙,而 CLM 及其周围的神经和血管组织被脂肪组织包绕,组成我们认为是"肛管系膜"的结构,通过盆底骨骼肌结构(LAM 和 EAS)的筋膜与直肠系膜相延续,始于肛提肌裂孔,止于白线,其外侧边界是 EAS 的腹侧筋膜。与 TME 和 TSME 概念类似,部分 ISR、次全 ISR 和完全 ISR 分别对应于部分、次全和全"肛管系膜"切除(total meso-anal canal excision,TMAE)。ISR 标本的质量取决于对 ISS 内所有组织的完整切除程度,即如上所述,在治疗 T_2 肿瘤时,需要沿着 LAM 和 EAS 进行解剖,并进入外侧的 ISS,以完全切除直肠壁及其附属的神经、血管和脂肪组织,即沿着全肛管系膜的解剖平面进行解剖。由于这只是对肛管系膜的初步探索性研究,需要进一步的研究来阐述其准确的解剖学定义和临床意义。

(周易明　项建斌)

第四章
ISR 分类、适应证和禁忌证

随着数十年的技术发展和理念更新,基于肿瘤学安全和最大程度器官功能保存的两个基本要点,ISR 的类型、适用人群及禁忌证也在不断变化。本章介绍 ISR 的分类、适应证、禁忌证及其进展。

第一节 · ISR 的分类

一、切除范围的选择

根据内括约肌切除范围,ISR 分为完全 ISR、次全 ISR、部分 ISR 和 PESR(见图 1 - 2)。

1. 完全 ISR　切缘在肛门括约肌间沟,内括约肌被完整切除。

2. 次全 ISR　切缘在齿状线和括约肌间沟之间,垂直于肛管长轴环形切除约中上 2/3 内括约肌。

3. 部分 ISR　切缘在齿状线附近,切除上 1/3 内括约肌。

4. PESR　指内括约肌联合部分外括约肌切除。

采取何种类型 ISR,主要取决于肿瘤下缘距离齿状线的相对位置和肿瘤的浸润深度,术中应保持远端切缘和环周切缘阴性,如有疑问,可行冰冻病理切片证实切缘无癌细胞残留,必要时需改行 APR。

目前,有研究探索了不同切除范围的 ISR 术后患者生存结局及肛门功能情况。有研究回顾性比较了部分、次全和完全 ISR 的肿瘤学结果及术后肛门功能,研究纳入接受腹腔镜 ISR 的 79 例低位直肠癌患者的临床资料,包括部分 ISR 28 例,次全 ISR 34 例和完全 ISR 17 例,术后随访 21 个月,部分、次全和完全 ISR 组患者术后 3 年无局部复发生存率分别为 91.1%、88.9% 和 88.2%,差异无统计学意义。通过 Wexner 失禁评分(WIS)和 Kirwan 分级评估患者肛门功能,73.7% 患者术后肛门功能良好,不同 ISR 手术组患者 WIS 和 Kirwan 分级的差异均无统计学意义。根据肿瘤情况选择 ISR 手术方式,严格把握保肛手术适应证,能有效减小手术创伤,保证了患者术后的肿瘤学结果和肛门功能,有助于提高患者术后生活质量和生存结局。

尽管 ISR 避免了永久造口,但由于齿状线和肛门内括约肌具有感觉和维持部分肛门静息压的作用,全周切除齿状线或者全部肛门内括约肌后患者的肛门功能可能明显变差。ISR术后的肛门功能较差与肛门内括约肌切除有关,研究证实切除内括约肌后,肛门静息压明显降低。王振军等认为直肠癌通常向头侧方向浸润,仅切除肿瘤侧齿状线可以使肿瘤下缘保证 1~2 cm 安全切缘,而肿瘤对侧可保留齿状线和部分括约肌,这将可能有助于患者术后肛门功能的改善,因此建议在保证根治的前提下,尽可能保留齿状线和内括约肌。为进一步改善患者术后肛门功能,王振军团队提出了改良的部分 ISR,即在部分 ISR 基础上,如果癌灶局限于直肠一侧,通常对侧可沿该齿状线上缘水平切断直肠,尽量保留肿瘤对侧更多的内括约肌、部分齿状线和肛垫(图 4 - 1)。笔者所在单位的回顾性研究纳入 40 例低位直肠癌行ISR 的患者,包括 5 例患者行完全 ISR,术中全周切除齿状线和全部肛门内括约肌,23 例患者行部分 ISR,术中保留部分内括约肌,12 例患者行改良部分 ISR,术中尽可能多地保留肿瘤对侧内括约肌和齿状线。随访 1 年发现,接受部分 ISR 的患者术后肛门功能优于完全ISR 者($P=0.008$);改良部分 ISR 不影响肿瘤根治性,术后肛门功能明显优于完全 ISR($P=0.004$)。虽然改良部分 ISR 与部分 ISR 无总体肛门功能的差别,但前者 I 级肛门功能的比例较高(60%:40%),可能与保留更多的部分括约肌和齿状线有关。

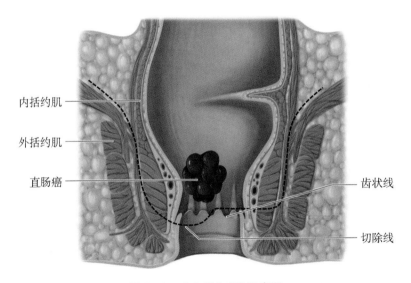

内括约肌

外括约肌

直肠癌

齿状线

切除线

图 4 - 1 改良部分 ISR 示意图

二、手术方式的演变

1. 传统 ISR 传统 ISR 在开放下进行,包括腹部手术和会阴部手术两部分。先进行腹部手术部分,按照 TME 的原则游离直肠系膜至肛提肌水平,或继续向下至肛管直肠环上缘,相当于肛提肌裂孔水平,术中尽量避免损伤盆腔神经,最后行预防性造口。会阴操作采用 Lloyd-Davis 体位并接近截石位,避免影响腹部操作,采用 Lone-Star 拉钩或缝合方法暴露肛管区域,肛周注射 1:200 000 肾上腺素盐水减少术中出血,距肿瘤下缘 1~2 cm 处横行切开内括约肌全层或肛管皮肤,内括约肌厚约 3 mm,呈白色条纹的"鸡肉丝"样,外括约肌呈红色的"牛肉丝"样,切开内括约肌进入括约肌间隙平面,沿间隙向上游离,与腹部手术组会师。直视下间断缝合拉下的乙状结肠(或乙状结肠贮袋)与肛管。

近年来,部分学者提出使用吻合器进行乙状结肠-肛管吻合。考虑到手工缝合技术耗时长,且术后吻合口漏、吻合口狭窄、出血、感染等并发症的发生率高,实施吻合器乙状结肠-肛管吻合可能获得较好的手术结局。Fu 等对 136 例低位直肠癌实施了拖出式 ISR,即腹腔内游离完毕后,经肛门外翻拖出并切除直肠癌标本,再使用吻合器进行乙状结肠-肛管吻合;术后吻合口漏发生率为 5.1%,随访 56 个月,局部复发率为 2.2%,97.1%患者肛门功能满意,接受该手术的低位直肠癌患者术后生存结局和生活质量优于 LAR 患者。与手工缝合相比,由于 ISR 术后吻合器结肠-肛管吻合技术安全、简单,且未增加术后并发症,目前吻合器已广泛应用于 ISR,但研究认为吻合器吻合也存在一定的问题,如吻合口狭窄发生率高,器械吻合的吻合口环将牺牲部分肛管,进一步影响术后肛门功能等。

2. ISR 的腹腔镜技术　当前微创技术发展逐步成熟,腹腔镜技术已广泛应用于 ISR。在 Rullier 等的前瞻性研究中,32 例低位直肠癌患者接受腹腔镜 ISR 手术,R_0 切除率为 94.0%,75.0%的患者术中识别并保留了腹下神经和盆丛,56.0%的男性患者术后仍具有性功能。Zhang 等的荟萃分析发现与开放 ISR 相比,腹腔镜 ISR 术中失血量更少,术后住院时间更短,并发症发生率降低,且两种手术方式的病理结果和生存结局无显著差异。目前大量研究已经证实了腹腔镜 ISR 的安全性与可行性。腹腔镜为术者提供了清晰的盆腔术野,有助于避免输尿管、下腹神经和盆丛的损伤,且符合快速康复外科理念。但是腹腔镜 ISR 学习曲线较长,尤其对于狭窄骨盆、肥胖患者,可能面临腔镜操作的困难。近年来提出的经肛TME 手术可能有助于解决上述难题。

3. ISR 的机器人技术　随着科技的发展,机器人技术开始应用于 ISR。机器人手术被认为可以克服腹腔镜手术二维视野不直观、器械末端无法旋转、狭窄区域难以操作等缺点。不少研究证实了机器人 ISR 的安全性和可行性。Park 等报道了机器人和腹腔镜 ISR 的多中心病例配对研究,分别纳入 212 例和 106 例 ISR 患者。机器人 ISR 平均手术时间 271.6分钟,失血量 129.5 mL,R_0 切除率为 92.0%,平均住院时间 9.9 天,吻合口漏发生率为3.8%;机器人和腹腔镜 ISR 的病理结果、术后并发症、中转开腹率、术后肛门功能、3 年局部复发率、总体生存率和无病生存率均无明显差别。Lee 等的荟萃分析纳入 5 项回顾性队列研究,共有 510 名接受 ISR 的患者,其中机器人手术 273 例(53.5%),腹腔镜手术 237 例。与腹腔镜组相比,机器人组虽然手术时间较长,但中转开腹率降低,失血量减少,围手术期结局、功能结局和 3 年肿瘤学结局无显著差异。Kazi 等的单中心研究纳入了 132 例接受 ISR的患者,包括 85 例腹腔镜 ISR 和 47 例机器人 ISR,通过 Wexner 量表和 Kirwan 分级评估术后肛门功能情况,Wexner 量表提示接受腹腔镜组和机器人组的术后严重肛门失禁分别占18.4%和22.8%,Kirwan 分级提示两组间的肛门失禁等级相似,提示机器人 ISR 术后肛门功能不劣于腹腔镜 ISR。尽管成本效益较高,但机器人 ISR 创伤较小,自主神经保护较完善,术后恢复较快,肛门功能保护较好,值得在临床工作中进一步探索。

第二节 · ISR 的适应证与禁忌证

一、ISR 的适应证与禁忌证

（一）适应证

ISR 的适应证在过去 30 年中不断发生变化，目前推荐 ISR 主要适用于：

（1）中高分化的早期（$T_1 \sim T_2$）和部分位于肛提肌裂孔平面上的 T_3 期距离肛缘 5 cm 以内直肠癌患者。

（2）进展期直肠癌接受新辅助治疗后降期至 $T_1 \sim T_2$ 期患者。

（3）低位直肠恶性间质瘤患者。

（4）低位直肠广基绒毛状腺瘤患者。

（5）低位直肠恶性肿瘤 EMR 或 ESD 术后需要行补救手术患者。

（6）各种原因所致低位直肠吻合口狭窄、瘘等可再手术保肛患者。

（7）超低位前切除术后，远端切缘阳性或吻合失败患者。

（8）Bacon 术中因外科肛管空间容积小、系膜肥胖无法拖出者。

同时要求患者一般情况良好，能耐受手术，以及术前肛门功能良好的患者，详见第五章"ISR 术前检查和评估"。

（二）禁忌证

（1）T_4 期直肠癌。

（2）指诊肿瘤固定。

（3）外括约肌或肛提肌受侵。

（4）远处转移灶不可切除。

（5）分化不良型直肠癌。

（6）术前肛门功能差。

（7）严重的术前合并疾病（心力衰竭、肾功能不全、肝硬化失代偿、呼吸功能不全）。

（8）合并精神疾病。

二、适应证与禁忌证的发展

自 ISR 被提出以来，其手术适应证不断发生变化。术前结合胸腹部 CT、盆腔 MRI、直肠内超声、肠镜、肿瘤组织活检及直肠指诊检查进行精确的肿瘤分期，对把握正确的 ISR 手术指征至关重要。患者接受新辅助放化疗后，术者需要确定肿瘤的大小、位置及分期，并结合患者的一般情况及肛门功能，重新评估手术指征。此外，术者需要在手术前患者麻醉情况下进行直肠指诊，判断肿瘤活动度及肿瘤与肛门括约肌的关系，最终决定进行 ISR 或转换为

APR。ISR 的适应证与禁忌证的选择目前仍是众多学者关注的焦点（表 4-1）。

表 4-1　ISR 的适应证与禁忌证的系列研究

作者及年份	适应证	禁忌证
Schiessel，1994—2012	<ul><li>$T_1 \sim T_3$ 分期低位直肠癌</li><li>肿瘤直径＞1 cm</li><li>巨大绒毛状腺瘤</li><li>黏膜切除/放疗残留病灶</li><li>低位类癌/血管瘤</li></ul>	<ul><li>低分化肿瘤</li><li>外括约肌浸润</li><li>T_4 期肿瘤</li><li>术前肛门功能差</li><li>远处转移</li></ul>
Vorobiev，2004	<ul><li>超声内镜下 $T_2 \sim T_3$ 分期</li><li>中高分化腺癌</li><li>肛门功能良好</li></ul>	<ul><li>外括约肌/肛提肌浸润</li><li>淋巴结转移</li><li>远处转移</li></ul>
Rullier，2005	<ul><li>距离肛缘≤4.5 cm</li><li>无远处转移</li></ul>	<ul><li>外括约肌/肛提肌浸润</li><li>肿瘤固定（除外阴道部分固定）</li><li>诊断前大便失禁＞6 个月</li></ul>
Hohenberger，2005	<ul><li>肠镜下肿瘤距离齿状线≥0.5 cm</li><li>$T_1 \sim T_2$（超声内镜）</li><li>部分 T_3 分期</li><li>$G_{1 \sim 2}$</li><li>盆底肌肉组织可能侵犯的患者接受了 nCRT 降期后</li></ul>	<ul><li>肛门外括约肌受侵</li><li>排便失禁</li></ul>
Chin，2006	<ul><li>T_2</li><li>$T_{3 \sim 4}$（需要 nCRT 降期）</li><li>直径≤5 cm</li><li>距离齿状线 1～3 cm</li></ul>	<ul><li>远处转移</li></ul>
Chamlou，2007	<ul><li>$T_{1 \sim 3}$</li><li>T_4，浸润远离肿瘤最下缘/括约肌，可切除</li><li>uT_1，经肛切除后,有不良病理因素</li></ul>	<ul><li>肛门外括约肌/肛提肌受侵</li><li>排便失禁</li></ul>
Krand，2009	<ul><li>远切缘在齿状线,或齿状线远端 1～2 mm</li><li>$T_2 \sim T_3$</li><li>高中分化</li></ul>	<ul><li>排便失禁</li><li>外括约肌/肛提肌受侵</li><li>分化差</li><li>远处转移（除外可切除肝转移）</li></ul>
Han，2009	<ul><li>$T_{1 \sim 2}$</li><li>nCRT 后的 $T_{1 \sim 2}$</li><li>肿瘤直径 1～5 cm</li><li>高中分化</li><li>肛门功能良好</li></ul>	<ul><li>侵犯盆底</li><li>肿瘤直径＞5 cm</li><li>分化差</li><li>肛门功能差</li><li>远处转移</li><li>肠梗阻</li></ul>
Kou，2011	<ul><li>$T_{1 \sim 3}$</li></ul>	<ul><li>外括约肌/肛提肌受侵（即使接受 nCRT 后）</li></ul>

续 表

作者及年份	适 应 证	禁 忌 证
Martin，2012	• 距离肛门直肠环≤1 cm	• T_4 • 外括约肌/肛提肌受侵 • 直肠指诊肿瘤固定 • 分化差 • 排便失禁 • 远处转移
Tokoro，2013	• $T_{1\sim3}$ • 远处转移可切除	• T_4 • 分化差 • 外观判断浸润型 • 排便失禁
Akagi，2013	• $T_{1\sim3}$ • 直肠指诊不固定 • 距离肛缘≤4 cm • 高中分化 • ECOG 评分 0～2 分 • 肛门功能良好	• T_4 • 肿瘤固定 • 远处转移不可切除 • 分化差 • 精神疾病 • 排便失禁 • 肝硬化、肾功能不全、心力衰竭、呼吸衰竭
Akagi，2013	• $T_{1\sim3}$ • 距离肛缘 30～35 mm • 肿瘤局限于内括约肌	• 低分化肿瘤 • 外括约肌浸润 • T_4 肿瘤 • 术前肛门功能差 • 远处转移
Saito，2014	• $T_{1\sim4}$ • 距离肛缘≤5 cm	• 外括约肌/肛提肌受侵 • 排便失禁
Shirouzu，2017	• $T_{1\sim3}$ • 距离肛缘 1～5 cm • 高中分化	• T_4 • 肿瘤固定 • 外括约肌/肛提肌受侵 • 远处转移不可切除 • 分化差 • 肛门功能差 • 严重术前合并疾病（心力衰竭、肝硬化、肾功能不全、呼吸衰竭） • 精神疾病
Piozzi，2021	• 距离肛缘≤4 cm • $cT_3\sim T_4$ 接受 nCRT 后 • cT_4，MRI 判断可切除 • 超低位切除术后，远切缘阳性或吻合失败	• 外括约肌/肛提肌受侵 • 黏液腺癌 • 侵犯齿状线下方 • 排便失禁 • 患者拒绝

注：nCRT，新辅助放化疗，neo-adjuvant chemoradiotherapy。

Akagi、Martin 和 Shirouzu 等研究认为,ISR 适用于距离肛缘 5 cm 内、术前分期 $T_{1\sim3}$(T_3 期肿瘤需位于肛提肌上方)、局限于内括约肌的中高分化直肠癌且患者术前肛门功能良好。对术前分期 T_4、指诊肿瘤固定、侵犯外括约肌或肛提肌受侵、转移灶不可切除或合并严重的术前合并疾病(心力衰竭、肾功能不全、肝硬化、呼吸功能不全)、精神疾病的患者则为 ISR 的禁忌证。日本结肠直肠癌学会(Japanese Society for Cancer of the Colon and Rectum,JSCCR)通过调查问卷发现,术前分期 T_3(侵犯联合纵肌)和 T_4 的低位直肠癌患者接受 ISR 术后局部复发率较高,术后肛门功能较差,提示 ISR 不适用于术前分期 T_3 和 T_4 肿瘤及术前排便功能差的患者。

Rullier 等基于盆腔 MRI 提出了低位直肠癌的 ISR 的适应证,根据肿瘤位置及侵犯范围将低位直肠癌分为 4 种类型(见图 1-1)。Shirouzu 等则建议 ISR 联合外括约肌部分切除术用于 IV 型直肠癌。值得一提的是,II 和 III 型低位直肠癌传统术式为 APR 手术,Rullier 等推荐该类患者接受 ISR 保肛手术,且证明其生存结局不差于传统中高位直肠癌的保肛手术。Rullier 分型的优点在于直观且易于使用。首先,Rullier 分型标准中肿瘤位置的定义是相对于肛门括约肌的,而不是距肛缘距离,这避免了由于肛门括约肌长度不同的个体和性别差异而引起肿瘤定位困难;其次,利用 Rullier 分型结合直肠癌手术远端切缘需大于 1 cm 和环周切缘需大于 1 mm 的肿瘤学规则,将低位直肠癌定义分为 4 种类型;第三,Rullier 分型为低位直肠癌提供了手术选择,并界定了部分 ISR 和完全 ISR 的适应证。然而,Rullier 分型的劣势在于其仅通过 MRI 评估肿瘤位置,仅考虑到肿瘤相对于括约肌和肛提肌的位置,而忽略了肿瘤的环周情况。

新辅助放化疗目前在直肠癌综合治疗中得到广泛应用,部分术前分期 $T_3\sim T_4$ 肿瘤通过新辅助放化疗得到降期,患者接受 ISR 术后可能得到令人满意的生存结局和肛门功能。近年有学者研究了新辅助放化疗后低位直肠癌患者接受 ISR 的适应证。对于接受新辅助放化疗的患者,Park 等研究发现影响肿瘤局部复发和患者术后生存结局的是病理 T 分期(ypT)、MRI 提示的 T 分期(ymrT)和环周切缘(circumferential resection margin,ymrCRM)受累,而不是治疗前临床 T 分期,考虑到部分 T_4 期肿瘤在新辅助放化疗后转化为 $ymrT_{0\sim3}$,认为 ymrT 分期和 ymrCRM 作为手术决策指标,而不是接受新辅助治疗前的临床 T 分期。另有研究发现新辅助治疗后 N 分期仍阳性的患者肿瘤学预后较差,不推荐行 ISR。Piozzi 等研究纳入 161 例 ISR 患者,其认为 $ymrT_4$ 期肿瘤应考虑 APR 手术,外括约肌或肛提肌受侵是 ISR 的绝对禁忌证。因此,对于接受新辅助放化疗的患者需要重新接受盆腔 MRI 进行肿瘤分期,新辅助放化疗可扩展 ISR 的适应证,若新辅助放化疗后肿瘤仍然侵犯外括约肌或肛提肌、可疑 CRM 受累,为保证肿瘤根治性,应选择 APR 手术。但由于新辅助治疗后残留癌灶往往为点灶状存在,目前新辅助治疗后分期的准确性仍需要进一步探索。

值得注意的是,部分研究将 T_3 期直肠癌作为 ISR 的适应证之一,但有研究认为,T_3 期直肠癌接受 ISR 术后的患者生存结局可能较差。Park 等研究发现 $ymrT_{0\sim2}$ 与 $ymrT_3$ 期患者 ISR 术后 3 年无病生存期(DFS)分别为 82% 和 47.4%,差异有统计学意义,且 $ymrT_3$ 和 ypT_3 期肿瘤是局部复发的独立危险因素。因此,对 T_3 期肿瘤是否推荐 ISR 尚需要进一步研究。

肿瘤的大小也是 ISR 的考量因素。Piozzi 等研究发现肿瘤直径大于 3.5 cm 的患者接受

ISR 术后局部复发率显著高于肿瘤直径小于 3.5 cm 的患者。Lee 等回顾性研究了 163 例接受 ISR 的低位直肠癌患者的生存结局，发现肿瘤直径大于 3.5 cm 是导致局部复发率升高的独立危险因素。直径较大的肿瘤生物学行为可能较差，而且可能增加 ISR 的手术难度，对肿瘤直径大于 3.5 cm 的患者选择 ISR 时应慎重。

尽管 T_1 期肿瘤目前被作为 ISR 的适应证之一，但关于其手术方式的选择仍存在争议。NCCN 指南推荐，对于 T_1N^+ 分期应行经腹直肠癌根治术，而对于 T_1N_0 期肿瘤则可以选择创伤更小的经肛局部切除术。目前，对于 T_1 期肿瘤或新辅助放化疗降期后的 T_1 期肿瘤，可以接受经肛局部切除，术后根据病理结果确定后续治疗，是否选择 ISR 仍需要进一步研究。

尽管 ISR 为低位直肠癌患者提供了保肛的机会，但盲目扩大 ISR 适应证可导致并发症增加和疗效不佳：①术者临床技能准备不足，对直肠癌位置及分期把握不清，导致并发症增加、根治性不足、疗效不佳；②患者选择和手术技巧准备不足，手术后肛门功能差；③对 ISR 术后的肛门功能评估，过分关注目前临床所用的各项客观检查结果，忽略患者自身的感受和肛门的实际生理功能。ISR 不但要求术者具备高超的外科技术，还需要根据直肠癌的分期情况、生物学特征在术前进行适当的规划。ISR 属于极限保肛术式，手术难度大、技术要求高，应由丰富经验的医师主持手术。

三、影像学技术有助于适应证的选择

影像学检查对低位直肠癌的术前评估和 ISR 的适应证的把控起着至关重要的作用。直肠腔内超声（endorectal ultrasound，ERUS）、腹部 CT 和盆腔 MRI 是直肠癌术前评估的重要工具。直肠腔内超声检查主要用于评估肿瘤浸润深度，但超声波穿透的深度限制其在进展期肿瘤的应用；CT 在直肠癌远处转移方面有明显优势，但其评估直肠壁结构及肿瘤周围浸润方面的效能较差。而 MRI 良好的组织分辨率能够较好地显示直肠壁及周围浸润性改变，目前是直肠癌术前及术后评估最有效的影像学手段，对低位直肠癌手术方式的选择起到重要的辅助作用。Zhao 等通过荟萃分析发现，盆腔 MRI 评估 $T_{3\sim4}$、淋巴结和 CRM 侵犯的敏感度分别为 82.1%、61.8% 和 85.4%，特异度分别为 53.5%、72.0% 和 80.0%。MRI 可较为准确地判断肿瘤浸润深度、直肠系膜浸润深度及距耻骨直肠肌的距离，有助于低位直肠癌术前评估及其手术方式的选择。

盆腔 MRI 对新辅助放化疗后直肠癌分期的准确性受到质疑。放射科医师的个人经验和相关标准的缺乏是 MRI 分期误差的重要原因。对于信号较低的区域难以鉴别其为残存肿瘤或纤维化，限制了 MRI 在新辅助治疗后 T 分期的准确性。此外，新辅助放化疗后直肠黏膜下层、肌层及直肠周围筋膜的纤维化、邻近组织牵拉或挤压直肠使重新分期困难。直肠内超声同样面临直肠癌重新分期准确度差的问题。Memon 等的荟萃分析纳入 63 篇文献，研究发现盆腔 MRI 对 T 重新分期的准确率仅为 52%，直肠腔内超声为 65%，两者差异无统计学意义。Pomerri 等研究了 MRI 和直肠腔内超声在新辅助放化疗后直肠癌评估中的应用，通过对比病理学结果，发现 MRI 和超声内镜对 pT_0 肿瘤的准确率仅为 27% 和 34%，对 pT_3 肿瘤分期的准确性分别为 65% 和 83%。准确的 T 分期对制订手术计划至关重要，过度

分期会导致手术范围扩大,分期不足会导致局部切除后肿瘤残留。为提高新辅助放化疗后再分期的准确性,Memon 等认为可以适当延长放疗与手术的间隔时间,待放疗导致的炎症稳定后再行 MRI 分期可能更准确。Swartling 等研究发现,新辅助放化疗后联合使用盆腔 MRI 和超声内镜可能提高重新分期的准确性,准确率可达 83%。目前影像学技术在直肠癌新辅助放化疗后再分期的应用尚不完善,但研究发现 MRI 评估 CRM 受累准确率较高,可用于预测 T_3 分期以下、淋巴结阴性和无 CRM 受累肿瘤,对 ISR 手术指征的判断具有临床意义。

四、远端切缘与 ISR 选择

术中能否保证安全的远端切缘距离是评估 ISR 适应证的指标之一。由于镜下残留病变是术后肿瘤局部复发的高危因素,低位直肠癌患者是否可以保肛取决于肿瘤浸润肠壁的深度及肿瘤下缘距离肛缘的长度。传统观念认为直肠癌手术时远端切缘应保证 5 cm 的安全距离,对于肿瘤下缘距离肛门小于 5 cm 的患者应接受 APR。19 世纪 80 年代,Williams 等评估了 50 例 APR 术后标本,镜下判断是否存在远端壁内浸润,其中 38 例(76%)没有远端壁内浸润,7 例(14%)浸润距离在 1 cm 以内,只有 5 例(10%)浸润超过 1 cm,且均为低分化肿瘤。此外,Williams 等发现远端切缘小于 5 cm 的患者与大于 5 cm 的生存率及局部复发率无显著差异。Pollett 等的研究纳入 334 例直肠癌手术患者,发现远端切缘小于 2 cm、2～5 cm 和大于 5 cm 的患者 5 年总生存期(OS)分别为 69.1%、68.4% 和 69.6%,肿瘤特异性死亡率分别为 25.5%、23.2% 和 21.6%,认为远端切缘小于 2 cm 不会影响患者术后生存。肿瘤沿直肠纵轴向远端肠壁浸润超过 2 cm 的仅占 1%～3%。随着对直肠癌解剖及病理学认识的深入,直肠癌远端切缘的安全距离从最初的 5 cm 减少到 2 cm。Rullier 等通过纳入 98 例 ISR 患者,术后 98% 患者远端切缘为 2 cm,5 年 OS 为 81%,局部复发率为 2%,因此主张保证 2 cm 的安全远端切缘距离。ISR 是建立在上述基础上的极限保肛手术,通过切除部分或全部肛门内括约肌以获取足够的远端切缘,因而在提高低位直肠癌保肛率的同时,并未增加局部复发率。

近年来,部分直肠癌手术远端切缘的要求甚至降低至 1 cm。考虑到直肠癌很少侵犯括约肌、肛提肌、坐骨直肠窝内的脂肪组织及会阴部皮肤,直肠癌侧方淋巴结转移是沿直肠侧韧带而不是沿肛提肌上缘,且肿瘤纵向浸润和直肠系膜浸润很少超过 1～2 cm,部分学者主张进一步缩短直肠癌手术的安全远端切缘距离。Krand 等研究发现,所有患者均接受新辅助放化疗并接受 ISR,仅对冷冻切片病理报告提示远端切缘阳性或可疑阳性的患者行扩大切除,对其余远端切缘小于 1 cm 的患者不进行再次切除,以尽可能多地保留肛门括约肌。47 例患者中,1 例远端切缘为 3 mm,7 例为 8～9 mm(均为 ypT_2 分期),术后均未发生局部复发,表明对于新辅助放化疗后 T 分期较早患者,小于 1 cm 的远端切缘在肿瘤学上是安全的。NCCN 指南同样提出,对于分化良好的早期直肠癌,在切缘阴性的情况下,1 cm 的远端切缘距离是安全的。因此对于分化较好、分期较早的直肠癌,1 cm 可作为 ISR 的安全远端切缘。

五、新辅助放化疗对 ISR 的影响

对于局部进展期直肠癌患者,NCCN 指南推荐接受新辅助放化疗,以缩小肿瘤体积、减轻肿瘤的侵犯深度、降低肿瘤分期,从而增加 R_0 切除并为患者提供保肛的机会。据研究发现,接受新辅助放化疗的直肠癌患者术后局部复发率可降至 5%~10%。目前,ISR 主要用于肿瘤距肛缘 5 cm 以内、T_1~T_2 期的低位直肠癌患者,其局部复发率为 2%~10%。由于肿瘤周围的直肠系膜内脂肪组织在远端直肠变薄,同时盆腔末端变窄,对于 T_3~T_4 期直肠癌,ISR 很难达到 R_0 切除,新辅助放化疗通过肿瘤降期,部分病例可接受 ISR。

目前研究已证实 ISR 联合新辅助放化疗在低位进展期直肠癌的疗效。Elshazly 等研究纳入 26 例 T_3~T_4 期低位直肠患者,所有患者接受新辅助放化疗,其中 12 例接受 APR 手术,14 例接受 ISR,术后病理提示 61.53% 肿瘤降期,11.54% 的患者出现病理完全缓解,随访 27 个月,两组各有一例出现局部复发。Weiser 等报道了一项队列研究,纳入 148 例局部进展期直肠癌患者,均接受新辅助放化疗后行全直肠系膜切除,其中 41 例行 LAR 手术,44 例行 ISR,63 例行 APR 手术,术后病理提示 ISR 手术组 CRM 阳性率仅为 5%,远端切缘阳性率为 5%,而 APR 手术组 CRM 阳性率为 13%;中位随访时间为 47 个月,LAR、ISR 和 APR 的术后局部复发率分别为 2.4%、0 和 9.5%。因此,Weiser 等认为新辅助放化疗有助于低位直肠癌患者保留肛门,且不会影响根治性及生存结局。因此,联合新辅助放化疗的 ISR 治疗局部进展期低位直肠癌可能是有效、可行的,能够取得较好的肿瘤学效果。新辅助放化疗开始前和手术前应分别通过肠镜、直肠腔内超声、CT 和 MRI 等影像学检查进行准确分期,这对决定是否保肛至关重要。但值得注意的是,放疗过程中可能出现肠壁纤维化增厚,导致约 20% 的 T_1~T_2 期直肠癌被错误判断为 T_3 期,部分直肠癌则因为对淋巴结转移的错误判断被降低分期,从而导致部分患者错失保肛或根治机会,术后生活质量或生存结局较差。因此有必要开展新辅助放化疗后精准分期的研究,筛选出真正适合 ISR 手术的患者。

尽管新辅助放化疗为部分低位直肠癌患者改善了生存结局,提供了保肛机会,但也可能导致术后并发症增多。吻合口漏是新辅助放化疗后接受 ISR 的最常见并发症。刘军广等研究发现,接受新辅助放化疗患者术后的吻合口漏发生率显著升高;此外,相比术前仅接受化疗的患者,接受术前同步放化疗患者的吻合口漏发生率更高,新辅助放化疗是 ISR 术后吻合口漏的独立危险因素。术前新辅助放化疗在杀灭肿瘤细胞的同时,可能造成盆腔组织水肿,术中难以准确辨别盆腔解剖层面,导致手术难度增加。此外,术前放疗可能导致放射性肠炎,术中吻合难度增加,导致吻合口愈合不良,吻合口漏的发生风险增加。因此,在局部进展期低位直肠癌制订综合治疗策略前,应综合考量患者治疗前营养和肿瘤情况,合理选择新辅助放化疗方案及是否进行保肛手术。对拟行 ISR 的低位直肠癌患者,应重视新辅助放化疗对吻合口愈合的影响。

部分研究认为,新辅助放化疗可能会影响 ISR 患者术后肛门功能。Ito 等研究发现,术前新辅助放化疗是 ISR 术后肛门功能较差的独立危险因素。Nishizawa 等比较了直接 ISR 与新辅助放化疗后 ISR 的组织标本神经变性情况,结果发现,新辅助放化疗组的神经变性显著高于直接 ISR 组,同时神经变性的程度与术后肛门功能呈显著负相关,提示神经变性是新

辅助放化疗影响 ISR 术后肛门功能的一个重要因素,而放疗是引起神经变性的主要原因。Da Silva 等发现,接受新辅助放化疗的组织标本中胶原蛋白代替了正常的组织结构,肛门括约肌组织纤维化,导致术后肛门功能下降。

虽然新辅助放化疗对部分 ISR 患者的术后肛门功能有一定不利影响,但新辅助放化疗毕竟通过肿瘤降期增加了 ISR 和根治的机会。Akasu 等发现,与术后放化疗相比,新辅助放化疗的毒性相对较小,对肛门括约肌的保护更好。此外,目前可采用多野照射、小分隔、适型放疗等技术减少放疗对肛门功能的影响,提高综合治疗效果,同时将不良反应降到最低。

总之,ISR 作为近年来普遍开展的极限保肛手术,应结合围手术期全程管理、患者身体与肿瘤等情况,严格把控手术适应证。结直肠外科医师一定要审慎选择患者,细致规划治疗方案,设计合理的临床诊疗计划,并在治疗过程中根据肿瘤消退情况及时修正手术方案,尽力争取满意的临床效果。

(韩加刚　张皓宇)

第五章
ISR 术前检查和评估

超低位直肠癌 ISR 作为一种极限保肛方式受到外科医师的重视，它使大部分既往只能切除肛门的超低位直肠癌患者，在获得肿瘤根治的同时得以保留肛门。根据肿瘤位置及内括约肌切除范围，经典 ISR 可分为完全 ISR、次全 ISR、部分 ISR。ISR 需要严格掌握适应证，术前应该进行充分的评估以确保手术顺利实施及术后良好生活质量。ISR 术前评估应涵盖肿瘤形态学评估及肛门括约肌结构与功能评估。肿瘤形态学评估主要包括肿瘤位置、浸润深度、淋巴结转移情况、直肠系膜筋膜状态、预期环周切缘（CRM）情况、壁外血管浸润（extramural vascular invasion，EMVI）、肿瘤与肛管直肠环及括约肌系统的关系等，肿瘤位于前壁时，还应该评估肿瘤与阴道或前列腺的关系，这些评估的目的是确保手术远切缘及 CRM 阴性；肛门括约肌结构与功能评估则主要包括最基本的肛门指诊、肛门括约肌影像学评估、直肠肛管压力测定、术前功能学评分等项目，目的是获取更佳的术后生活质量。

第一节 · ISR 术前影像学评估

ISR 术前的影像学评估主要包括原发肿瘤的评估及远处转移的评估，其中远处转移的评估按照 NCCN 指南推荐，主要是通过胸部 CT、腹部 CT 增强扫描进行筛查，必要时行腹部 MRI 检查，与中高位直肠癌相应原则相同，在此不赘述。

对低位直肠癌而言，针对原发肿瘤进行充分的术前评估，进行准确的术前分期并了解肿瘤特征，及其与括约肌及肛提肌的关系，是 ISR 顺利开展的前提条件，影像学评估是其重要的组成部分。目前，CT（包括 CT 直肠造影、三维结直肠 CT 成像）因软组织分辨率低，评价直肠系膜筋膜状态价值有限，对肛门复合体的鉴别更差，不推荐作为低位直肠癌术前评估的主要手段，仅在有 MRI 检查禁忌时使用。NCCN 指南推荐常规应用直肠 MRI进行低位直肠癌术前评估。对于术前影像学评估的内容，有学者将其总结为一个词"DISTANCE"。"DIS"即"Distance"，是指肿瘤下极与肛缘的距离，"T"即"T staging"，指肿瘤的 T 分期，"A"即"Anal complex"，指肿瘤与肛门复合体的关系，"N"即"Nodal staging"，指肿瘤的 N 分期，"C"即"CRM"，代表环周切缘，"E"即"EMVI"，指直肠周围血管侵犯情况。

高分辨直肠 MRI 是目前了解直肠肿瘤状态的最重要手段之一,也是中高位直肠癌局部分期的最准确方法之一,可以确定肿瘤的位置、大小、轴位生长情况、T 分期、直肠 CRM 情况、N 分期等,可精确评估患者是否需要做新辅助放化疗、治疗后反应、肿瘤可切除性、肿瘤复发及转移等,为直肠癌患者下一步治疗方案选择提供准确的临床依据。MRI 对于直肠癌 T 分期的总体诊断准确率为 85%,灵敏度为 87%,特异度为 75%,诊断优势比 20.4;N 分期总体诊断灵敏度为 77%,特异度为 71%,诊断优势比 8.3;CRM 状态总体诊断灵敏度为 77%,特异度为 94%,诊断优势比 56.1。因此,MRI 对于直肠癌 T 分期和 CRM 状态的评估一直是外科医师关注的重点,但即使结合了淋巴结的大小、轮廓不规则、信号不均匀等特征,MRI 对 N 分期的诊断效能依然不高。此外,MRI 对于初始分期 EMVI 诊断灵敏度为 62%,特异度为 88%。新近有研究表明,肿瘤沉积(tumor deposits,TDs)及 EMVI 与远处转移密切相关[HR:6.53(2.52~16.91),$P \leqslant 0.001$],而 MRI 在 TDs 及 EMVI 的诊断方面具有优势,对于评估肿瘤预后具有较高的准确性。对于低位直肠癌,直肠 MRI 检查时采用相控阵表面线圈,进行高分辨率直肠壁成像,并对肿瘤、肠壁、肛门复合体进行总体评估。

一、直肠 MRI 方案

(一) 患者准备

扫描前需禁食、禁水 4 小时以上,有助于排空肠道,通常情况下肠道不需要进行特殊处理,建议直肠癌行 MRI 检查前肌内注射山莨菪碱抑制肠蠕动。嘱患者适度憋尿,有助于显示膀胱壁与直肠的关系,检查前去除患者身上的金属异物。

直肠 MRI 检查应尽量减轻肠管扩张,因扩张的肠管导致肠壁各层次变薄,进而影响肿瘤浸润层次的辨识。故检查前一般不予灌肠,若行肠镜或其他消化道检查后不建议立即行直肠 MRI 检查。同理,MRI 阳性对比剂不推荐常规采用,因其可致直肠扩张、拉长,压缩直肠系膜脂肪,导致高估筋膜受累,干扰直肠系膜淋巴结评估。

(二) 检查序列

直肠癌 MRI 评估主要包括薄层(≤3 mm)矢状位、轴位及斜冠状位 T_2 加权成像、弥散加权成像(diffusion weighted imaging,DWI)。因直肠是弯曲的管状结构,矢状位用于确定纵向肿瘤轴线,轴位 T_2WI 是垂直于肿瘤长轴的斜轴位,不是盆腔的轴位;斜冠状面是平行于肿瘤长轴的斜冠状位,也不是盆腔的冠状位。此外,在累及肛管的超低位直肠癌评估中,必要时可行与肛管长轴平行的斜冠状位扫描,以评估肿瘤与肛门复合体和盆底肌肉的关系(图 5-1)。矢状位可以评估肿瘤下极距离肛缘的高度、肿瘤长度及与腹膜返折及其他邻近组织的关系。直肠癌患者 MRI 检查时有必要扫描全盆腔(从主动脉分叉处至肛缘),以发现系膜筋膜以外的病变、盆腔内病灶或直肠癌以外的其他病变,便于进一步诊断和评估。

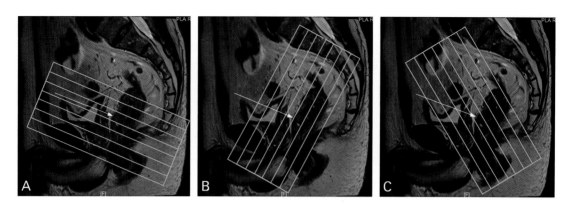

图 5-1 直肠 MRI 检查角度

注:白色箭头处为肿瘤,T₂加权矢状位图像用于确定肿瘤纵轴,以调整轴位和冠状位角度,(A)斜轴位,在直肠肿瘤水平垂直于肿瘤长轴;(B)斜冠状位,在直肠肿瘤水平平行于肿瘤长轴;(C)斜冠状位,平行于肛管,必要时加扫用于累及肛管的超低位直肠肿瘤的成像。

除 T₂WI 外,推荐 DWI 检查,尤其是新辅助治疗后的直肠癌患者,DWI 有助于评价疗效、重新分期,尽管 DWI 对初始分期帮助不大,但有助于区分治疗反应。

（三）直肠扫描序列

通常包括以下内容。

（1）定位像。

（2）矢状位 T₂加权成像（明确肿瘤位置,判断与腹膜返折的关系）。

（3）轴位 T₂加权成像,小 FOV 高分辨率扫描,包括直肠全段。

（4）轴位 T₁加权成像（建议全盆腔扫描）。

（5）轴位 T₂加权脂肪抑制成像（建议全盆腔扫描）。

（6）弥散加权成像,建议 b 值 800 s/mm² 以上。

（7）斜冠状位 T₂加权成像（下段直肠癌评估肿瘤与肛门复合体的关系）。

（8）3D 轴位、斜冠状位、矢状位增强扫描。动脉期:注射药物开始延迟 30 秒,静脉期 60～70 秒,平衡期 150～180 秒,延迟期 300 秒,轴位扫描结束后扫描斜冠状位、矢状位。

（四）直肠 MRI 图像要求

（1）包括盆腔大范围扫描及直肠局部高分辨率扫描图。

（2）直肠局部平扫 T₂加权成像序列为必选项。

（3）在设备条件允许的情况下,首先动态灌注增强扫描,或者至少三期增强扫描。

（4）显示盆腔各脏器结构,清晰显示直肠壁各层结构及与周围组织的毗邻关系。

（5）无卷积伪影,无明显呼吸运动伪影,磁敏感伪影及并行采集伪影。

（6）T₂原则为小 FOV,薄层,高分辨率扫描,层厚:≤3 mm,层间隔:0～0.3 mm,FOV:180～250 mm,分辨率根据机型调整,一般建议矩阵 256～320。

二、MRI 直肠分段及肛管直肠正常解剖

在直肠 MRI 上，通常按距肛缘的距离，T_2 加权相矢状位将直肠分为上段直肠（>10 cm）、中段直肠（5~10 cm）、下段直肠（<5 cm）（图 5-2）。中上段直肠壁有 3 层结构，可在 MRI 中进行区分，T_2 加权 MRI 序列能很好地显示直肠壁解剖结构（图 5-3），最内侧的高信号层是黏膜和黏膜下层（两层多不可区分），中间低信号层和外层高信号区域分别是固有肌层和直肠系膜，直肠系膜由直肠系膜筋膜（mesorectal fasciae，MRF）包绕构成环周切缘，MRF 是一层菲薄的低信号条带，包裹着直肠和直肠系膜，MRF 于下段直肠逐渐变薄，在后侧位容易看到，在前壁则很难与 Denonvilliers 筋膜区分。

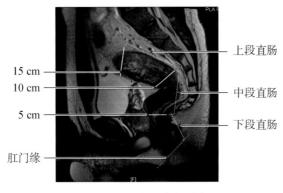

图 5-2　MRI 直肠分段示意图

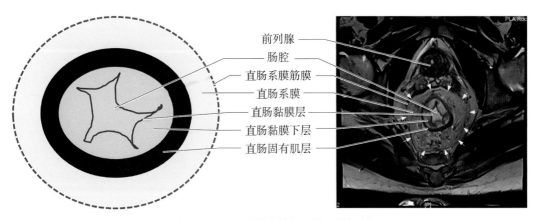

图 5-3　MRI 中段直肠肠壁的正常解剖

注：白色箭头示直肠系膜筋膜。

腹膜返折在直肠 MRI 上是一个重要结构，在矢状位及轴位高分辨 T_2 加权相上容易找到，矢状位上男性腹膜返折位于精囊腺上极（图 5-4、5-5），女性腹膜返折位于子宫宫颈角处。在中高位直肠癌的分期评估中，腹膜侵袭的评估非常重要，因为腹膜受侵时分期为 T_{4a}。而位于腹膜返折以下的中段直肠完全由直肠脂肪组织即直肠系膜包裹。

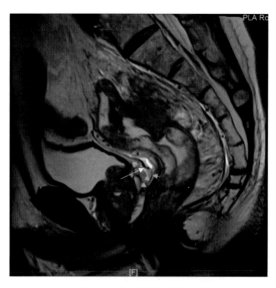

图 5-4 T₂WI 矢状位上的腹膜返折(白色箭头)(男性患者)

注:位于精囊腺上极,其下延续为 Denonvilliers 筋膜(橙色
箭头)。

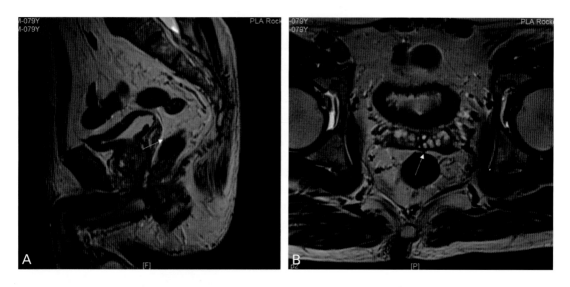

图 5-5 矢状位和轴位腹膜返折(79 岁男性患者)

注:T₂ 加权相矢状位(A)腹膜为低密度线性结构,返折位于精囊腺上极水平,T₂ 加权相轴位(B)腹膜呈 V 形黏附于直肠
前壁(白色箭头处)。

　　"肛管直肠环"由肛门外括约肌深部和耻骨直肠肌组成,形成围绕直肠和肛管交界部周
围的肌肉环,构成外科学肛管的上极,肛管的内层肌肉由内括约肌组成,由直肠固有肌层内
环肌层延续增厚而成,肛管的外层肌肉由耻骨直肠肌和外括约肌构成,内外括约肌间隙内还
有由直肠纵肌与部分肛提肌纤维和耻骨直肠肌纤维等成分融合而成的联合纵肌(图 5-6、
5-7)。

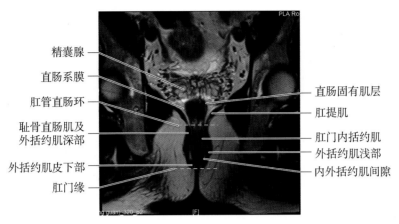

精囊腺
直肠系膜
肛管直肠环
耻骨直肠肌及
外括约肌深部
外括约肌皮下部
肛门缘

直肠固有肌层
肛提肌
肛门内括约肌
外括约肌浅部
内外括约肌间隙

图 5-6　冠状位 T₂WI 肛门复合体正常解剖

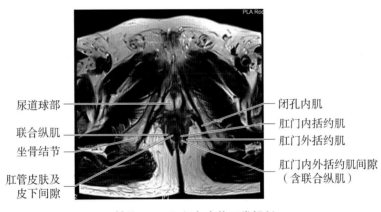

尿道球部
联合纵肌
坐骨结节
肛管皮肤及
皮下间隙

闭孔内肌
肛门内括约肌
肛门外括约肌
肛门内外括约肌间隙
（含联合纵肌）

图 5-7　轴位 T₂WI 肛门复合体正常解剖

三、低位直肠癌 MRI 分期

(一) 肿瘤位置

MRI 的 T₂ 加权相上可清晰提供肿瘤位置信息,包括肿瘤下极与肛门缘的距离,以及肿瘤纵轴方向的长度。

肿瘤高度的测量必须以相对直线的方式进行,以便与结肠镜检查结果相符(图 5-8)。

(二) MRI 低位直肠癌 T 分期

低位直肠癌的术前分期目前主要依赖直肠 MRI 及肛管直肠腔内超声。低位直肠癌的 T 分期与 AJCC 分期系统一致。

在低位直肠中,肛管直肠环是一个极其重要的解剖标志,位于肛管直肠环以上的直肠因有直肠系膜包裹,其肿瘤 T 分期同 AJCC 第八版推荐的腹膜返折以下中低位直肠癌分期方法,而位于肛管直肠环以下的低位直肠癌,在外科学肛管内,因没有直肠系膜,其分期仍有争议,目前临床上接受较广的是 Bamba 和 Battersby 等提出的分期方法,汇总如表 5-

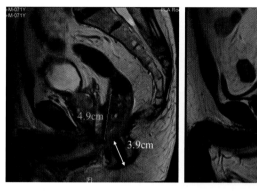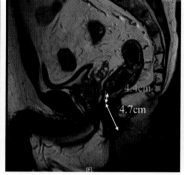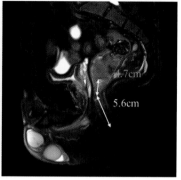

图5-8 肿瘤下极与肛门缘的距离(白色双箭头)及肿瘤纵轴长度(橙色弧线)

1、图5-9所示。

表5-1 低位直肠癌临床T分期

低位直肠癌T分期	肛管直肠环以上	肛管直肠环以下
T_{is}	黏膜内癌(侵及黏膜固有层,未突破黏膜肌层)	
T_1	肿瘤穿透黏膜肌层,侵及黏膜下层	
T_2	肿瘤侵及肠壁固有肌层	肿瘤仅侵犯内括约肌
T_3	肿瘤穿透肠壁固有肌层累及直肠旁脂肪组织	肿瘤侵犯内外括约肌间隙(可侵犯联合纵肌)
T_4	肿瘤直接侵犯或黏附于邻近脏器或结构	肿瘤侵犯外括约肌

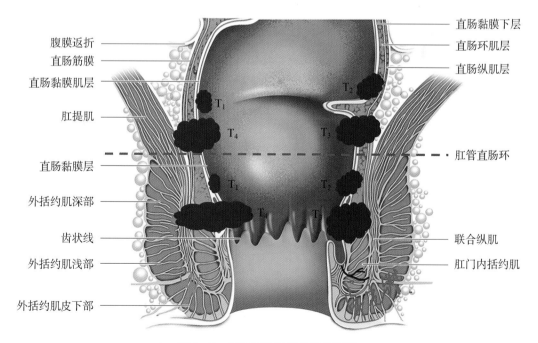

图5-9 低位直肠癌T分期示意图

直肠癌 MRI 分期，由于 MRI 上无法准确区分 T_1 和 T_2，也因为肿瘤壁外浸润深度是 OS、DFS 和局部复发的统计学显著预后影响因素，如壁外浸润$<1\,mm$ 时的 T_3 期肿瘤预后与 T_2 相似，而壁外浸润$>5\,mm$ 时患者预后显著变差。为了提供更多 T 分期信息以指导治疗及预后信息，MRI 的 T 分期与 AJCC 的 T 分期略有不同，如图 5-10、表 5-2 所示。

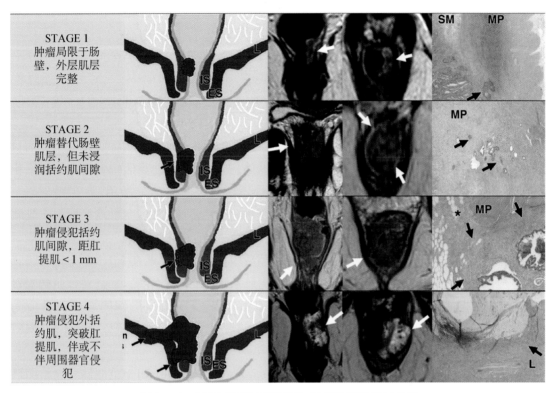

图 5-10　MRI 下肛管直肠环以下的低位直肠癌 T 分期

引自：NOUGARET S, REINHOLD C, MIKHAEL HW, et al. The use of MR imaging in treatment planning for patients with rectal carcinoma: have you checked the "DISTANCE" [J]. Radiology, 2013,268(2):330-344.

表 5-2　低位直肠癌 MRI 的 T 分期

肿瘤位置及 T 分期	MRI 特征
肛管直肠环以上的低位直肠癌	
T_{is}	黏膜内癌（侵及黏膜固有层，未突破黏膜肌层）
T_1	肿瘤信号穿透黏膜肌层，局限于黏膜下层
T_2	肿瘤信号延伸入肌层，黏膜下层与环肌层之间缺少界面
T_3	肿瘤信号延伸突破固有肌层，肌层与直肠周围脂肪界面消失
T_{3a}	肿瘤信号突破固有肌层外膜$<1\,mm$
T_{3b}	肿瘤信号突破固有肌层外膜$\geqslant1\,mm$，$\leqslant5\,mm$
T_{3c}	肿瘤信号突破固有肌层外膜$>5\,mm$，$\leqslant15\,mm$
T_{3d}	肿瘤信号突破固有肌层外膜$>15\,mm$

续　表

肿瘤位置及 T 分期	MRI 特征
T_{4a}	肿瘤信号延伸入脏层腹膜表面（如腹膜返折）
T_{4b}	肿瘤信号延伸入邻近结构或脏器（如肛提肌、前列腺、阴道后壁等）
肛管直肠环以下的低位直肠癌	
T_1	肿瘤信号局限于肠壁内，未侵犯肠壁全层
T_2	肿瘤信号取代肌层，但未进入内外括约肌间隙
T_3	肿瘤信号延伸入内外括约肌间隙，或距肛提肌＜1 mm
T_4	肿瘤信号延伸入肛门外括约肌，或侵犯肛提肌，或侵犯邻近组织及结构

1. 肛管直肠环以上的低位直肠癌 T 分期　MRI 的 T_2 加权像上肠壁肌层位于高信号的直肠系膜脂肪层和黏膜/黏膜下层之间，为中低信号条带，直肠肿瘤信号强度介于肌层和黏膜/黏膜下层之间。如图 5-9（示意图，不涉及 MRI 信号）、图 5-10 所示，T_1 肿瘤局限于黏膜下层，T_2 肿瘤向下延伸但不超过肌层，但 MRI 多数情况下无法区分肿瘤是局限于黏膜下层还是浸润至固有肌层，直肠腔内超声能够更准确地区分 T_1 和 T_2，$T_1 \sim T_2$ 期的肿瘤可直接分作 T_1/T_2。$T_1 \sim T_2$ 期肿瘤未穿透肠壁，预后较好，$T_1 \sim T_2$ 期在 MRI 上可见直肠肠壁完整的低信号边界。肿瘤超过肌层并延伸入直肠系膜脂肪时称为 T_3，应注意仅肌层受累时，若有穿透血管，不要误将其划作 T_3。MRI 检测直肠周围组织浸润的总体灵敏度为82%，肿瘤侵犯或结缔组织增生反应时均可表现为直肠周围浸润，为了避免分期不足，MRI上凡出现直肠周围浸润即计入 T_3 期。

（1）$T_1 \sim T_2$：$T_1 \sim T_2$ 期肿瘤未穿透肠壁，预后较好，在 MRI 上可见直肠肠壁完整的低信号条带（图 5-11）。

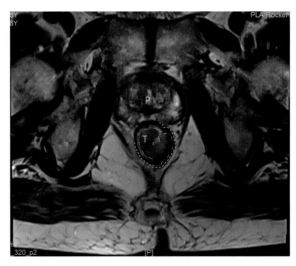

图 5-11　mrT₂

注：肿瘤占据截石位 1 点～12 点几乎一周，截石位 6 点处肿瘤（橙色轮廓线）侵犯肠壁肌层，肌层外侧缘信号带光滑完整（白色虚线）（T 示肿瘤，P 示前列腺）。

（2）T_3：肿瘤穿透肠壁，浸润至无腹膜覆盖的肠周脂肪组织内即为 T_3。壁外浸润深度指肿瘤超过肌层向直肠系膜内的延伸距离。英国 MERCURRY 研究所确立的标准，以肿瘤壁外浸润深度 1 mm、5 mm、15 mm 为界，将小于 1 mm 定为 T_{3a}，将 1～5 mm 定为 T_{3b}，将＞5 mm 且≤15 mm 定为 T_{3c}，将＞15 mm 定为 T_{3d}（图 5-12，图 5-14～5-17）；而 AJCC 及美国放射学会建议根据壁外侵犯深度将 T_3 进一步分层：$T_{3a}<5$ mm，T_{3b} 5～10 mm，$T_{3c}>$ 10 mm（图 5-13）。现有研究发现，肿瘤浸润深度＜5 mm 者 5 年生存率显著高于浸润深度超过 5 mm 者，这些早期 T_3 肿瘤仅手术就可充分控制，预后堪比 T_1/T_2 肿瘤。在 T_3 肿瘤中，尤应注意肿瘤边缘与 MRF 之间的最短距离，因 MRF 阳性可导致局部复发风险显著增高。当肿瘤边缘距离 MRF 距离＜1 mm 时，则为 MRF 阳性。

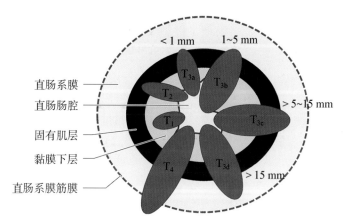

图 5-12　T_3 分层示意图（欧洲标准）

注：基于英国 MERCURRY 研究所确立的标准，高分辨率 MRI 下，按照原发肿瘤突破肠壁固有肌层后侵入直肠系膜内的垂直距离来区分，按 1 mm、1～5 mm、＞5～15 mm、＞15 mm 将 T_3 期分为 a、b、c、d 4 个亚组。

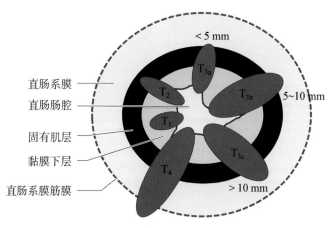

图 5-13　T_3 分层示意图（北美标准）

注：美国癌症联合委员会及放射学会根据浸润深度制定的 T_3 分层标准（$T_{3a}<5$ mm，T_{3b} 5～10 mm，$T_{3c}>10$ mm）。

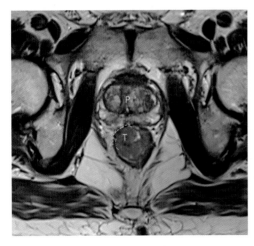

图 5 - 14　mrT₃ₐ，MRF(-)

注:肿瘤占肠周几乎一周,截石位 10 点肿瘤(橙色点划虚线示肿瘤边缘)穿透肠壁(白色虚线)浸润肠周脂肪组织,浸润最深部位＜1 mm,肿瘤边缘距离直肠系膜筋膜＞1 mm(T 示肿瘤,P 示前列腺)。

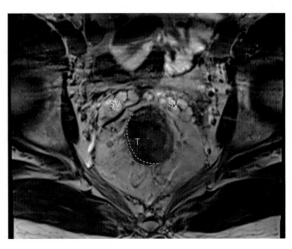

图 5 - 15　mrT₃ᵦ，MRF(-)

注:肿瘤占肠周 1/2 周(截石位 4 点～10 点),截石位 6 点～10 点肿瘤(橙色点划虚线示肿瘤边缘)穿透肠壁(白色虚线)浸润肠周脂肪组织,截石位 7 点处浸润最深,约 2 mm,肿瘤边缘距离直肠系膜筋膜＞1 mm(T 示肿瘤,SV 示精囊腺)。

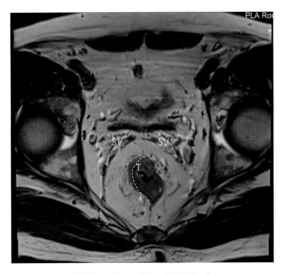

图 5 - 16　mrT₃ᵪ，MRF(-)

注:肿瘤占肠周 3/4 周(截石位 4 点～10 点～1 点),截石位 8 点～12 点肿瘤(橙色点划虚线示肿瘤边缘)穿透肠壁(白色虚线)侵及肠周脂肪组织,截石位 10 点处肿瘤边缘浸润深度约 5.2 mm,肿瘤边缘距离直肠系膜筋膜＞1 mm(T 示肿瘤,SV 示精囊腺)。

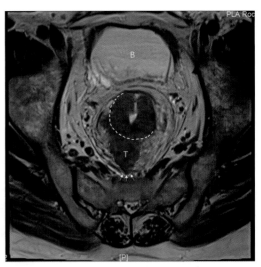

图 5 - 17　T₃d，MRF(+)

注:肿瘤占截石位 1 点～12 点几乎一周,截石位 5 点～10 点肿瘤(橙色点划虚线示肿瘤边缘)穿透肠壁(白色虚线)侵入肠周脂肪组织,截石位 6 点偏 7 点处肿瘤边缘紧邻直肠系膜筋膜,不足 1 mm(白色短箭头)(T 示肿瘤,B 示膀胱)。

（3）T_4：当肿瘤侵犯腹膜返折时，应认为是 T_{4a}（图5-18）；绝大部分情况下，对于肛直环以上的低位直肠而言，肠壁外均无腹膜覆盖，没有 T_{4a}，当肿瘤侵犯其他脏器或结构时（如肛提肌、前列腺、阴道后壁等），则判定为 T_{4b}（图5-19～5-21）。这类局部晚期患者需要进行新辅助放化疗或扩大切除手术。

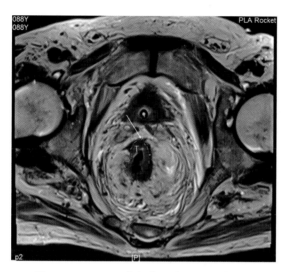

图5-18　mrT_{4a}，中段直肠癌侵犯腹膜返折

注：橙色短箭头示腹膜返折，点划虚线示肿瘤边缘，T示肿瘤。

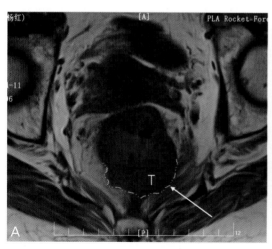 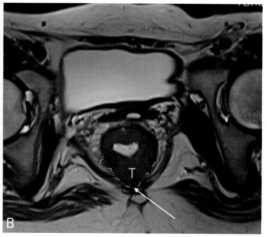

图5-19　mrT_{4b}

注：（A）肿瘤侵犯左侧肛提肌；（B）肿瘤侵犯右后方肛提肌。橙色点划虚线示肿瘤边缘，白色长箭头指示肿瘤侵犯肛提肌位置，T示肿瘤。

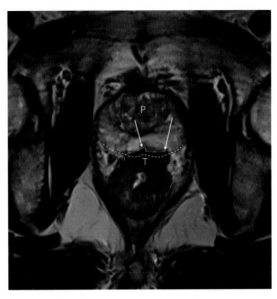

图 5 - 20　　mrT$_{4b}$，肿瘤侵犯前列腺

注：橙色点划虚线示肿瘤边缘，白色虚线示前列腺筋膜；T 示
肿瘤，P 示前列腺。

　　2. 肛直环以下低位直肠癌 T 分期　　肛管直肠环以下的低位直肠癌，最重要的是评估直肠癌与肛门复合体及盆底肌肉之间的关系。因为肿瘤与肛门括约肌和盆底肌肉之间的关系直接决定了患者能否实施极限保肛手术。但由于 MRI 下各层次结构之间的对比度很低，大多数患者的内外括约肌间隙在 MRI 上显示亦不清晰，故对于 T$_1$～T$_3$ 期的肛管直肠环以下的低位直肠癌，MRI 可能无法很好地区分层次，因此对于肛管直肠环以下的低位直肠癌中更推荐应用直肠腔内超声检查，可以更好地区分 T$_1$～T$_3$ 期肿瘤。为了提高 MRI 下低位直肠癌 T 分期准确性，往往需要基于冠状位和轴向的 T$_2$ 加权像进行仔细对照观察。根据 Nougaret 等提出的肛管直肠环以下低位直肠癌 MRI 下 T 分期方案（详见表 5 - 2），以下举例说明（图 5 - 22、5 - 23）。

(三) MRI 低位直肠癌的 N 分期

　　淋巴结分期对低位直肠癌的术前评估很重要，因转移淋巴结的有无及数量直接影响患者预后，TNM 分期中区域淋巴结包括直肠系膜内和髂内淋巴结（表 5 - 3，图 5 - 24、5 - 25），其他淋巴结受累则认为是转移（图 5 - 26）。直肠系膜淋巴结通常最先也最常受累，多位于肿瘤上下 5 cm 范围内。直肠系膜外淋巴结（髂外、直肠上或肠系膜下血管淋巴结）受累时为局部进展期，低位直肠肿瘤偶可转移至表浅腹股沟淋巴结，提示预后不良。

　　MRI 对于淋巴结转移的诊断准确性不高，据报道，MRI 对中低位直肠癌的 N 分期诊断准确率仅为 56.8%，淋巴结大小是使用 MRI 进行 N 分期的主要标准。欧洲胃肠道和腹部放射学会推荐：直肠癌首次分期时，短径≥9 mm 的淋巴结即可诊断为恶性；患者行新辅助化疗后短径＜5 mm 的淋巴结视为良性，短径≥5 mm 则视为恶性。然而，反应性淋巴结肿大和

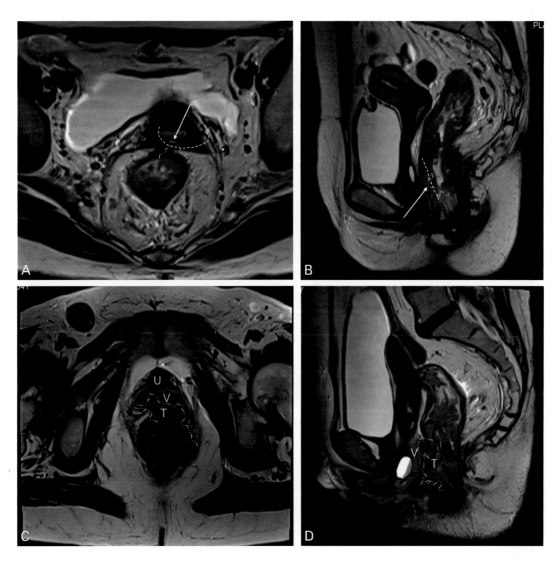

图 5-21　mrT$_{4b}$，肿瘤侵犯阴道后壁

注：(A)患者 1-轴位、(B)患者 1-矢状位：橙色点划虚线示肿瘤边缘，白色虚线示阴道后壁；(C)患者 2-轴位、(D)患者 2-矢状位：T 示肿瘤，V 示阴道，U 示尿道，橙色点划虚线示肿瘤边缘，可见肿瘤呈结节状生长突入阴道腔内。

转移性淋巴结之间在尺寸上存在相当大的重叠，且正常大小的淋巴结中亦常见微转移，MRI 无法确定淋巴结内的微转移。有研究报道，28% 的转移性淋巴结 ≤ 3 mm。目前，MRI 检查以短径超过 0.5 cm 视为病理性的，但尚无合理的统一界值。为了增加淋巴结转移诊断准确性，通常在淋巴结大小基础上加入形态学特征(如圆形、轮廓不规则和信号强度不均一)(表 5-4)。有研究报道，单独以大小(7.2 mm 界值)、边缘模糊或毛刺、联合边缘和信号为诊断标准来判断淋巴结性质的灵敏度分别仅为 32%、56%、56%，联合边缘(边缘模糊、毛刺)和信号不均匀以后得到的准确度也仅为 76.7%，因而 MRI 对 N 分期准确度仍偏低，尤其是对小淋巴结的诊断价值有限。虽然 MRI 不足以对淋巴结性质进行定性，但对于定位很有帮助。

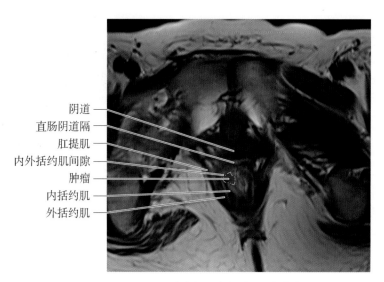

图 5-22　mrT$_2$,肿瘤侵犯内括约肌,未穿出

阴道
直肠阴道隔
肛提肌
内外括约肌间隙
肿瘤
内括约肌
外括约肌

注:括约肌间隙高信号条带完整。

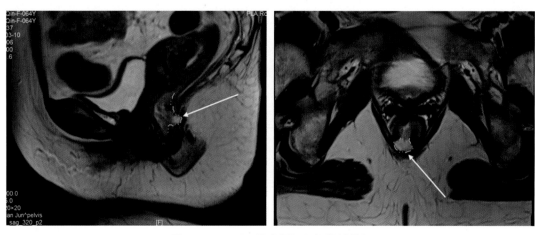

图 5-23　mrT$_4$,肿瘤侵犯肛门外括约肌

注:外括约肌低信号条带内侧边缘连续性中断。

表 5-3　低位直肠癌 MRI 的 N 分期

N 分期	MRI 特征
N$_x$	区域淋巴结转移情况无法评估
N$_0$	无可疑区域淋巴结转移
N$_1$	1~3 个可疑区域淋巴结转移
N$_{1a}$	1 个可疑区域淋巴结转移
N$_{1b}$	2~3 个可疑区域淋巴结转移

续　表

N 分期	MRI 特征
N_{1c}	肿瘤沉积(浆膜下、肠系膜或无腹膜覆盖的直肠旁脂肪组织),无可疑区域淋巴结转移
N_2	≥4 个可疑区域淋巴结转移
N_{2a}	4~6 个可疑区域淋巴结转移
N_{2b}	≥7 个可疑区域淋巴结转移

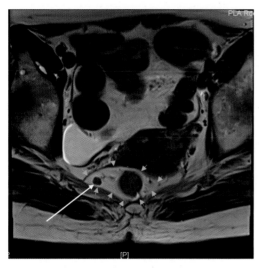

图 5-24　系膜内淋巴结肿大(一)

注:白色箭头指示淋巴结(短径 9 mm)。橙色短箭头示意直肠系膜筋膜(MRF),淋巴结距离 MRF 2.8 mm。

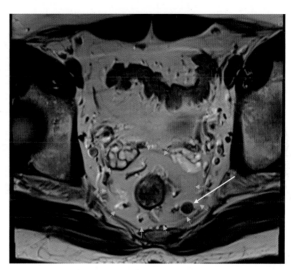

图 5-25　系膜内淋巴结肿大(二)

注:白色箭头示意淋巴结(短径 10 mm)。橙色短箭头示意 MRF,淋巴结距离 MRF 1.2 mm。

表 5-4　可疑淋巴结转移的 MRI 特征

项目	MRI 特征
转移征象	边缘模糊或毛刺;MRI 信号强度不均匀;淋巴结呈圆形
首次分期	短径<5 mm:具备以上 3 个转移征象时,考虑淋巴结转移; 短径 5~9 mm:具备以上 2 个转移征象时,考虑淋巴结转移; 短径≥9 mm:可考虑为淋巴结转移
新辅助治疗后	短径≥5 mm:考虑淋巴结转移; 淋巴结形态学特征不作为新辅助治疗后的评判依据

随着 MR 技术的发展,DWI、动态增强磁共振成像(DCE-MRI)、超微超顺磁性氧化铁 MRI(ultra small superparamagnetic iron oxide MRI,USPIO-MRI)等均有助于检测淋巴结转移,其中 USPIO-MRI 虽初步证明能较传统 MRI 显著提高诊断淋巴结转移的灵敏度,但特异度相当,且目前尚未应用于临床,诊断价值有待探讨。

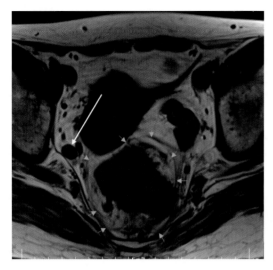

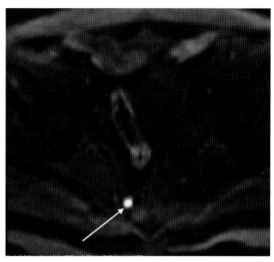

图 5 - 26 右侧直肠系膜外淋巴结转移(短径 11 mm)

注:白色箭头指示。橙色短箭头示 MRF。

图 5 - 27 DWI 显示直肠系膜内淋巴结转移

注:DWI 呈高信号。

　　DWI 是目前唯一能活体观察水分子弥散运动的功能 MR 成像方法,恶性组织细胞增殖活跃,细胞密度高,核质比增大,血管外细胞外间隙减少,水分子弥散受限,且因生物膜结构的阻挡和大分子蛋白的吸附作用,在一定程度上也限制了水分子的弥散,从而导致 DWI 上信号增高、ADC 值减低,并且通过测量 ADC 值可以定量分析病变扩散受限程度(图 5 - 27、5 - 28)。研究表明,良性淋巴结的 ADC 值高于恶性淋巴结,当 ADC 值取 0.8×10^{-3} mm^2/s 作为界值时,其诊断淋巴结转移的灵敏度为 76.4%,特异度为 85.7%,阳性预测值为 86.6%,阴性预测值为 75%,准确度为 80.6%。

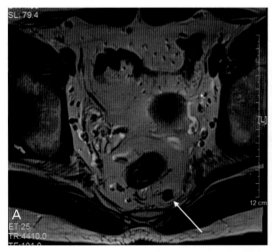

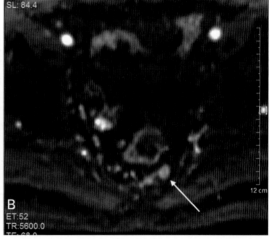

图 5 - 28 直肠系膜内可疑淋巴结转移

注:白色箭头指示可疑淋巴结转移。(A)T$_2$WI 轴位像,淋巴结呈低信号,呈类圆形,短径 10 mm;(B)DWI 轴位像,淋巴结呈高信号。

（四）低位直肠癌 MRI 的环周切缘评估

MRF 在 MRI 上显示为包绕直肠周围脂肪和直肠的低信号条带,代表 TME 的手术切除平面,在 MRI 上,MRF 是进行 TME 手术患者的潜在 CRM,CRM 阳性是直肠癌术后局部复发和预后差的一个重要的独立预后因子。所以对于 T_3 期肿瘤,应测量肿瘤浸润边缘与 MRF 的最短距离,距离<1 mm 即为 MRF(+),提示手术后环周切缘阳性风险高。肿瘤与 MRF 距离超过 1 mm 是 TME 手术后可靠的切缘阴性预测指标。若存在诸如肿瘤沉积、淋巴结或 EMVI 时,应测量上述结节与 MRF 间的最短距离(图 5-29~5-31)。

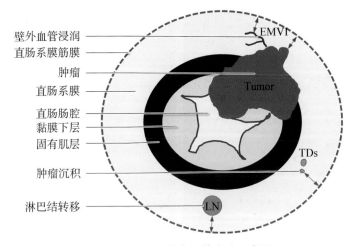

图 5-29 MRF 状态评估方法示意图

注:影响环周切缘的 4 个因子:肿瘤原发病灶、淋巴结、壁外血管浸润、肿瘤沉积,任一红色箭头长度<1 mm 时,MRF 即为阳性。

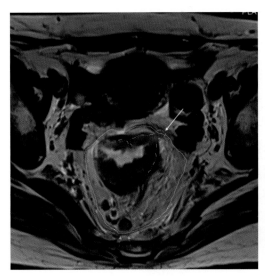

图 5-30 MRF(+)

注:截石位 2 点肿瘤穿透 MRF。白色箭头,T 分期为 T_4。截石位 6 点淋巴结与 MRF 距离<1 mm(橙色箭头指示)。

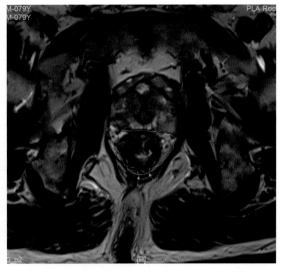

图 5-31 MRF(+)

注:截石位 5 点、6 点肿瘤边缘与 MRF 距离<1 mm。橙色点划虚线指示肿瘤边缘,白色虚线指示 MRF,橙色箭头指示肿瘤边缘与 MRF 最近处。

(五) 低位直肠癌 MRI 的壁外血管浸润评估

EMVI 定义为在直肠周围脂肪组织的血管内存在恶性细胞,目前认为 EMVI 是局部无复发生存的唯一相关因素,并与远处转移相关,EMVI 阳性患者远期生存率较差,MRI 上出现 EMVI 被认为是患者预后不佳的一个预测因子。EMVI 在 MRI 上表现为接近肿瘤的血管明显不规则或扩张,或肿瘤信号强度增加,MRI 能可靠地评估 EMVI(图 5-32、5-33)。

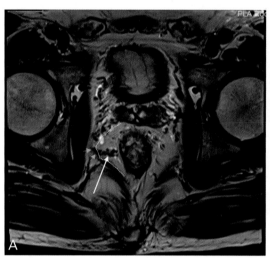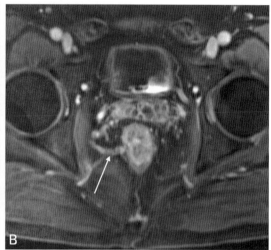

图 5-32 EMVI(+),MRF(+)

注:(A)T$_2$ 加权相下见直肠系膜内多支迂曲扩张血管(白色箭头)插入肿瘤,信号强度与肿瘤相似,均为低信号,迂曲血管于截石位 9 点处穿越直肠系膜筋膜(白色虚线示 MRF,橙色短箭头示穿透 MRF 部位),故 MRF(+);(B)增强后直肠系膜内增强的血管显影(白色箭头),明确与肿瘤相连接。

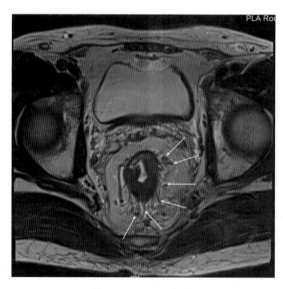

图 5-33 EMVI(+)

注:直肠周围脂肪组织内见多支增粗、迂曲血管影(白色箭头),并与肿瘤组织相连接。

（六）低位直肠癌新辅助放化疗后的肿瘤重新分期

当前指南推荐对于 T_3 期及以上的低位直肠癌进行 nCRT。nCRT 可以达到肿瘤降期、缩小肿瘤、缩小手术范围，减少局部复发和改善生存的效果。nCRT 后常规进行肛门指诊及内镜检查是非常重要的，但这些检查仅有肠腔内的视野及触感，无法发现肠壁内的残留肿瘤，故利用 MRI 进行 nCRT 后肿瘤反应评估具有重要意义。nCRT 后重新分期需比较治疗前后 MRI 的所有因素，要尽量保证图像条件相同并处于相同层面。浙江大学进行的一项荟萃分析提示，MRI 对于 $yT_{3\sim4}$ 的分期诊断灵敏度 81%（95%CI：67%～90%），特异度 67%（95%CI：51%～80%），SROC 下面积达到 0.81（95%CI：0.78～0.84）；对于 yN 分期诊断灵敏度 77%（95%CI：65%～86%），特异度 77%（95%CI：63%～87%），SROC 下面积达到 0.84（95%CI：0.80～0.87）。

1. T 分期　采用传统 MRI 序列对 nCRT 后直肠癌重新分期的准确度要差于初始分期，尤其在证实完全缓解（yT_0）方面，主要是由于在 MRI 上较难将残留的肿瘤（T_2WI 中等信号）与纤维化瘢痕组织（T_2WI 低信号）、nCRT 后组织水肿（T_2WI 增厚，呈中高信号）和正常黏膜及黏膜下层（T_2WI 高信号）区分开，因此 nCRT 后正常的两层直肠壁提示为完全缓解，而残留纤维化既可以是肿瘤残留，也可以是完全缓解。

DWI 可以提供与细胞水平相关的功能信息变化。nCRT 后细胞密度减低、纤维化或坏死使弥散加强，从而降低弥散加强图像的弥散信号强度，并在 ADC 图像上表现为 ADC 值和 ADC 的信号强度增高。

虽然 DWI 能从纤维化中区分活的肿瘤细胞，也能区分治疗反应好坏，但不能预测完全缓解。而且 nCRT 后不能使用 DWI 评估肿瘤反应，因为即便在治疗前，此类肿瘤也显示为 ADC 高信号（图 5-34）。

2. N 分期　nCRT 后只能采用淋巴结大小进行重新分期，因为放疗导致的正常淋巴结形态发生变化，使得转移性淋巴结与正常淋巴结无法采用形态学和 DWI 来区分，所以只能凭淋巴结大小进行分期。DWI 上无淋巴结显示、淋巴结大小缩小 70% 以上、短径＜2.5 mm 的淋巴结已被证明是术后淋巴结阴性的可靠预测因子。如前文所述，根据欧洲胃肠道和腹部放射学会推荐 nCRT 后短径＜5 mm 的淋巴结视为良性，短径≥5 mm 则视为恶性。nCRT 后 MRI 评估 N 分期经常过高（图 5-35）。

3. 肿瘤与直肠系膜筋膜的距离　如果在 nCRT 后距离 MRF≥1 mm 范围内无肿瘤边缘，则认为 MRF 未累及，CRM 阴性预测值达 98%，但阳性预测值很低。据报道，MRI 对于 nCRT 后 MRF 受累的评价灵敏度为 85.4%，特异度为 80.0%。但有些直肠癌，nCRT 导致肿瘤体积明显缩小的同时，也导致治疗前与 MRF 接触的肿瘤边缘收缩，此时则难以确定该区域是否有肿瘤细胞残留。根据 Nougaret 等的研究，主要分为以下几种情况：①表现为大体结节状肿物，考虑肿瘤残留；②瘢痕邻近 MRF，瘢痕较厚不能排除肿瘤残留，仔细评估信号强度有助于鉴别；③延伸至 MRF 的细线状瘢痕可解释为纤维化反应；④直肠系膜内多发细线状瘢痕，若信号强度很低，可解释为纤维化（图 5-36）。

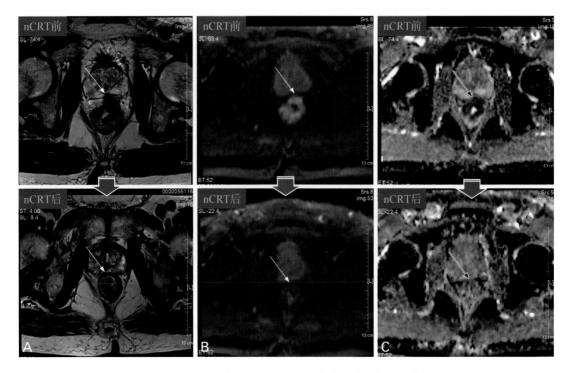

图 5 - 34 DWI 对 nCRT 后 ypT$_0$ 低位直肠癌进行重新分期

注：(A)治疗后 T$_2$WI 显示，nCRT 前直肠肿瘤突破至前列腺后膜的低信号区域退缩(白色箭头)，肠壁肌层低信号条带显示清晰，但难以确定该区域是否仍残存肿瘤组织；(B)在 nCRT 后的 DWI 中($b=800$ s/mm^2)，治疗前原肿瘤区域(白色箭头)已无 DWI 高信号，与完全反应相符，在这例患者中 DWI 正确区分了肿瘤与化疗后的组织纤维化；(C)ADC 图像显示 nCRT 后肿瘤平均 ADC 值明显增高(红色箭头)，与治疗反应相符，但 ADC 无法预测完全反应。

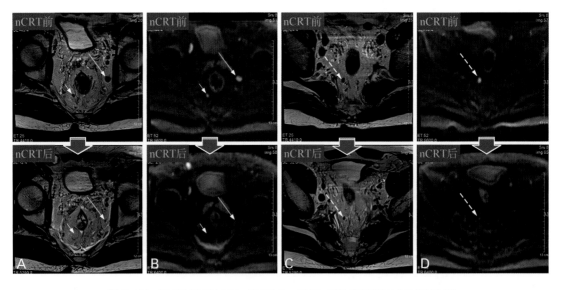

图 5 - 35 T$_2$WI 及 DWI 对 nCRT 后 ypT$_0$N$_0$ 低位直肠癌进行重新分期

注：①白色长箭头：A 图 T$_2$ 加权相下左侧直肠系膜外淋巴结大小减少 70% 以上，与完全反应相符，对应 B 图 DWI 下治疗后淋巴结不显示，符合完全反应；②白色短箭头：A 图 T$_2$ 加权相下直肠右后方系膜内淋巴结消失，与完全反应相符，对应 B 图 DWI 下治疗后淋巴结不显示，符合完全反应；③白色虚线长箭头：C 图 T$_2$ 加权相下直肠右后方系膜内淋巴结治疗后短径＜2.5 mm，与完全反应相符，对应 D 图 DWI 下治疗后淋巴结信号显著降低。

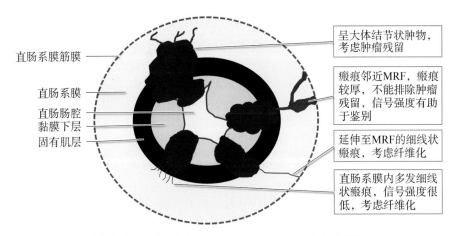

直肠系膜筋膜

直肠系膜
直肠肠腔
黏膜下层
固有肌层

呈大体结节状肿物,
考虑肿瘤残留

瘢痕邻近MRF,瘢痕
较厚,不能排除肿瘤
残留,信号强度有助
于鉴别

延伸至MRF的细线状
瘢痕,考虑纤维化

直肠系膜内多发细线
状瘢痕,信号强度很
低,考虑纤维化

图 5-36　nCRT 对直肠肿瘤和环周切缘影响的示意图

第二节 · ISR 术前超声诊断与分期

文献报道的 ISR 病例中,肿瘤局限于直肠壁内的比例为 $50\%\sim68\%$。MRI 在低位直肠癌浸润深度评估存在固有的局限性,通过固有肌层(T_2)浸润来鉴别 T_1 和 T_2 肿瘤不可靠,由于直肠壁各层次之间对比度很低,正常可区分的高信号黏膜下层被侵犯可能被辨识为侵犯固有肌层,这可能导致部分患者分期过高。国际上多项研究显示,直肠腔内超声对低位直肠癌 T 分期的灵敏度为 $70\%\sim100\%$,特异度为 $80\%\sim100\%$,其中对表浅肿瘤的灵敏度、特异度均在 90% 以上。Detering 等对 5 288 例术前 MRI 评估为 $T_{1\sim2}$ 的低位直肠癌病例进行回顾性研究,结果 54.7% 的 pT_1 病例被过度分期为 mrT_2(792/1 448),而 8.2% 的 pT_2 病例评估为 mrT_1(197/2 388),30.2% 的 mrT_2 病例最终病理评估为 pT_3(1 311/4 346)。因此,对低位直肠癌 T 分期,ERUS 显著优于 MRI。

ERUS 对于淋巴结受累的检测因受探头探测距离所限,只能检测到肿瘤邻近的直肠系膜淋巴结,对于沿直肠上血管、髂内血管走行的淋巴结及闭孔淋巴结的检测效能有限,这点较 MRI 检查有所不足。据报道,ERUS 对 N 分期诊断灵敏度为 $45\%\sim74\%$,整体准确率为 $62\%\sim83\%$。但最近的一项荟萃分析显示,ERUS 和 MRI 的 N 分期准确性相似,AUC(hSROC)分别为 $0.92(95\%CI:0.89\sim0.94)$、$0.93(95\%CI:0.90\sim0.95)$。

但是,相比于使用对比剂和直肠线圈联合体表相控阵线圈,MRI 能更好地反映整个直肠系膜和直肠系膜筋膜的结构及预测邻近器官受侵状况,有助于提高 T_3 期肿瘤的预测性及对邻近器官受侵状况的评价。故在评估直肠系膜筋膜状态方面,MRI 更有优势。

美国放射学会对结直肠癌影像学检查优选方法做出推荐,推荐直肠腔内超声作为判断低位直肠癌浸润深度的优选方法。

ERUS 检查亦有其明显缺点,除了对环周切缘评估能力尚有不足,ERUS 还比较依赖操作者的经验,对于探头无法通过狭窄肠腔的肿瘤无法实施检查,这在一定程度上也限制了其

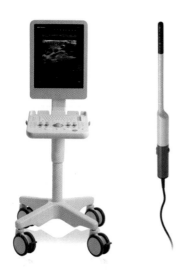

图 5-37　BK Medical Flex Focus
1202 超声主机及肛肠
三维专用探头 2052

推广。但对于具备相应能力的外科医师而言，ERUS 检查更加便携、准备工作简单、患者耐受好，且空间分辨率高，对直肠癌浸润深度评估准确性高，3D-ERUS 可进一步提高空间分辨率，进而提高分期准确性，仍然非常值得推广。

下文以笔者单位所用 BK 1202 配备肛肠三维专用探头 2052 为例（图 5-37），简述术前腔内超声评估。

一、设备参数

BK 的肛肠三维专用探头 2052（Anorectal 3D 2052）频率范围 6～16 MHz（6～9～12 MHz，10～13～16 MHz），只有 B 超模式，轴向分辨率 0.3 mm，侧向分辨率 <1.0 mm，可以获取 360° 视野构建三维影像数据。探头长度 270 mm，理论上足以覆盖整个直肠及部分乙状结肠。

2052 型探头可以获得详细的高分辨率图像：①可清晰观察直肠壁各层次；②可以观察肛门括约肌撕裂伤的径向、纵向延伸范围；③可评估肛门括约肌损伤的程度；④可获取详细、清晰的图像数据；⑤可在 x、y、z 各轴平面详细观察测量盆底结构。

该仪器还可以生成三维影像数据，具有良好的空间定位能力，可供检查后在其他电脑上打开、观察、测量所获取的影像数据，并可以根据需要切取不同角度、切面以详细观察病变。

二、患者准备及检查流程

患者通常无须进行其他准备工作，检查前排空粪便，必要时应用开塞露或甘油灌肠剂灌肠，以免影响成像效果。检查前应充分了解患者病史，尤其是肛门及直肠手术史，检查时通常采取左侧卧位，保持屈髋屈膝状态（图 5-38，可根据需要选择截石位等），检查前应先行直肠指诊，评估病变大体情况（如位置、大小、固定度、形态等）、探头能否通过病变部位等。

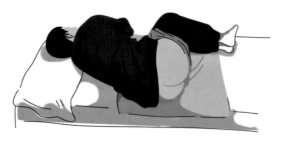

图 5-38　直肠腔内超声检查体位

检查时，通过注水回抽的方式彻底排空水囊内空气，水囊外涂抹足够的超声耦合剂，将其缓慢沿肛管直肠走行方向置入直肠，对通过的病变部位进行扫查（图 5-39）。检查时要求把截石位 12 点图像置于屏幕正上方，截石位 6 点图像置于屏幕正下方，截石位 3 点图像位于屏幕 3 点位，截石位 9 点图像置于屏幕 9 点位，以最大限度便于后续观察及回顾影像。耻骨直肠肌的

"U"形高回声条带有助于调整探头方向,可以此为基准校正探头方向。一般注水量在 50～80 mL,具体以展平肠壁黏膜使肠壁各层次显示清晰为宜,水囊内注水过多或过少都可能导致肠壁各层次辨识困难。2052 探头内置三维自动旋转系统,不需要前后移动探头,即可在 40 秒内获得多达 300 幅二维轴切面图像,总长度 60 mm,并以此为基础重建三维图像。在三维重建过程中,应嘱患者保持放松状态,平静呼吸,避免交谈及大幅度的动作,以免影响成像质量。

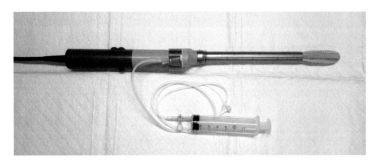

图 5-39 肛肠三维专用探头 2052 及配套水囊

三、腔内超声下肛管直肠正常解剖

(一) 肛管直肠环以上直肠肠壁超声解剖

低位直肠癌评估所涉及的直肠肠壁在超声下可分为 5 层,直肠周围为脂肪组织所包裹,在超声上,正常肠壁厚度为 2～3 mm,以下是直肠肠壁五层模型的示意图及三维超声图像(图 5-40、5-41)。3D-ERUS 的最大优势即在于它可以根据需要随意切取适当的角度及平面,以观察直肠肠壁层次及直肠癌浸润的深度。

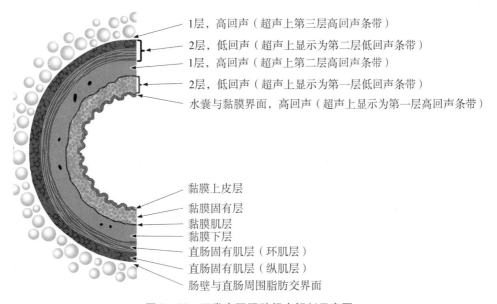

1层,高回声(超声上第三层高回声条带)
2层,低回声(超声上显示为第二层低回声条带)
1层,高回声(超声上第二层高回声条带)
2层,低回声(超声上显示为第一层低回声条带)
水囊与黏膜界面,高回声(超声上显示为第一层高回声条带)

黏膜上皮层
黏膜固有层
黏膜肌层
黏膜下层
直肠固有肌层(环肌层)
直肠固有肌层(纵肌层)
肠壁与直肠周围脂肪交界面

图 5-40 正常直肠肠壁超声解剖示意图

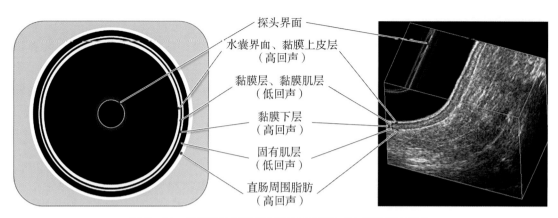

图 5‑41 正常直肠肠壁超声五层模型及对应三维超声图像

注:由内向外。①第一层:高回声(白色),为水囊与黏膜之间界面;②第二层:低回声(黑色),为黏膜固有层与黏膜肌层;③第三层:高回声(白色),为黏膜下层;④第四层:低回声(黑色),为肠壁固有肌层;⑤第五层:高回声,肠壁与直肠周围脂肪界面。

(二) 肛管3个水平的超声解剖

对于低位直肠癌可能累及肛管的情况,在轴向上肛管的超声影像可以分为3个水平进行评价(肛管上段、肛管中段、肛管下段)(图5‑42),3D‑ERUS下表现有所不同。

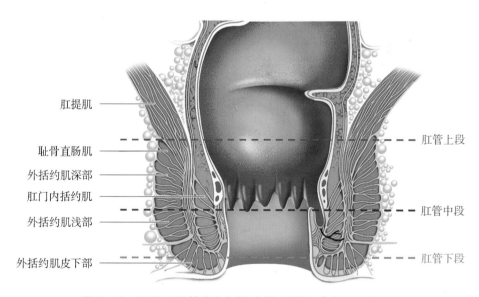

图 5‑42 ERUS下肛管分为上段、中段、下段3个水平进行评价

1. 肛管上段　耻骨直肠肌、外括约肌深部和环形的内括约肌(图5‑43)。
2. 肛管中段　外括约肌浅部(完整环形)、联合纵肌、内括约肌(完整环形)和会阴横机,在ERUS下也可以分为五层结构(图5‑44)。
3. 肛管下段　仅有外括约肌皮下部,为混合回声(图5‑45)。

在ERUS上,由于肛门内置入超声探头,扩张了肛管,内外括约肌的厚度变薄,相当比例

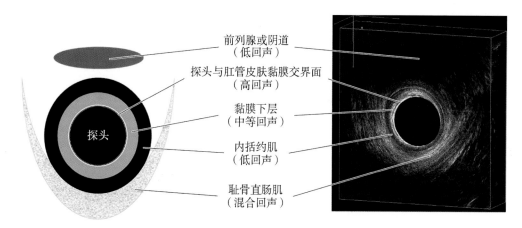

前列腺或阴道
（低回声）

探头与肛管皮肤黏膜交界面
（高回声）

黏膜下层
（中等回声）

内括约肌
（低回声）

耻骨直肠肌
（混合回声）

探头

图 5‑43　肛管上段解剖模式图及 ERUS 超声所见

注：由内向外，①第一层：高回声（白色），对应探头与肛管皮肤黏膜的接触面；②第二层：中等回声（灰色），对应黏膜下组织，超声上无法辨别黏膜层及齿状线的结构，肛管上段的黏膜固有层及黏膜肌层在超声上显示为低回声条带；③第三层：低回声（黑色），对应内括约肌（IAS）；④第四层：混合回声（灰白纹理），对应耻骨直肠肌（PR）。

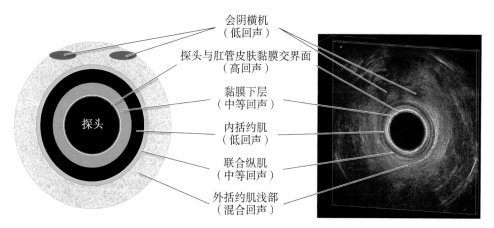

会阴横机
（低回声）

探头与肛管皮肤黏膜交界面
（高回声）

黏膜下层
（中等回声）

内括约肌
（低回声）

联合纵肌
（中等回声）

外括约肌浅部
（混合回声）

探头

图 5‑44　肛管中段 ERUS 下五层结构示意图

注：由内向外，①第一层：高回声（白色），对应探头与肛管皮肤黏膜的接触面；②第二层：中等回声（灰色），对应黏膜下组织，超声上无法辨别黏膜层及齿状线的结构，肛管上段的黏膜固有层及黏膜肌层在超声上显示为低回声条带；③第三层：低回声（黑色），对应内括约肌（IAS）；④第四层：中等偏高回声（灰色），对应联合纵肌，并非所有个体均能完整观察到；⑤第五层：混合回声（灰白纹理），对应外括约肌（EAS）。

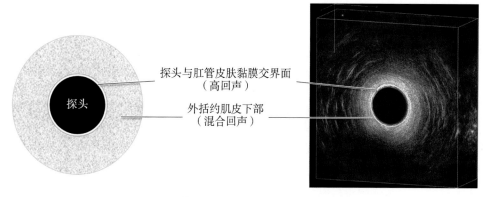

探头与肛管皮肤黏膜交界面
（高回声）

外括约肌皮下部
（混合回声）

探头

图 5‑45　肛管下段 ERUS 下所见示意图及超声图像

的经产女性存在隐匿的括约肌损伤。据报道,亚洲人群距肛缘 2 cm 处的内括约肌厚度平均为 1.7~2.0 mm,距肛缘 2 cm 处外括约肌厚度平均为 6.4~6.5 mm,距肛缘 4 cm 处外括约肌厚度平均为 7.2~7.4 mm。括约肌厚度与年龄、性别、胎次(女性)、锻炼等因素相关,随着年龄增长,内括约肌内纤维组织增多,肌肉组织减少,导致厚度逐渐增加,其超声反射性增强,55 岁以上人群的内括约肌厚度介于 2.8~3.5 mm,若年轻(<55 岁)受检者内括约肌厚度 2 mm 视为正常,而老年人(>55 岁)则视为异常情况。另外,任何性别或年龄的受检者内括约肌厚度大于 3.5 mm 都应被视为异常。

　　肛管上界以耻骨直肠肌为标志,肛管下界以外括约肌皮下部下极为标志,两者间距离即为肛管长度。男性肛管较女性长,主要是由于男性外括约肌较女性长,两性间耻骨直肠肌的长度无明显差异。男性腹侧外括约肌贯穿肛管全长(30.1 mm),而女性则较短(16.9 mm)。男性内括约肌长度平均为 34.4 mm,女性为 33.2 mm。Sergio 等详细报道了 3D - ERUS 下测量的正常人群肛门括约肌形态学数据(表 5 - 5)。

表 5 - 5　正常人群肛门括约肌形态学数据

测量位置	男性(cm)	女性(cm)
外括约肌长度(前方)	3.42±0.18	2.20±0.31
外括约肌长度(后方)	3.66±0.18	3.20±0.42
外括约肌长度(侧方)	3.95±0.52	3.68±0.45
内括约肌长度(前方)	2.75±0.29	2.07±0.66
内括约肌长度(后方)	3.56±0.18	3.02±0.40
内括约肌长度(侧方)	3.58±0.30	3.38±0.55
内括约肌厚度(前方)	0.19±0.06	0.12±0.04
内括约肌厚度(后方)	0.19±0.06	0.18±0.08
内括约肌厚度(侧方)	0.22±0.16	0.22±0.16

数据来源:REGADAS FS, MURAD-REGADAS SM, LIMA DM, et al. Anal canal anatomy showed by three-dimensional anorectal ultrasonography [J]. Surg Endosc, 2007, 21(12):2207 - 2211.

四、腔内超声下低位直肠癌 T 分期

　　目前,大多数研究已报道 ERUS 评估低位直肠癌浸润深度的准确率在 81%~94%,10%病例被过度高估,5%病例被过低估计。

　　直肠腔内超声的 TNM 分期应用前缀 u 标记,结合直肠肠壁五层模型,肛管直肠环以上的直肠癌超声分期在 ERUS 下表现见表 5 - 6、图 5 - 46~5 - 48。

　　对于肛管直肠环以下的超低位直肠癌的超声分期,目前仍有争议,但笔者比较倾向于保持 ERUS 分期与 MRI 相一致,见表 5 - 7、图 5 - 49。

表 5-6 ERUS 低位直肠癌分期(肛管直肠环以上)

分期	ERUS 表现
uT_0	绒毛状腺瘤或原位癌,肠壁各层次结构均完整可见
uT_1	肿瘤未突破黏膜下层,中间高回声层外侧缘光滑、完整,连续性良好
uT_2	肿瘤侵犯固有肌层,第三高回声层不间断
uT_3	肿瘤穿透固有肌层,累及直肠周围脂肪组织,肿瘤边缘通常不规则,呈锯齿状突起,破坏第三高回声层
uT_4	肿瘤侵犯邻近结构
uN_0	肠系膜内未出现可疑淋巴结转移
uN_1	肠系膜内出现可疑淋巴结转移

表 5-7 ERUS 低位直肠癌分期(肛管直肠环以下)

分期	ERUS 表现
uT_0	绒毛状腺瘤或原位癌,肠壁各层次结构均完整可见
uT_1	肿瘤未突破黏膜下层,中间高回声层外侧缘光滑、完整,连续性良好
uT_2	肿瘤侵犯内括约肌,未进入内外括约肌间隙,内括约肌低回声条带外侧缘光滑完整
uT_3	肿瘤穿透内括约肌层,进入内外括约肌间隙,外括约肌高回声条带内侧缘光滑完整
uT_4	肿瘤侵犯外括约肌及肛提肌,外括约肌及肛提肌高回声条带内侧缘不光滑
uN_0	肠系膜内未出现可疑淋巴结转移
uN_1	肠系膜内出现可疑淋巴结转移

五、腔内超声下低位直肠癌 N 分期

直肠系膜淋巴结转移是直肠癌的一个重要独立预后因子。正常的、未增大的直肠系膜淋巴结不能被 ERUS 检测到,目前 ERUS 鉴定淋巴结转移的标准是回声形成、边界不清晰、淋巴结增大。炎性的淋巴结肿大显示为高回声,边界不清,大部分回声因为淋巴组织未发生改变而被反射;相反,转移性淋巴结已经被肿瘤组织取代,失去正常的组织结构,因此超声下显示为低回声,其回声形成类似原发性肿瘤。转移性淋巴结趋向于圆形,而非正常的椭圆形,边界分散不规则。低回声的>5 mm 的淋巴结具有高度转移可能,>5 mm 且伴有混合回声的淋巴结则难以定性,但应该将其视为潜在恶性淋巴结对待。与 MRI 相似,单纯依据淋巴结大小来评判转移淋巴结的准确性不高,有研究发现超过 50% 结直肠癌病理标本中的转移性淋巴结直径<5 mm。所以应该综合淋巴结大小、形态、回声特性等指标来评估淋巴结转移情况(图 5-50、5-51)。

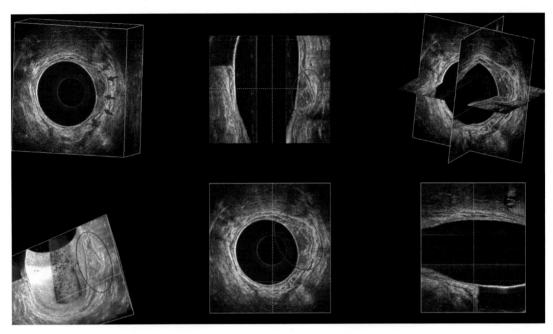

图 5 - 46　$uT_1N_0M_x$，MRF(－)

注：女性患者，49 岁。肿瘤位于截石位 1 点～4 点，下极紧邻肛管直肠环，肿瘤局限于黏膜下层，第二层高回声条带连续性良好（左上图蓝色箭头处），故为 uT_1；扫查范围内直肠系膜内未见淋巴结肿大，故为 N_0，MRF(－)。该患者施行 Lap - stISR。

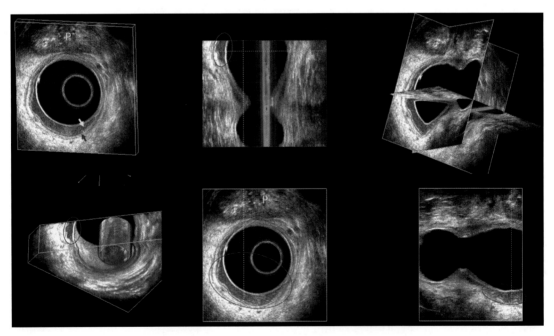

图 5 - 47　$uT_2N_1M_x$，MRF(－)

注：男性患者，81 岁。肿瘤位于截石位 4 点～10 点，下极位于肛管直肠环以上，距离肛管直肠环 4.2 mm，肿瘤大部分局限于黏膜下层（左上图第二层高回声条带，绿色实线），截石位 4 点～5 点处突破黏膜下层，第二层高回声条带连续性中断（红色虚线，黄色箭头），外层高回声条带连续性完整（蓝色箭头），直肠左前方系膜内可见一枚淋巴结肿大，回声低，边界不清，短径 4.3 mm，距离 MRF＞1 mm，环周外层高回声条带连续性良好，故 MRF(－)。该患者施行 Lap - pISR。

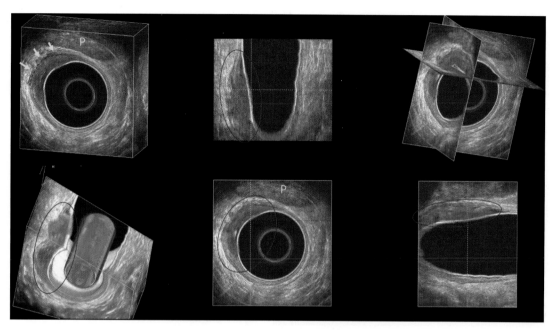

图 5‑48　$uT_3N_0M_x$，MRF(－)

注：男性患者，78 岁。肿瘤位于截石位 8 点～12 点，下极位于肛管直肠环以下，距离肛管直肠环 16.2 mm(本次扫描不完整，另行扫描肿瘤下极测量所得)，肿瘤于截石位 9 点～11 点突破外层高回声条带(绿色虚线为外层高回声条带所在位置，虚线为被肿瘤突破位置)，侵入直肠周围脂肪组织，故为 T_3；直肠系膜内未见肿大淋巴结，故为 N_0；肿瘤外侧缘与 MRF 距离＞1 mm，直肠前方与前列腺间隙清晰，外层高回声条带连续性良好，故 MRF(－)。该患者施行 Lap‑tISR。

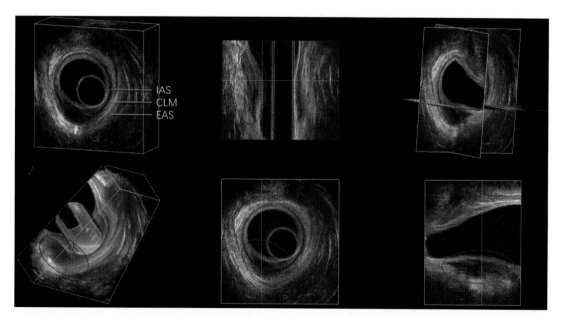

图 5‑49　$uT_4N_1M_x$

注：女性患者，64 岁。肿瘤位于截石位 5 点～9 点，肿瘤下极位于肛管直肠环以下，距离肛管直肠环 27.3 mm，截石位 6 点～8 点联合纵肌(CLM)条带连续性中断，截石位 6 点～7 点外括约肌(EAS)内侧缘(绿色实线)不光滑(红色虚线)，肿瘤侵犯肛门外括约肌，故为 T_4；肠系膜内见 4 枚肿大淋巴结(图片未显示)，短径 4～7 mm，故为 N_1。该患者施行 Lap‑APR。

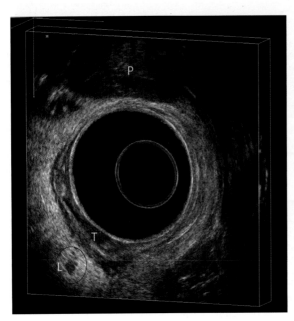

图 5-50 直肠系膜转移性淋巴结

注：红圈处，短径 6.2 mm，边缘不规则；P：前列腺；T：肿瘤；L：淋巴结。

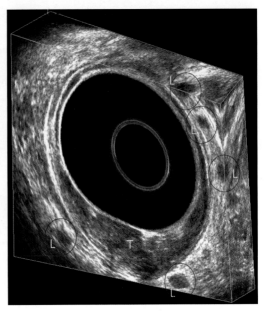

图 5-51 直肠系膜内多发转移性淋巴结

注：红圈处，短径 3.6~9.2 mm，边缘多不规则；T：肿瘤；L：淋巴结。

六、低位直肠癌新辅助治疗后腔内超声重新分期

总体来说，低位直肠癌新辅助放化疗后重新分期仍然很有挑战性（图 5-52）。Panzironi 等报道了对于 I 期直肠癌行直肠腔内超声检查的 T 分期准确率达到 85%，N 分期准确率为 86%，而对于接受新辅助治疗的 II 期及以上的直肠癌病例进行直肠腔内超声检查，其 T 分期准确率仅有 47%，N 分期准确率亦只有 63%，这提示直肠腔内超声对于较早期的直肠癌初始分期准确率较高，对于新辅助放化疗后的直肠癌再分期准确率较低。Memon 等的系统回顾报道了 MRI 及 ERUS 新辅助治疗后再分期的准确率情况，ERUS 的 yT 分期准确率为 65%（95%CI：56%~72%），MRI 的 yT 分期准确率为 52%（95%CI：44%~59%），两者差异无统计学意义；两者的 yN 分期准确率均为 72%，分期过高和分期不足均为 10%~15%。MRI 在重新分期时对 MRF 状态的评估仍较准确。具体到不同分期，ERUS 和 MRI 对于 nCRT 后再评估的效果亦不太理想，2014 年一项荟萃分析提示，ERUS 对于 yT_0 的诊断灵敏度为 37%（95%CI：24.0%~52.1%），高于 MRI 的 15.2%（95%CI：6.5%~32%）；两者对 $yT_{3~4}$ 的诊断灵敏度大致相当（87.6% vs 82.1%），且特异度均不足（66.4% vs 53.5%）；对于 yN 分期，两者的灵敏度分别为 49.8% 和 61.8%，差异无统计学意义；两者 yN 分期的特异度分别为 78.7% 和 72.0%。这一结果提示，对于 nCRT 后影像学评估为 yT_0 并不可靠，而应该采取多种手段综合评估是否为治疗完全反应。

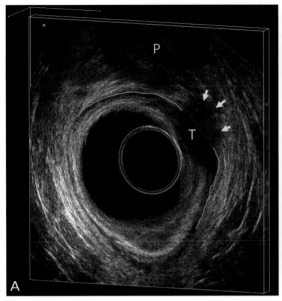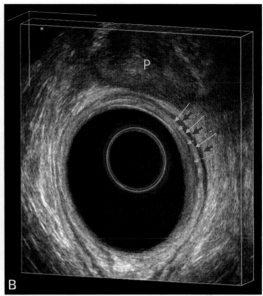

图 5 - 52　低位直肠癌新辅助治疗前后腔内超声表现

注:(A)nCRT 前 uT_4,肿瘤突破外层高回声条带(绿色实线),连续性中断(红色虚线),侵犯直肠周围脂肪组织,与左侧肛提肌内侧缘边界不清(黄色箭头)。(B)nCRT 后外层高回声条带边缘光滑、完整(蓝色箭头),MRF(—),第二层高回声条带(黏膜下层,橙色箭头)恢复,外侧缘边界清晰,内侧缘边界基本完整(绿色虚线箭头),其内侧的低回声区在超声上无法区分是有肿瘤残留还是放疗后瘢痕组织,故超声分期:yuT_{0~1};该患者施行 Lap - pISR,术后病理提示 ypT_0N_0。

第三节 · ISR 术前括约肌结构与直肠肛门功能评估

拟行 ISR 的患者,均应充分进行术前括约肌结构与功能评估,以保证手术后良好的肛门功能及生活质量。

一、括约肌结构评估

括约肌结构评估首先应行直肠指诊,了解肿瘤方位、肿瘤活动度、肛管长度、与括约肌下缘/括约肌间沟的距离、与阴道/前列腺关系、肛门括约肌收缩力等信息,这种直接触觉、活体评估是至关重要的,甚至可能是 ISR 是否实施的决策因素,非影像学检查能替代。其次,采用 ERUS 或 MRI 评估括约肌有无薄弱或缺损(图 5 - 53)。

二、直肠肛门功能评估

括约肌功能评估包括主观功能评估及客观功能评估,主观功能评估主要通过各种量表进行,如 Wexner 失禁评分(WIS)、LARS 评分、胃肠功能问卷等,详见第十一章"ISR 远期功能与调控"中"评估量表"部分内容。

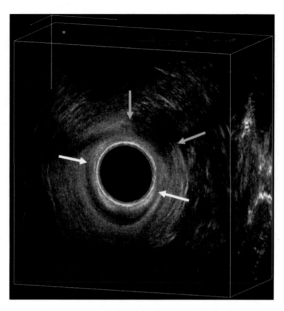

图 5‑53 肛门括约肌缺损腔内超声表现

注:肛管中段水平,前方截石位 10 点～12 点～4 点内外括约肌缺损(白色箭头指示残余内括约肌断端),前方 12 点～2 点外括约肌缺损(橙色箭头指示残余外括约肌断端),结合肛管直肠测压结果,最大收缩压 70 mmHg(本中心正常参考值 100～180 mmHg),该患者不宜行 ISR。

客观功能评估主要是通过肛管直肠测压(anorectal manometry)来进行评估(图 5‑54～5‑56)。

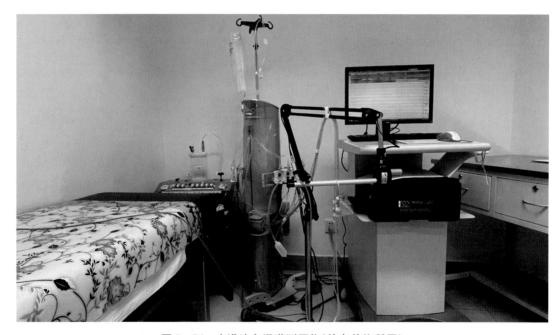

图 5‑54 水灌注多通道测压仪(笔者单位所用)

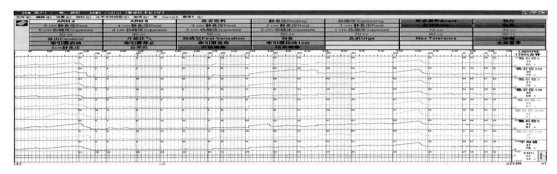

图 5-55 肛管直肠测压软件界面

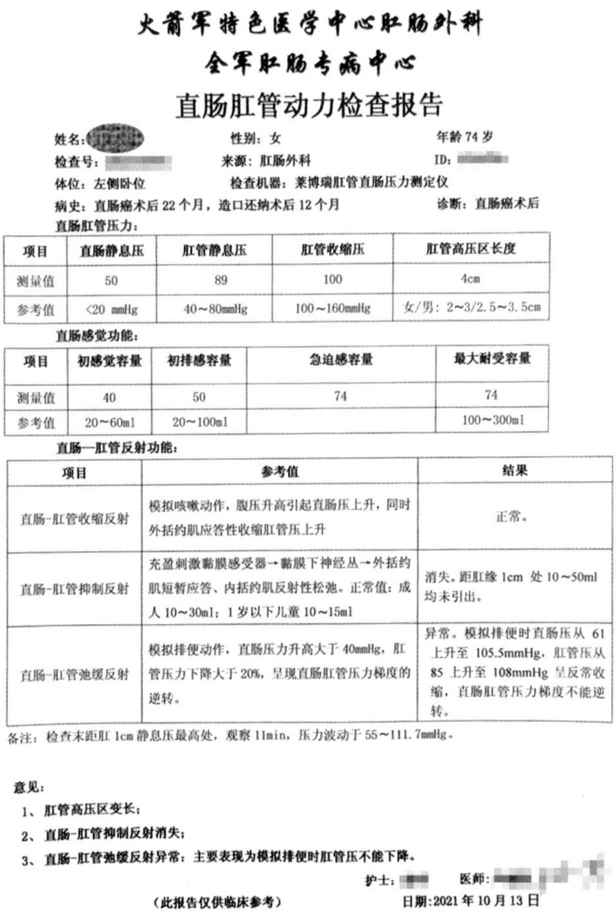

火箭军特色医学中心肛肠外科
全军肛肠专病中心
直肠肛管动力检查报告

姓名：████ 性别：女 年龄 74 岁
检查号：████ 来源：肛肠外科 ID：████
体位：左侧卧位 检查机器：莱博瑞肛管直肠压力测定仪
病史：直肠癌术后 22 个月，造口还纳术后 12 个月 诊断：直肠癌后

直肠肛管压力：

项目	直肠静息压	肛管静息压	肛管收缩压	肛管高压区长度
测量值	50	89	100	4cm
参考值	<20 mmHg	40~80mmHg	100~160mmHg	女/男：2~3/2.5~3.5cm

直肠感觉功能：

项目	初感觉容量	初排感容量	急迫感容量	最大耐受容量
测量值	40	50	74	74
参考值	20~60ml	20~100ml		100~300ml

直肠—肛管反射功能：

项目	参考值	结果
直肠-肛管收缩反射	模拟咳嗽动作，腹压升高引起直肠压上升，同时外括约肌应答性收缩肛管压上升	正常。
直肠-肛管抑制反射	充盈刺激黏膜感受器→黏膜下神经丛→外括约肌短暂应答、内括约肌反射性松弛。正常值：成人 10~30ml；1 岁以下儿童 10~15ml	消失。距肛缘 1cm 处 10~50ml 均未引出。
直肠-肛管弛缓反射	模拟排便动作，直肠压力升高大于 40mmHg，肛管压力下降大于 20%，呈现直肠肛管压力梯度的逆转。	异常。模拟排便时直肠压从 61 上升至 105.5mmHg，肛管压从 85 上升至 108mmHg 呈反常收缩，直肠肛管压力梯度不能逆转。

备注：检查末距肛 1cm 静息压最高处，观察 11min，压力波动于 55~111.7mmHg。

意见：
1、肛管高压区变长；
2、直肠-肛管抑制反射消失；
3、直肠-肛管弛缓反射异常：主要表现为模拟排便时肛管压不能下降██。

护士：████ 医师：████

（此报告仅供临床参考） 日期：2021 年 10 月 13 日

图 5-56 肛管直肠测压报告单

肛管直肠测压包括固态测压和水灌注测压，回报的结果包括以下指标。

1. 压力类指标 直肠静息压、肛管静息压、收缩压、肛管功能长度。
2. 反射类指标 咳嗽反射、肛管直肠抑制反射、排便（弛缓）反射。
3. 感觉类指标 初感觉容量、排便感容量、急迫感容量、最大耐受容量。
各检测指标对应 ISR 均有重要意义（表 5-8）。

表 5-8　肛管直肠测压各检测指标与 ISR 相关性

检测指标	内　　涵	ISR 相关性
静息压	内括约肌提供 80%~85% 静息压	内括约肌
收缩压	反映外括约肌、耻骨直肠肌及肛提肌等盆底横纹肌群的主动收缩力	外括约肌
排便初感觉容量	引起受试者直肠内有感觉反应所需的最小充气容量	直肠肛管上皮感受器
急迫感容量	引起受试者有持续排便欲望所需的充气容量	直肠容量
最大耐受容量	受试者出现便意急迫、无法忍受的排便感觉时的充气容量	直肠容量
顺应性	通过不同充气容量扩张时的压力/容积的比值确定,反映直肠壁对肠内容物的张力适应性(可扩张性)	直肠容量及弹性
肛管高压区长度	肛管内压力为肛管最大静息压 50% 以上时的肛管长度	括约肌环
直肠肛管抑制反射 RAIR	不同容积扩张直肠后激发的内括约肌瞬时放松,是触发排便冲动抽样反射的一部分	直肠肛管反射弧

　　ISR 通常需做预防性造口以预防吻合口漏导致的腹腔感染。有研究表明,术前最大收缩压<130 mmHg 是 ISR 术后造口无法还纳的独立危险因素。提示对于这类患者行预防性造口时,应该谨慎地选择造口位置,造口缝合应该足够确切,术后应坚持应用造口腹带保护以预防造口旁疝。此外,一项肛管直肠测压研究发现,接受放疗的患者直肠顺应性和所有直肠灵敏度容积(初感觉容量、急迫感容量、最大耐受容量)显著恶化,从肛管直肠生理层面显示了放疗对直肠功能的显著影响。

　　肛管直肠测压也是 ISR 术后肛门功能评估非常重要的手段,详见第十一章"ISR 远期功能与调控"中"ISR 术后肛管直肠生理学变化"部分内容。

第四节·低位直肠癌的肠道准备

　　直肠癌肠道准备经历了传统的逆行性机械肠道准备到循证医学指导下的顺行性机械肠道准备的发展历程。随着近年来结直肠癌术前肠道准备循证学证据不断完善,指南推荐也相应更新,国内外目前常用的术前肠道准备包括饮食准备(food preparation)、口服抗生素(oral antibiotic, OAB)及机械肠道准备(mechanical bowel preparation,MBP)。既往多项高质量研究表明,单纯 MBP 并不能使患者获益,甚至认为 MBP 可能增加术后吻合口漏风险,可能加重低位直肠癌术后的前切除综合征症状。近年来的多项研究表明,MBP+OAB 联合治疗可降低手术部位感染(surgical site infection,SSI)发生率、吻合口漏发生率、再住院率及缩短住院时间。基于以上越来越多的证据,2019 年,美国结直肠外科医师协会择期直肠癌手术肠道准备的临床实践指南推荐:择期结直肠切除术前一般要进行 MBP+OAB

(中等质量证据,强推荐1B);不推荐无口服抗生素的情况下单用MBP(高质量证据,强推荐1A)。对ISR来说,努力降低吻合口并发症一直是外科医师不懈追求的重要目标之一。

一、肠道准备原则

低位直肠癌的术前肠道准备需根据患者实际病情个体化进行。

(1)无肠梗阻症状、无进食受限、肠镜可通过肿瘤部位的患者,可行MBP和预防性OAB。

(2)存在不完全性肠梗阻症状,或肠镜不可通过肿瘤部位的患者,建议无渣饮食并于术前数日开始口服小剂量缓泻药至手术前一晚,术前予预防性OAB。

(3)已有肠梗阻症状的患者则是术前顺行性机械性肠道准备的绝对禁忌证。

二、常用机械肠道准备药物

目前,应用于结直肠癌术前肠道准备的泻药种类很多,包括聚乙二醇(polyethylene glycol,PEG)、硫酸镁、磷酸钠盐口服溶液、复方匹可硫酸钠、乳果糖、番泻叶、甘露醇等。其中,PEG因等渗等张、不易吸收、不易发生离子紊乱、不刺激肠道、不发生酵解、耐受度好,是目前最常用的泻药。

三、机械肠道准备联用口服抗生素

传统观点认为,术前抗生素的使用能够抑制肠道细菌(主要是革兰氏阴性菌和厌氧菌)的繁殖,减少术后感染的概率。20世纪末的一些研究提示,不进行机械性肠道准备不会导致围手术期感染及吻合口并发症发生率增高,这些研究基本不含口服抗生素的内容,故在此期间各指南不再推荐术前常规应用口服抗生素。但近年来越来越多的研究表明,MBP+OAB的肠道准备方案可以显著降低SSI,降低吻合口漏发生率,缩短住院时间,减低再入院率。一项关于直肠癌机械肠道准备中是否联用OAB的多中心随机对照试验正在开展(REPCA试验),该研究结果将进一步提供更强有力的证据。

OAB通常在手术前一天服用,最佳用药方案仍未有共识,一般选择覆盖革兰氏阴性菌和厌氧菌的肠道不易吸收的抗生素,如卡那霉素、甲硝唑、替硝唑等。

第五节 · 低位直肠癌的新辅助治疗

一、新辅助治疗指征

对于局部进展期低位直肠癌,新辅助治疗(nCRT)可以达到降低肿瘤分期、提高保肛率、降低局部复发率的效果,新辅助治疗包括术前短程放疗(short-course radiotherapy,SCRT)、术前长程同步放化疗(long-course chemoradiotherapy,LCRT)及术前单纯化疗等。目前,NCCN指南、欧洲肿瘤内科学会(European Society for Medical Oncology,ESMO)指南、我国卫健委结直肠癌诊疗规范(2020 版)推荐的标准新辅助放化疗方案均为术前同步放化疗。

NCCN 指南推荐 LCRT 作为局部进展期低位直肠癌的首选疗法,但近年来全程新辅助治疗(total neoadjuvant therapy,TNT)模式(标准治疗模式中的术后辅助治疗前移,结合全身化疗及放疗以加强术前治疗)也越来越受到关注。

NCCN 指南推荐的新辅助治疗指征如下。

(1) T_3N_x,MRI 评估为 MRF(−);或 $T_{1\sim2}N_{1\sim2}$ 的中低位直肠癌患者,推荐行 nCRT 或 TNT。

(2) T_3N_x,MRI 评估为 MRF(+);或 T_4N_x;或局部不可切除;或经评估不适合手术的中低位直肠癌患者,推荐行 TNT。

二、拟行 ISR 的低位直肠癌新辅助治疗选择

如前所述,对于 cT_3 期及以上或 cN^+ 的局部进展期直肠癌,目前各指南推荐的标准治疗方案仍然是先行术前放化疗的新辅助治疗,然后实施标准 TME 手术,这一治疗模式已经有大量高质量研究证实其疗效。但对于拟行 ISR 极限保肛手术的低位直肠癌患者而言,显然需要考虑更多因素,如术后肛门功能、术后生活质量等。已有多项研究表明,nCRT 是术后肛门功能显著恶化的重要因素,nCRT 导致的肠壁纤维化、直肠肛门功能、排尿功能、性功能等方面的损害显著增高则严重影响患者生活质量,且 nCRT 不改善患者 OS 及 DFS。2017 版 ESMO 直肠癌诊疗指南开始增加建议,对术前评估为 MRF(−)、EMVI(−)、未侵犯外括约肌及耻骨直肠肌的超低位 $cT_{3a/b}$、$cN_{1\sim2}$ 直肠癌患者,可直接行 TME 手术。近年来还有研究显示,单纯新辅助化疗(neoadjuvant chemotherapy,NC)在病理完全缓解(pathological complete response,pCR)率、N 降期率、R_0 切除率、局部复发及远处转移率等方面可能不劣于 nCRT。正是基于前述研究证据,出于对 ISR 术后肛门功能及生活质量的维护需求,国内外已有部分学者选择对 cT_3 及以上或 cN^+ 低位直肠癌患者进行选择性 nCRT,或仅进行 NC,最大限度去除放疗因素对直肠肛门功能的不良影响,以进一步提高 ISR 术后直肠肛门功能及生活质量。笔者单位近年来逐渐采用选择性 nCRT 的策略,仅对术前评估 MRF(+)的 cT_3 及以上或 cN^+ 患者进行 nCRT;针对后续有生育需求的育龄期青中年患者,术前仅予以 NC。初步结果较为满意,但仍需临床进一步验证。

三、新辅助治疗后完全缓解的评判标准

患者在接受新辅助治疗后肿瘤退缩明显,呈溃疡瘢痕样改变,直肠指诊、影像学检查及病理活检均无明显肿瘤证据,称为临床完全缓解(clinical complete response,cCR)。约 20% 的患者术后标本病理证实无肿瘤细胞残留,称为 pCR。现有研究表明,达到 pCR 的患者具有更好的远期生存和预后。荟萃分析显示,cCR 患者与 pCR 患者在 OS 方面差异并无统计学意义,且 88% 局部复发在前 2 年,97% 的局部复发仅限于肠壁内,5 年疾病相关存活率达到 94%。

但临床面对的挑战是如何准确判断 cCR,并提高 cCR 与 pCR 的一致性。目前国内外对

于 cCR 尚无标准的定义,新辅助治疗引起肿瘤炎症、水肿、坏死及纤维化,使临床对肿瘤治疗反应的准确评估非常困难。多数学者采用的 cCR 评判标准主要包含以下 6 条:①直肠指诊未扪及明显肿物,肠壁柔软;②影像学评估为无明显肿瘤残留(影像学提示纤维化或水肿);③MRI 检查无可疑的淋巴结转移;④结肠镜检查无明显肿瘤残留,原肿瘤区域仅可见黏膜白斑和/或毛细血管扩张;⑤血 CEA 水平正常范围;⑥结肠镜下多点多处活检无癌残留证据。

新辅助治疗后达到 cCR 的直肠癌患者,在治疗上除了根治性手术外也有了更多的选择,如局部切除、等待观察(Watch & Wait)等,对保器官、保功能具有重要意义。

(丁健华 卓光鑽)

第六章
经腹腔入路 ISR

第一节 · 经腹腔入路 ISR 的适应证

早期 ISR 在直视下开腹完成 TME 及经肛游离括约肌间隙。1999 年 Rullier 首次报道腹腔镜 TME 联合直视下经肛括约肌间隙游离手术。2010 年，池畔首先报道腹腔镜腹盆腔入路经括约肌间隙超低位直肠前切除术治疗直肠癌可行性，证实腹腔镜经盆腔入路括约肌间隙游离安全可行，开创了真正意义上的腹腔镜 ISR。2011 年，Hamada 等报道了腹腔镜经腹 ISR 的可行性，腹腔镜经腹 ISR 更清晰显露盆腔解剖结构，降低了 ISR 的难度，手术技术安全可行。2013 年，Park 等报道达芬奇机器人经腹腔路径 ISR 手术安全性和可行性，首次明确提出"completely abdominal approach"，将经腹腔路径 ISR 的概念进一步明晰化。此后，达芬奇机器人经腹腔路径 ISR 的报道逐渐增多，研究证实达芬奇机器人手术系统在实施 ISR 术中具有明显优势。但总体而言，经腹腔路径 ISR 难度较大，技术要求较高。

ISR 作为极限保肛手术，不能以牺牲肿瘤学疗效为前提，因此对于伴有外括约肌侵犯的 $T_3 \sim T_4$ 期低位直肠癌，应排除在外。此外对于肿瘤分化差（低分化或未分化）的低位直肠癌，由于其预后较差，肿瘤远切缘必须保证 $\geqslant 2\,cm$，否则应采用 APR 手术。ISR 切除部分或全部内括约肌，可能影响术后患者肛门功能，导致排便和失禁频率增加，因此对于肛门功能较差患者，特别是老年患者，则不适合采用 ISR。

经腹腔入路 ISR 多用于部分 ISR，少数次全 ISR 和完全 ISR 亦可采用此入路。笔者将纳入标准总结为：①术前病理检查提示分化良好的直肠癌；②术前影像学分期为 $cT_1 \sim cT_2$ 的中低位直肠癌（若术前影像学分期为 cT_3，经新辅助放化疗后降期为 T_2 及以下者可纳入手术指征）；③肿瘤下缘距齿状线的距离 $>1\,cm$；④术前肛门功能评估良好（采用 Kirwan 分级及 Wexner 失禁评分）；⑤无不可切除的远处转移。

第二节 · 腹腔镜辅助经腹腔入路 ISR

一、手术设备及器械

通常需要准备 2 套手术器械，一套常规腹部手术器械，一套腹腔镜直肠手术专用器械。

首先，需要准备一套适用于腹部手术的常规手术器械，如手术刀、止血钳、手术剪等，便于建立穿刺孔、标本取出、开腹等操作；其次，准备好一套腹腔镜直肠手术专用器械，包括全自动高流量二氧化碳气腹机、冲洗吸引装置、录像和图像存储设备、腹壁穿刺器、30°腹腔镜镜头、气腹针、套管穿刺针、分离钳、无损伤肠道抓钳、剪刀、持针器、Hem-o-lok 施夹器、标本袋、荷包钳、切口保护器等。特殊设备和器械：单和/或双极高频电刀、超声刀、血管结扎束等各类能量平台，各种型号腔内直线切割吻合器和圆形吻合器。

二、手术位置

1. 患者体位　患者取右侧倾斜的 Trendelenburg 截石位，适当降低患者右腿高度，使之低于腹壁水平线，避免需要游离脾曲时影响主操作孔的器械。

2. 术者站位　手术团队主要由 1 名手术主刀医师、1 名手术助手、1 名手术扶镜医师、1 名麻醉医师、1 名洗手护士、1 名巡回护士组成。主刀医师位于患者右侧，手术助手医师位于患者左侧，手术扶镜医师位于患者头侧。

3. 腹腔镜手术辅助系统的位置　主显示屏位于患者腿侧，副显示屏、气腹建立系统位于患者右侧，腹腔冲洗系统位于患者左侧，心电呼吸监护系统位于患者头侧。

三、手术方法

1. 操作孔布局及气腹　手术常用 5 孔法，脐上为观察孔（12 mm），主操作孔位于麦氏点（12 mm）偏内侧和脐右侧 5 cm（5 mm），助手操作孔位于脐左侧 5 cm（5 mm），左髂区平麦氏点（5 mm）。戳孔可根据肿瘤位置和术者操作习惯稍做调整。气腹压力保持在 10～12 mmHg。

2. 术前准备

（1）医患沟通：了解患者保肛意愿。对患者进行术前心理辅导，阐明保肛的利弊，让患者充分认识到即使保住了肛门，但仍有可能无法正常行使功能，部分患者仍需永久性造口。

（2）术前禁食、禁水，机械性肠道准备，预先定位标记术中预防性造瘘位置，必要时可预防性使用抗生素等。

3. 手术实施

（1）TME 手术程序：患者全麻，取截石位，头低约 30°，戳孔布局采用 5 孔法。建立人工气腹，气腹压力保持在 12 mmHg。按照由远及近的原则循序探查，最后探查病灶；注意遵守肿瘤外科手术原则，尽量减少直接接触肿瘤；探查过程中避免器械损伤肠管。利用体位的改变，将小肠和大网膜推向右季肋区，必要时使用纱条减少肠管滑动，协助手术视野展开。为方便直肠前间隙的游离，女性患者常规悬吊了宫，男性患者悬吊膀胱，选择中间入路，松解乙状结肠外侧粘连，助手分别牵拉直肠上血管及上段直肠系膜，将直肠和乙状结肠系膜呈平面展开，保持足够向前方的张力，于骶骨岬水平在黄白交界处切开腹膜，进入结肠后间隙，在Toldt's间隙分离，保证结肠固有筋膜完整性。并沿腹主动脉向头侧剥离肠系膜，避免损伤脏层筋膜背侧的上腹下神经丛（图6-1A）。裸化肠系膜下动脉，清扫血管周围淋巴结（第253组），保护肠系膜下神经丛，尤其需将肠系膜下动脉后方束带状神经与其他腹膜后结构一起推向后方。是否必须保留左结肠动脉目前尚无定论，应根据术者习惯和患者血管硬化风险决定是否保留，于距肠系膜下动脉主干起始点1～2 cm处（高位结扎）或发出左结肠动脉后夹闭并离断（图6-1B），肠系膜下静脉则于左结肠静脉汇入前夹闭、切断。继续在Toldt's间隙向头侧和外侧拓展结肠后方间隙，头侧达胰腺下缘，向外与外侧游离面"会师"，可保证充分分离范围和足够肠管长度。向远端游离直肠。采用后方优先原则：沿直肠固有筋膜和腹下神经前筋膜间的疏松间隙向盆底游离，切断Waldeyer筋膜进入肛提肌上间隙（图6-1C），向肛门方向锐性分离至肛尾韧带处。

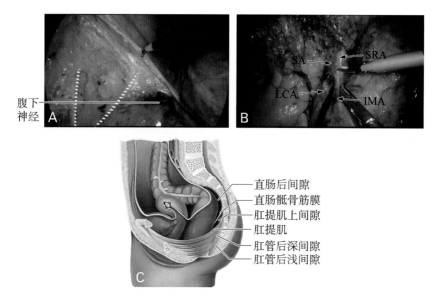

图6-1 直肠癌TME手术相关解剖标识

注：(A)左右腹下神经；(B)保留左结肠动脉，清扫253组淋巴结；(C) Waldeyer筋膜上下间隙。

直肠前方：于腹膜返折前上方1.5 cm切开腹膜，进入Denonvilliers筋膜前方。沿Denonvilliers筋膜前方间隙向下剥离至精囊腺底部，然后"U"形横断Denonvilliers筋膜（图6-2A），转至Denonvilliers筋膜后方，沿直肠前间隙将直肠前壁与精囊、前列腺分离，直至盆底。女性患者自腹膜返折平面在直肠阴道隔前方间隙向会阴方向游离，分离至距返折平面4～5 cm时直肠阴道隔与阴道后壁间隙致密钝推困难，需要"U"形横断直肠阴道隔（Denonvilliers筋膜）（图6-2B），转至直肠阴道隔后方沿疏松间隙向远端继续分离。

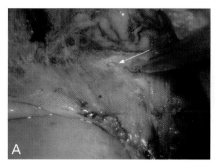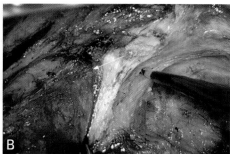

图 6-2　横断 Denonvilliers 筋膜

注:(A)男性患者在精囊腺下缘;(B)女性患者距腹膜返折 4~5 cm。

　　直肠侧方:后方和前方解剖完成后,前侧方是低位直肠游离的难点。在直肠系膜侧方及前壁有 NVB 多支细小血管和神经分支进入,手术过程中,与直肠系膜后外侧间隙及前列腺后方可采用钝性方法分离不同,上述固定部位难以采用钝性方法快速推进解剖平面,主要原因可能源于细小血管神经分支的固定系膜作用,直肠前外侧间隙也成为直肠癌 TME 的关键困难点。可以细小血管作为重要解剖标识,有助于辨别盆丛神经,包括血管神经束(与直肠系膜的分离界面,切断细小血管后,即切断了直肠系膜与血管神经束的"铆钉",再钝性剥离,并交替进行,可实现直肠系膜与盆丛间的精准游离(图 6-3)。向下分离至肛提肌裂孔平面。亦即直肠系膜的最末端附着缘,提示 TME 已完成。

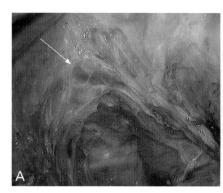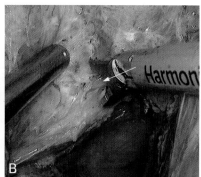

图 6-3　血管神经束

注:(A)左侧血管神经束;(B)离断跨平面的细小血管。

　　(2) 经腹盆腔入路 ISR 技术要点:到达肛提肌裂孔后,继续向远端进入括约肌间隙分离 ISR 的范围,括约肌间隙(ISS)被联合纵肌分隔为内侧 ISS 和外侧 ISS 两个潜在间隙,经腹 ISR 主要沿外侧间隙进行(图 6-4)。

　　分离顺序为先侧方、再后方,最后是直肠前方,正确认识 Hiatal 韧带对成功开展经腹 ISR 非常重要。现代观点认为 Hiatal 韧带是直肠纵肌的衍生部分(有学者认为其是肛提肌上筋膜的延续),具体表现为直肠纵肌在穿过肛提肌裂孔前分出扇形的肌纤维束依附固定在肛提肌上,这部分肌肉分别在 6、12 点肥厚发达(6 点尾骨方向最明显),然后分别由后向前、

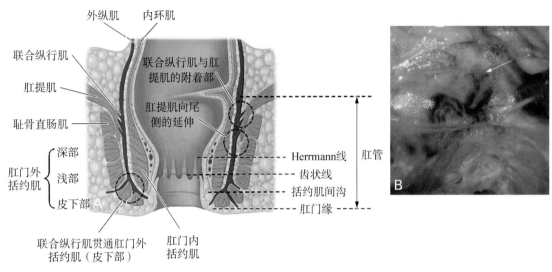

图 6-4 经腹 ISR 手术入路

注:(A)解剖示意图;(B)侧方入口。

由前向后往 1 点、11 点方向逐渐变薄变弱甚至消失。因为后方有增厚的肛尾韧带(图 6-5A),同时联合纵肌纤维偏厚(图 6-5B),不易进入括约肌间隙,而从左右侧方轻轻牵开包绕直肠的耻骨直肠肌,切断 Hiatal 韧带,极易进入内外括约肌间隙,括约肌间隙是相对疏松无血管间隙,内外括约肌间为白色细丝状联合纵肌纤维,术者和助手分别反向牵开肛提肌上缘和直肠壁,可见连接内外括约肌的细丝状纵肌纤维,用电钩或超声刀锐性切割(图 6-5C),此外,括约肌间隙还有血管和神经纤维,由于手术位置深在、操作空间狭小,要求精准操作,因此推荐选择电钩或电剪刀等单极设备,切割更精准,从左右侧方分离到括约肌间隙的致密部,放射状纵肌纤维已完全离断,可见光滑的肛门外括约肌肌膜。转向后方,在肛提肌上缘离断增厚的联合纵肌,才能进入内外括约肌间隙,分离时宜采用锐钝结合,避免大束切割,否则易损伤直肠壁导致穿孔。前侧方向 11 点和 1 点括约肌间的放射状肌纤维束更细且稀疏,伴有 NVB 肛管支通过,需采用超声刀稍加钝性仔细分离(图 6-5D),亦易进入括约肌间隙,但要注意从前外侧方发出的血管神经束贯穿肛提肌裂孔,分离时易出血,需要切断血管神经束才能进入前侧方内外括约肌间隙。前方联合纵肌纤维与侧方和后方的疏松丝状肌纤维不同,为片状白色平滑肌,最佳分离方法为采用电钩等单极设备,以锐钝结合方法,逐渐向远端分离,对于这部分纵行肌纤维,在男性患者中通常称之为直肠尿道肌,实为直肠纵肌的一部分。对于术前接受新辅助放化疗的患者,组织间隙水肿明显,直肠尿道肌增厚,在游离前方括约肌间隙时选用电钩等单极电凝设备锐性切割分离效果更佳。

(3) 经腹盆腔入路 ISR 分离的终点平面:充分使用超声刀及电钩,在括约肌间隙锐性精准分离,精准控制操作平面的深浅、逐层递进。当分离到达齿状线水平时,疏松括约肌间隙消失,直肠前方和侧前方可见团簇状静脉丛(图 6-6A),再向远端分离间隙致密,推进困难,且极易出血,这是经腹盆腔入路 ISR 游离的极限距离,亦是部分 ISR 切除范围。而侧方和后方经腹游离的终点标志为:内外括约肌间隙的致密部,也是扇形的联合纵肌纤维束依附固定

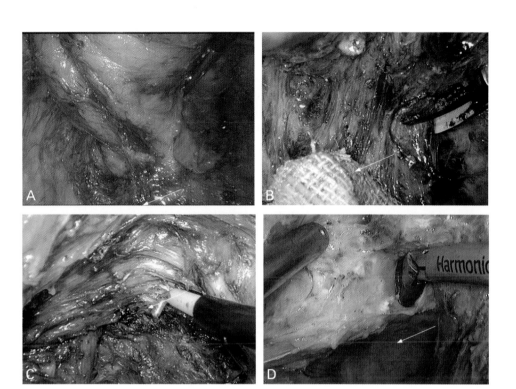

图 6‑5　腹腔镜经腹腔路径 ISR 手术重要解剖标志

注：(A)肛尾韧带；(B)"1 点"位进入括约肌间隙；(C)侧方间隙离断联合纵肌纤维；(D)后方增厚的联合纵肌纤维。

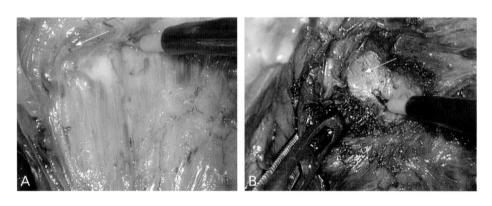

图 6‑6　经腹盆腔入路 ISR 游离的终点平面

注：(A)前方见团簇状静脉丛；(B)侧后方至括约肌间隙致密部。

在肛提肌和外括约肌上的终点平面，再向远端分离内外括约肌间缺乏细丝状联合纵肌纤维，极其致密，分离困难，因此该标志为经腹 ISR 游离的终点标识(图 6‑6A)。

（4）消化道重建：沿内外括约肌分离到达齿状线水平后，直肠指检确定肿瘤下缘位置，腔镜下使用切割闭合器于肿瘤远端 1 cm 离断直肠。关闭气腹转开腹，下腹部取小切口切开进腹，将直肠及乙状结肠拖出，裁剪系膜，距肿瘤近端 10 cm 处结肠离断肠管，切除肿瘤，检查肿瘤及系膜完整性，并送术中冰冻病理确定远端切缘阴性。断端结肠置入管型吻合器抵钉座（通常选择 25 mm 管型吻合器）。助手扩肛、稀碘伏水冲洗肛管及直肠残端。重建气腹，经肛置入端端吻合器，激发吻合器，腔镜下完成结肠-直肠或结肠-肛管吻合。注水充气试验检查吻合口吻合情况，术毕放置盆腔引流。

（5）预防性造瘘：术中使用腔镜肠钳于距回盲部 30 cm 处钳夹回肠定位，于术前造口定位处，取直径约 2 cm 环形切口，逐层切开进腹后将拟造口肠段提出并造瘘。术毕检查造口通畅情况及血运。

四、其他技术要点

1. 脾曲的游离　在经腹盆腔入路 ISR 直肠癌手术中，结肠脾曲是否应该作为标准手术程序进行，目前仍然存在争议。避免游离结肠脾曲可缩短手术时间，减少术中对脾脏可能造成的损伤机会。但是游离结肠脾曲，可使左侧结肠获得更大的活动度，从而降低吻合口张力，因此在 ISR 手术中，可考虑游离脾曲以获得更好的吻合效果，而乙状结肠冗长的患者除外。

脾曲游离采用"三路包抄，脾曲'会师'"的策略：①在完成乙状结肠及降结肠的游离后，将大网膜翻至横结肠上方，切开横结肠系膜进入网膜囊，进而继续向左侧游离，直至与脾曲会师；②游离胃结肠韧带，充分显露近横结肠方韧带附着处无血管区，由此切开向左侧进行游离，至与脾曲"会师"；③外侧游离，将降结肠牵向右侧，沿降结肠外侧打开 Toldt's 间隙，与内侧 Toldt's 间隙贯通，沿降结肠外缘于 Toldt's 间隙内向脾脏下极游离，离断脾结肠韧带。

2. 神经保护　研究表明，中低位直肠癌术后性功能障碍和排尿功能障碍的发生率分别为 10%、40%，因此术者需熟悉神经走行及分布，识别并保护盆腔植物神经。在以下区域手术时需注意。

（1）肠系膜下动脉根部区域：腹主动脉丛左右干绕行肠系膜下动脉根部形成肠系膜下丛，肠系膜下丛上行纤维沿肠系膜下动脉分布于直肠和结肠，下行纤维沿腹主动脉下行分布，因此解剖肠系膜下动脉时容易损伤肠系膜下丛。

（2）骶骨岬区域：上腹下神经丛在骶骨岬处分为左、右腹下神经，因此在骶骨岬区域解剖时易走行于腹下神经深面从而损伤左、右腹下神经。

（3）直肠前侧方、精囊腺区域：左、右腹下神经分支与盆内脏神经在 S_3 水平汇合形成下腹下丛，即盆丛，盆丛前丛的传出支神经于邓氏筋膜前外侧、前列腺和阴道的侧后方走行，解剖直肠前侧方时，易损伤盆丛前丛，导致排尿功能和性功能障碍。

（4）直肠侧韧带区域：盆丛后丛走行于直肠两侧及后方，分布于直肠和肛管。关于直肠侧韧带是否真实存在目前虽然尚有争议，但是可以明确的是，直肠中段 1/3 侧方结缔组织处包绕有神经丛及血管，其中神经丛主要为盆丛后丛。该处神经损伤可能影响肛门内括约肌功能，导致肛门静息压下降、控便功能受损。

（5）内括约肌区域：盆丛后丛终末支主要分布于内括约肌区域，在 ISR 术中极易损伤，因此部分患者虽然保留了括约肌，但是排便功能部分受损。

综上，在精准手术解剖的同时，要加强盆腔植物神经的保护，维护器官功能。

3. 吻合器的使用

（1）直线切割闭合器的选择，可根据盆腔空间及肠管的情况选用 45 mm 或者 60 mm 的切割闭合器,以及适当钉高的钉匣完成直肠离断。

(2) 圆形吻合器的选择,圆形吻合器的直径规格较多,因直肠远残端很短,为保证远切缘完整性,通常选用25 mm规格完成吻合,吻合时避免将耻骨直肠肌及阴道卷入吻合器。

4. 预防性造瘘 ISR 因吻合口位置极低,通常需要行预防性造瘘。关于预防性造瘘术是否有助于降低吻合口漏发生风险尚存争议,但通过预防性造瘘,可减少粪便对吻合口的刺激,减轻吻合口漏带来的损害,有助于吻合口愈合,有利于患者肛门功能的锻炼及恢复,提高近期生活质量。关于选择回肠造瘘或横结肠造瘘仍有争议,目前多选用回肠造瘘,因其手术操作简单,还纳方便,气味轻,但易发生造口周围皮肤炎。术前应根据患者身体条件,由经过造口专业培训的护士初步拟定造口位置,术中根据手术实际行预防性造瘘,造口还纳时机通常为术后3~6个月。

第三节 · 机器人经腹盆腔入路 ISR 的技术特点

一、机器人手术系统的特点

机器人手术系统由影像处理平台、患者手术平台和医师操控台三部分组成。影像处理平台为主刀医师提供放大10倍的高清三维图像,赋予手术视野真实的纵深感,增加医师对手术的把控。患者手术平台置于手术台旁,有4条机械臂,用于安装镜头或手术器械。机器人手术器械具有独特的可转腕结构,可进行540°旋转,突破了双手的动作限制,使操作更灵活,尤为适合狭小空间内的手术。

主刀医师坐于控制台前,实时同步控制床旁机械臂的全部动作。机器人计算机系统自动滤除术者动作中的不自主颤动,使操作更稳定。目前,国内的手术机器人以达芬奇外科系统为主,已更新至第4代Xi系统。相较第3代达芬奇Si系统及更早版本,第4代达芬奇Xi系统的机械臂体积小,重量轻,安装更为便捷;配备了可旋转吊臂(Boom),移动范围更大,基本覆盖整个腹部,一次定位连接即可进行多个区域的手术。达芬奇Si系统及更早版本的机械臂分为1条专门的镜头臂(配合12 mm Trocar,用于安装镜头)和3条通用的操作臂(配合8 mm Trocar,用于安装手术器械);达芬奇Xi系统对镜头也进行了轻量化设计,配合8 mm Trocar,可安装于任意一条机械臂,调整手术视野更方便。

二、机器人手术器械

器械准备:①器械臂使用专门设计的配套器械;如有助手参与手术,可使用传统腹腔镜器械;②器械臂所持器械有多种选择:如热剪(单极电剪)、电钩、超声刀、无损伤抓钳、带双极电凝的无损伤抓钳、带双极电凝的马里兰抓钳、抓持牵开器等;③助手所持器械:主要有腹腔镜无损伤肠钳、剪刀、冲洗吸引器、5 mm结扎速(Ligasure V)、Hem-o-lok钳、施夹钳、内镜用直线切割吻合器;④开放吻合所用器械;⑤机械臂专用的一次性无菌套。

三、机器人系统准备

（1）机器人系统开机自检。

（2）检查器械是否齐全，器械使用寿命是否良好。应特别注意检查机械臂运动是否灵活，专用器械的可转腕有无活动受限，剪刀、抓钳等是否正常开合。

（3）达芬奇 Si 系统及更早版本系统的机器人专用镜头连接光源，白平衡，对焦及三维校准确认后，应在热水（不宜超过 55℃）中加温，防止起雾。而达芬奇 Xi 系统的镜头为自动白平衡、自动对焦及三维校准，同时头端有加温功能，需提前打开光源。

（4）主刀医师可以通过调整控制台上的人体工程学调节按钮，调整主操控台的目镜高低和倾斜角度，以及手臂支撑架的高度。

四、体位和戳孔布局

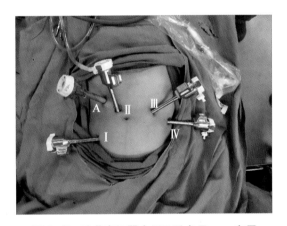

图 6-7　达芬奇机器人 ISR 手术 Trocar 布局

注：A，助手孔；Ⅱ，观察孔；其余依次为机械臂Ⅰ、Ⅲ、Ⅳ。

改良截石位，患者固定后，调整为头低脚高，右倾卧位。手术常用 4～5 枚 Trocar：镜头孔，机械臂操作孔 R1、R2、R3，辅助孔 A（图 6-7）。

（1）镜头孔：12 mm 口径，置于脐右上方 3～4 cm 处。

（2）机械臂操作孔 R1：8 mm 口径，置于右侧麦氏点，即脐与右髂前上棘连线中外 1/3 处。

（3）机械臂操作孔 R2：8 mm 口径，置于左锁骨中线平镜头孔处。

（4）机械臂操作孔 R3：8 mm 口径，置于左腋前线平镜头孔处，多用于辅助低位直肠的分离；根据术者习惯适当调整（辅助孔 A：5 mm 或 12 mm 口径，置于过机械臂操作孔 R1 的垂线平镜头孔处）。

五、机器人手术系统辅助经腹盆腔入路 ISR 步骤

手术步骤及质量控制同腹腔镜 ISR，即高质量的 TME 及精准括约肌间隙分离。

六、机器人手术系统辅助经腹盆腔入路 ISR 的技术特点

扫码观看手术视频。

（1）机器人 3D 成像、放大倍数大，便于镜下精确辨识筋膜间移行关系，更容易完成高质量膜解剖手术，对 TME 和 ISR 重要解剖标志如腹下神经、血管神经束、Denovilliers 筋膜、Hiatal 韧带、耻骨直肠肌、肛门内外括约肌等辨识更精

准；特别是对于走行于括约肌间的细小血管和神经分支辨识更加清楚（图 6 - 8），采取主动措施凝闭血管可避免出血污染视野带来括约肌间隙游离困难。

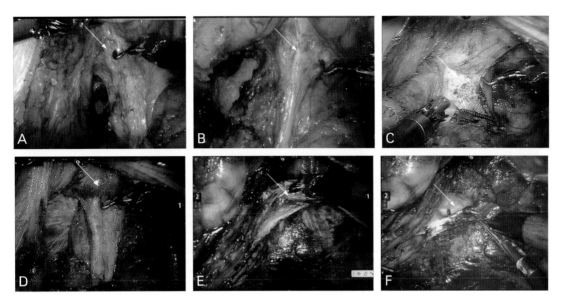

图 6 - 8　达芬奇机器人 ISR 手术重要解剖标识

注：(A)左侧血管神经束；(B)男性患者在精囊腺下缘横断 Denonvilliers 筋膜；(C)女性患者据腹膜返折 4～5 cm 横断 Denonvilliers 筋膜；(D)经腹盆腔入路 ISR 游离的终点标识（前方见团簇状静脉丛）；(E)侧方分离括约肌间隙；(F)经腹盆腔入路 ISR 游离的终点标识（侧后方至括约肌间隙致密部）。

（2）强大的机械臂伸缩能力，7 个自由度的仿真机械腕使其能在盆腔狭小、深在空间自如完成精细操作；充分利用机械臂Ⅲ强大的伸缩能力，以及无疲劳的遮挡、牵引，可以更好地显露手术野。

（3）括约肌间隙操作空间狭小，极易损伤毗邻重要结构，因此对术者操作的精准度要求极高。机器人系统过滤除颤，稳定性好，便于在括约肌间隙精准分离，机器人电钩或电剪刀多关节旋转和机械臂伸缩特点，可以在狭小空间实现跨平面分离，并且利用电刺激的收缩性区别内外括约肌，减少副损伤。

（4）利用机器人电钩点烧、钝推和描眉式线烧的方法，并利用助手和机械臂的反向牵拉，借助机器人的 3D 成像和放大倍数大的特点，可以更加清晰准确地实现括约肌间隙锐性分离和直肠前间隙的精准分离。

（5）对于 T_3 以上、接受同步放化疗降期后行 ISR 患者，组织间隙水肿粘连，机器人电钩或电剪对于水肿粘连的括约肌间隙游离更具优势。

（6）相较第 3 代达芬奇 Si 系统及更早版本，第 4 代达芬奇 Xi 系统机械臂体积小，重量轻，操作时机械臂间干扰减少，而且系统的镜头为自动白平衡、自动对焦及三维校准，同时头端有加温功能，可使盆腔狭小空间行 ISR 时镜头不容易受烟雾干扰、保持清晰视野，极大提高了手术效率。

（高林丰　唐波）

第七章
经肛入路 ISR

Schiessel 等开创了开放视野下的直肠癌 ISR，随着微创技术的引入，Rullier 等首先报道腹腔镜辅助 ISR。在多个随机对照试验中，腹腔镜 ISR 在肿瘤学疗效上与传统开放 ISR 相当。池畔等采用腹腔镜完全经腹盆腔入路 ISR，但在骨盆狭窄或肥胖患者中开展难度很大。2016 年，Kiyasu 等报道 1 例经肛腔镜 ISR 治疗合并前列腺肥大的直肠癌患者，认为在保证肿瘤学根治前提下，经肛腔镜经括约肌间切除术（以下简称"经肛腔镜 ISR"）治疗超低位直肠癌具有独特优势。经肛腔镜清晰视野的放大作用迅速引起了国内外保肛学者的关注，这意味着相对于裸眼直视解剖，盆底肛管的精细操作成为可能。

经肛全直肠系膜切除术（TaTME）与经肛腔镜括约肌间切除术（transanal endoscopic intersphincteric resection，TaISR）同属经肛腔镜手术，其核心理念为利用自然腔道，在进行完整的系膜切除及实现切缘阴性的前提下，最大限度保留器官和保护神经功能。近年来，面对"困难骨盆"患者带来的挑战，笔者团队将经肛腔镜技术应用于部分 ISR 中，"自下而上"地完成括约肌间隙的游离与直肠全系膜的切除，更近距离地观察盆底的局部解剖，进行精确的括约肌间隙游离，以获得安全的肿瘤远端切缘、环周切缘，保护盆腔自主神经，由此可实现良好的肿瘤学与功能学预后。多个前瞻性队列研究均证明了外科医师在学习曲线早期实施经肛腔镜手术的短期肿瘤安全性。虽然这项技术比传统方法更复杂，学习曲线可能更长，但经肛腔镜 ISR 显示出良好的精细解剖优势，值得进一步临床研究和推广。

第一节 · 经肛开放入路 ISR 的手术方法

ISR 的手术原则是切除直肠及部分或大部甚至全部肛门内括约肌，在直视下明确足够的远切缘，并行结肠与肛管吻合以恢复肠道连续性。作为当前极限保肛术式，经肛手术的优势在于主刀医师可在肉眼直视下确定肿瘤的下切缘，对括约肌间隙的观察较为直接。

一、手术准备

经肛开放入路下 ISR 在手术准备环节较为简单。

（一）手术器械及设备选择

通常需要两套器械，一套用于经腹操作部分的手术，另一套用于经肛操作部分。经腹操作部分可选择传统腹腔镜手术器械。经肛操作部分需要一套开放手术器械、暴露肛管的工具及电刀和超声刀。

（二）患者体位

采用全身麻醉，如联合硬膜外麻醉肌松效果更好。体位与腹腔镜辅助腹会阴联合切除术基本一致，采取头低脚高的截石体位，双侧下肢抬高并外展（右下肢适当放平，以免阻碍腹部组主刀右手操作），缓慢充分扩肛至 4～5 指。

（三）手术团队站位

可由同一手术团队进行经腹和经肛联合操作，先经腹进行直肠全系膜切除游离等操作，再进行经肛括约肌间隙分离解剖。经肛手术操作时，术者坐在患者两腿之间。经肛组的手术室无菌操作台应置于患者臀部下方、两腿之间。

二、手术操作

经肛开放下 ISR 手术操作顺序通常为先经腹后经肛。手术操作主要分为经腹部分、经肛部分、标本移除与消化道重建 3 个部分。

（一）经腹操作

经腹完成腹腔镜全直肠系膜切除术，先对乙状结肠进行充分游离，清扫 253 组淋巴结，高位或低位结扎肠系膜下动静脉。适合做部分 ISR 的患者通常病期较早，253 组淋巴结转移率很低，笔者团队常规行保留左结肠血管的 253 组淋巴结清扫。按直肠全系膜切除术（TME）原则将末段直肠系膜裸化至肛提肌裂孔，注意保护男性精囊腺水平的神经血管束（neurovascular bundle，NVB）与女性阴道后方两侧的 NVB。若患者解剖条件允许，笔者建议腹部小组经腹盆腔入路分离一部分的括约肌间隙，此举可降低经肛组操作难度。多数学者认为该入路下较易从两侧进入括约肌间隙，待空间打开后切断肛尾韧带，继续向远端分离显露括约肌间隙，直到手术层面显露不清、无法分离为止。然而，主刀医师在腹腔镜下分离前方括约肌间隙的难度往往很大。在这种情况下，术者暴露男性患者直肠尿道肌的过程变得尤为困难，常常需转至经肛入路进行离断肌肉的操作。

（二）经肛操作

充分暴露肛门，扩肛至 4～5 指宽度，应用 LoneStar 拉钩牵开肛门，消毒末端直肠。确定肿瘤位置、肿瘤下缘与齿状线距离，争取 2 cm 的远端切缘（如不足 2 cm，建议术中行快速冰冻病理以确定远切缘阴性）。在距离肿瘤下缘 1 cm 处行荷包缝合，再于距离荷包 1 cm 处直肠肛管做一个环形切口以确定切除线。为保证肿瘤学安全，应同时切除内括约肌和联合纵肌,保证足够的环周切缘。肉眼下分离括约肌间隙需要丰富的手术经验,当手术医师于肉眼直视下切开内括约肌时,常将其描述为厚度约3 mm的环形白色肌肉条带;联合纵肌常被描述为纵行的平滑肌组织,其肌束因荷包牵引原因呈放射状排列,通常肉眼可见。但分离至直肠前方时,单纯肉眼直视下往往难以精确辨认联合纵肌纤维的排列方向。术者对粉白色的内括约肌纤维进行圆周样解剖,辅以触摸感知质地坚韧的联合纵肌并进一步切开,即可进入括约肌间隙(图7-1)。关于内外括约肌与括约肌间隙的毗邻关系,粉白色的内括约肌位于括约肌间隙的内侧,而外观呈红色的外括约肌衬托于手术层面外侧。主刀医师常常利用电凝触碰引发的骨骼肌收缩现象,观察呈动态收缩的外括约肌和静止状态的内括约肌,以分辨两者之间的括约肌间隙。术者沿内外括约肌间的手术平面,可继续向头侧分离括约肌间隙,一般采用从后向前的分离顺序,间隙两侧方的分离止点为肛提肌裂孔,后方的分离止点为肛尾韧带,切开肛尾韧带后可进入肛提肌上间隙;间隙前方的分离止点为直肠尿道肌,直肠尿道肌的暴露与保护是整个经肛操作的难点。术者通常难以使用肉眼精确地辨认直肠尿

道肌,在这种情况下,经肛组医师便可与腹组医师配合,在腹组医师引导下执行直肠尿道肌的保护策略[扫码观看"腹腔镜经腹经肛联合入路ISR手术(ISS程序化游离)"视频]。

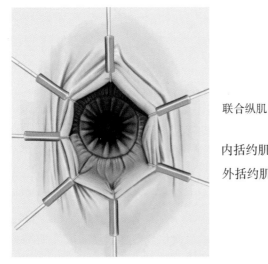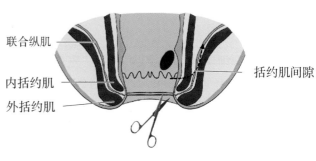

联合纵肌
内括约肌
外括约肌
括约肌间隙

图7-1 切开内括约肌并进入括约肌间隙示意图(直视下经肛入路)

(三) 标本移除与消化道重建

根据患者骨盆狭窄、系膜肥厚程度及肿瘤体积大小,选择经腹或经肛移除标本,采用经肛行结肠-肛管吻合完成消化道重建。ISR常见的吻合方式有3种:①直接端端吻合;②J-pouch吻合:常用于近端肠管长、老年患者、无张力或切断部位近齿状线者;③直肠成形术:对近端肠管较短者,可在肠管前壁近切端以上2 cm处纵行切开5 cm,横向缝合后行结肠-肛管吻合。笔者团队常规采用直肠结肠-肛管端端吻合(具体吻合方法见本章经肛腔镜ISR部分)。

第二节·经肛腔镜 ISR 的手术方法

　　近年来,笔者团队将经肛腔镜技术用于 ISR 经肛分离括约肌间隙的手术流程,PORT 的撑开作用、经肛腔镜的放大作用使括约肌间隙的分离更加精细和简单易行。目前经肛腔镜技术已成功应用于 60 余例部分 ISR 患者,取得较好的临床治疗效果。由于经肛角度下腔镜系统的介入,即使开放入路 ISR 与经肛腔镜 ISR 拥有相同的手术目标,还需经肛腔镜医师对手术的术前准备、术中实施、术后重建工作等方面进行重新审视。笔者将从手术准备的考量、手术操作的细化两个方面对经肛腔镜 ISR 进行阐述,深化初学者对经肛腔镜 ISR 手术过程中各个解剖标识的理解。

一、手术准备的考量

　　经肛腔镜 ISR 在手术准备环节与开放入路 ISR 相比,既有相似之处,又有经肛腔镜系统独有的安置方法。

(一)手术器械及相关设备选择

　　1. 常见手术器械与操作平台　经肛腔镜 ISR 需要两套腹腔镜器械,经肛操作过程需要使用 TAMIS 操作平台,TAMIS 是在单孔腹腔镜手术(single incision laparoscopic surgery, SILS)技术基础上,经肛门置入单孔腹腔镜操作平台,利用现有的常规腹腔镜器械进行的直肠微创手术。

　　(1)单孔腹腔镜操作平台(图 7-2)。经肛腔镜 ISR 使用的单孔腹腔镜操作平台与 TaTME 手术使用的平台一致。目前,经肛腔镜手术常用的单孔腹腔镜操作平台有以下几种。①SILS™ port:该平台由 1 个 10 mm、2 个 5 mm 的器械通道及 1 个气体交换的转接口组成,需额外使用 3 个穿刺器。其优点在于气密性佳、器械支点稳固,可有效完成单孔手术操作,是首个 TAMIS 手术文献报道中使用的平台;缺点为价格昂贵、组装过程繁琐、

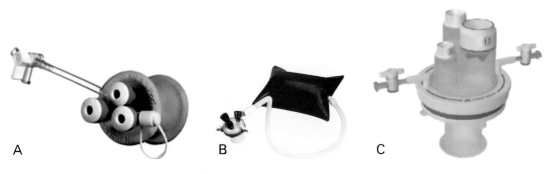

A　　　　　　　B　　　　　　　C

图 7-2　单孔腹腔镜操作平台

注:(A)SILS port 单孔腹腔镜操作平台;(B)GelPOINT path 经肛门通道平台;(C)STAR-PORT 软质单孔腔镜平台。

操作空间有限等。②GelPOINT™ path 经肛门通道平台：该平台是专为 TAMIS 手术医师设计，无须额外使用穿刺器，平台具有三角形分布的 3 个器械通道、1 个高流量空气转换端口、1 个充气稳定袋与 1 个软质半刚性支撑套筒。其优缺点与 SILS port 相似，是目前国外最流行的 TaTME 手术平台选择。③STAR‐PORT 软质单孔腔镜平台：平台中的 3 个器械通道采用错落布局并结合了 GelPOINT 套筒的软质半刚性特色，可克服手术操作时器械之间的互相干扰，增加了操作器械的自由度，其 10 mm 的器械通道使得能量器械的选择更加多样化；其套筒与器械通道平台可 360°嵌套式组装，增加了操作平台连接固定的稳定性及气密性；此外，扶镜手可通过旋转器械通道平台为术者提供更丰富的操作角度，是笔者团队使用频率最高的单孔操作平台。

（2）气腹机：经肛使用二氧化碳充气装置时，通常给予经肛腔内二氧化碳灌注压为 8～10 mmHg，压力过大可能产生腹膜后气肿，建议使用定速、恒压气腹机，以便获得稳定的经肛手术操作视野。笔者发现 AirSeal™ 恒压气腹机因其设计和维持系统内压力的方式，在经肛腔镜手术方面具有显著的优势，能够创造一个非常稳定的工作环境，并降低作业现场的烟雾干扰。

（3）能量器械：低位直肠癌保肛手术涉及的解剖结构较多，对解剖层面的拓展要求较高，在经肛腔镜系统的应用背景下，肛管周围的亚微结构在高清视野下得到清晰的显示，选择合适的能量器械有助于实现更加精细的解剖。按照能量类型，器械主要分为电能量器械、超声能量器械等。

1）单极电能量器械：经肛腔镜 ISR 的电能量器械常选择单极电能量设备，如电钩、电铲、电刀等。笔者团队在经肛腔镜 ISR 术中的电能量器械应用以电钩最为常见，原因是术者拓展手术层面时不接触重要脏器、血管和神经，电钩操作不易损伤深部组织，故电钩在狭小的单孔平台内操作灵活，筷子效应较其他能量器械小，具备快速分离组织的能力。电钩的主要分离动作为"钩""切"，同时可以有"推""拨"等钝性分离的功能，这有利于主刀医师进一步寻找正确的解剖层面。此外，笔者在手术中切开肠壁、内括约肌与联合纵肌时，常选择低能量挡位的电钩，切割输出功率设置为 20 W，该功率下热能较低、焦痂较少，对周围组织热损伤较小，有利于完成精细肠壁及肌肉切开动作。然而，电钩止血效果较差，在止血过程中往往需要选择较大的凝闭能量，导致主刀医师在解剖层次不清或困难病例中使用电钩止血具有明显劣势。

2）双极电能量器械：Ligasure 是一种电脑反馈控制双极电刀系统，其刀片与组织的接触面积明显大于单极与双极电刀，手术切割分离动作更加多样；其他优点包括止血效果好，闭合过程烟雾量少，闭合时局部热量低，侧向热损伤小，有利于解剖层面的保护。但是，该设备刀头粗大、切割速度较慢，使用者在狭窄的单孔平台内难以精细化切分环形的内括约肌和纵行的联合纵肌。

3）超声能量器械：此类器械以超声刀为代表，具有切割、分离、抓持组织、凝闭血管等多种功能。手术动作具有多样性，有"推、切、拨、剪、断、剥、分、戳、刹"九字刀法，解剖层面不清时可采用血管钳样分离手法进行分离寻找正确解剖层面。其缺点在于烟雾量较大、一定的局部热损伤风险，对内括约肌和联合纵肌的精细切开不具有相应的优势。

4) TB(THUNDERBEAT)超声刀:集双极电能量器械与超声刀功能于一身,其具备了普通超声刀的常见特点,在解剖不清时可采用血管钳样分离手法进行分离寻找正确解剖层面。此外,TB刀止血效果好,细长的锥形刀头先端有利于精细解剖并扩大了手术范围。其缺点在于一定的烟雾量和局部热损伤风险;此外,术者使用TB刀离断肠壁肌层时,难于对内环外纵肌进行精细切开。

总体来说,经肛腔镜ISR手术过程中的能量器械使用需综合考量,切开肠壁与肌肉组织时常选择低能量电钩以辨别括约肌间隙,遇到解剖层面不清的情况,及时更换为超声刀或TB刀以分离寻找正确的手术层面。

(4) 其他物品:包括经肛手术操作台、肛门手术拉钩、痔上黏膜环切术(procedure for prolapse and hemorrhoids,PPH)手术扩肛器、会阴部盘状拉钩[如LoneStar拉钩(图7-3)]、小型号的切口保护器等。

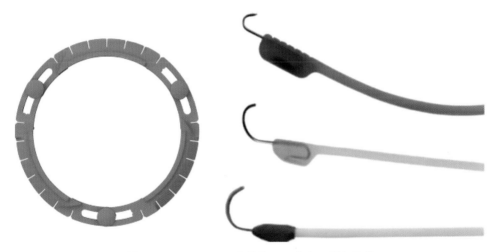

图7-3 LoneStar一次性使用无菌牵开器与拉钩

2. 患者体位 患者麻醉方式及体位与开放ISR相同。经肛腔镜系统的监视器一般放置在患者左大腿外侧。

3. 手术团队站位 经肛腔镜ISR采用两个手术团队同步进行经腹经肛联合操作,经腹手术时站位同传统腹腔镜全直肠系膜切除术,而经肛组医师完成经肛括约肌间隙分离的操作。经肛手术操作时,术者及扶镜手坐在患者两腿之间。经肛组扶镜手在实施经肛操作过程中,应坐于术者左手侧,保持面朝监视器、斜45°侧身位,其左手肘应避免逾越无菌区域。经肛组手术室无菌操作台置于患者左足外侧,术者及扶镜手前方应准备一张手术无菌操作台(图7-4)。

二、手术操作的细化

经肛腔镜ISR常选择经腹、经肛同时进行,在完成腹部探查的前提下,两组同时操作可明显缩短手术时间。手术操作主要分为经腹操作、经肛操作、标本移除与消化道重建3个部分。

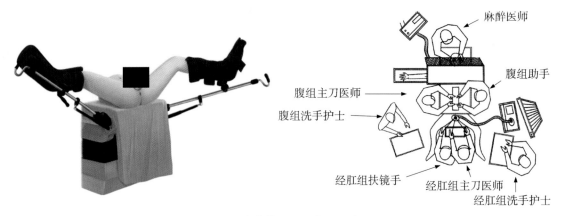

图 7-4　患者体位及手术团队站位

（一）经腹操作

与传统腹腔镜全直肠系膜切除术操作一致。游离直肠前方至精囊腺水平（男性）、后方至直肠骶骨筋膜水平或 S_4 椎体水平，等待与经肛组会师，同时应注意保留盆腔自主神经。女性患者 NVB 已被证实存在，其分布和男性 NVB 相对应，走行在阴道后方两侧、肛提肌和直肠之间的三角形空间中，需注意保护。经腹组医师可在经肛组进行切开直肠尿道肌时给予有效指引，避免损伤男性前列腺或女性阴道后壁。

（二）经肛操作

扩肛至 4～5 指宽度，应用 LoneStar 拉钩牵开肛门，消毒末端直肠。确定肿瘤位置、肿瘤下缘与齿状线距离，确保具有 2 cm 的远端切缘。当远端切缘＜2 cm，术中行快速冷冻组织病理学检查以确定远端切缘阴性。于肿瘤远端 2 cm 处环形切开直肠壁或肛管黏膜，对于行改良部分 ISR 患者，则在肿瘤侧距肿瘤远端 2 cm 处作切除线，该线弧形切向肿瘤对侧，侧切缘约 1 cm，尽可能保留肿瘤对侧正常内括约肌和齿状线（图 7-5）。

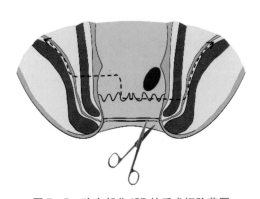

图 7-5　改良部分 ISR 的手术切除范围示意图

1. 辨识括约肌间隙与荷包缝合　括约肌间隙/ISS 被联合纵肌分隔为两个间隙。位于联合纵肌与内括约肌之间的 ISS 称为内侧 ISS；位于联合纵肌与外括约肌之间的 ISS 称为外侧 ISS。为保证足够的肿瘤环周切缘，手术医师应将手术平面建立在外侧 ISS，即同时切除内括约肌与联合纵肌。联合纵肌位于内外括约肌之间，其肌肉纤维由来自直肠纵肌延续的平滑肌和来自肛提肌中的耻骨直肠肌、外括约肌的腱性部分共同组成。内括约肌与联合纵肌共同维持肛管自身静息压力。因肛管自身静息压力、下切缘与肛缘距离过近等客观因素存在，经肛腔镜医师直接在肛管内放置 PORT 具有一定难度，故往往需切开肛管、内括约肌和联合纵肌，初步显露括约肌间隙（图 7-6）以释放肛管压力，为荷包缝合与 STAR-PORT 的放置做好铺垫。需要注意的是，截石位 3 点、7 点、11 点方向为肛管痔血管丰富区域，切开此处肛管时应做好止血准备。

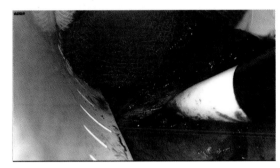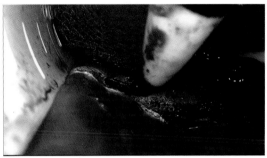

图 7-6 初步显露括约肌间隙

初步打开括约肌间隙后，需闭合肠腔行荷包缝合并冲洗消毒。个别肛管较长或肿瘤下缘较高者，可先缝闭肠腔再切开 ISS。荷包缝合位置应距离肿瘤远端至少 1 cm。荷包缝合的密闭性至关重要，其意义在于避免肠内容物或潜在脱落的肿瘤细胞污染术野，是保证无菌无瘤的关键。荷包缝合常选择经肛门在直视下直接缝合。理想中的荷包外观应是一个位于正中心的结，从中心结向外围延伸出许多浅的径向褶皱，笔者建议从截石位 1 点钟开始缝合荷包，往往需要 4～6 针。理想的缝合深度不应过深，应避免穿出内括约肌层，每一针出针、入针点应做到尽量贴近、避免遗漏、均匀缝合，避免发生荷包中心偏移。必要时可缝两层荷包，其目的是确保无菌无瘤；过深的缝合可能导致荷包松弛，或可能在后续分离括约肌间隙时切断荷包线，引起荷包松脱。如 LoneStar 拉钩仍不能取得良好显露，可应用 PPH 半环协助暴露、缝合荷包及初步游离括约肌间隙，直至能初步置入单孔 STAR-PORT 建立二氧化碳气腔。

利用 PORT、二氧化碳气腔的撑开作用、腔镜对视野的放大倍数及荷包线向心牵引力，继续切开放射状分布的联合纵肌（图 7-7），沿尾侧向头侧方向进入深部的括约肌间隙，按后方、两侧、前方顺序进行括约肌间隙的圆周式游离（图 7-8），直至到达肛提肌裂孔。此外，主刀医师需对手术进程有一定的优化意识，并及时对 PORT 套筒的位置进行调整，主要原因有以下两点：①初步放置的 STAR-PORT 套筒并非能让肛管全程保持良好的撑开状态，套筒的近端距肛管直肠环还有一定的距离，导致近端肛管因压力处于收缩状态。随着括约肌间隙的松解，近端肛管内的局部压力得到释放，手术可操作空间将会扩大。②随着手术平面逐步向上推进，PORT 的"筷子效应"可能会愈加明显，PORT 的撑开效能也将下降，从而影响手术操作。对于外科学肛管较长的个别病例，这种情况尤为明显，笔者建议遇到上述情况时应首先暂停气腹机充气，把 STAR-PORT 套筒取下并重新放置到更深的位置，以取得更好的撑开显露效果。

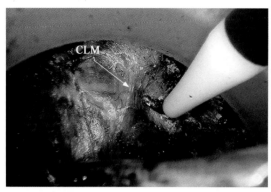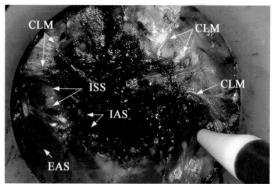

图 7 - 7　切开放射状的联合纵肌与环状的内括约肌

注：EAS，external anal sphincter，外括约肌；IAS，internal anal sphincter，内括约肌；ISS，intersphincteric space，括约肌间隙；CLM，conjoint longitudinal muscle，联合纵肌。

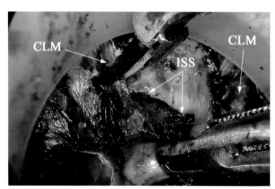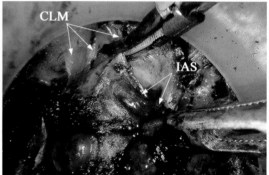

图 7 - 8　切开联合纵肌后继续游离括约肌间隙

注：超声刀辅助下可清晰暴露括约肌间隙。

2. 经肛括约肌间隙游离步骤　经肛分离括约肌间隙的过程与经腹盆腔入路分离不同，并非简单的逆向分离。术者对于经腹入路游离 ISS 过程中的空间感是由宽松至紧缩的；而经肛腔镜医师一开始分离括约肌间隙时即遇见联合纵肌带来的弹性阻力，其过程中的空间感应由紧缩至宽松。当手术医师进入疏松的层面时，应注意手术层面的位置，否则将误切除肛门外括约肌、肛尾韧带背侧层。在经肛括约肌间隙游离的过程中，强化术者对外括约肌环、直肠尿道肌等解剖标识的辨认，将有助于进入并维持正确的手术层面。笔者将游离括约肌间隙的过程按照"后方→两侧→前方"的顺序进行，其特点如下。

（1）后方及两侧：当术者行部分内括约肌切除术时，切开肛管后方的内括约肌及联合纵肌后，显露出的颜色鲜红、可随电刀触碰发生收缩的随意肌为肛门外括约肌浅环。肛门外括约肌的 3 个环形肌束（即皮下环、浅环、深环）各自独立，3 个括约肌环都有独立的附着部位与肌束方向，形成相互套叠的马蹄铁形状（图 7 - 9）。外括约肌浅环前方附着于直肠尿道肌上，后方通过肛尾韧带背侧层附于尾骨,故其在正后方可形成"V"形夹角。而外括约肌深环后侧与肛提肌的耻骨直肠肌紧密连接,且肛提肌的后侧末端未向联合纵肌发出骨骼肌纤维,肛提肌与肛门外括约肌直接相连成片状骨骼肌结构,称之为"肛提肌-肛门外括约肌复合体"。理论上来说,主刀医师由后方进入 ISS 首先显露外括约肌浅环,再越过肛提肌-肛门外括约肌复合体的顶端即可进入肛提肌上间隙。关于实施经肛腔镜 ISR 进入肛提肌上间隙的正确做法,笔者认为需要紧贴前方的直肠后壁切开肛尾韧带腹侧层,即狭义上的 Hiatal 韧带。此外,采取上述方法可避免层面过深损伤肛门外括约肌与肛尾韧带背侧层。肛尾韧带从尾骨延伸至肛管,位于肛提肌双侧肌纤维吊带之间,韧带内含有丰富的平滑肌、弹性纤维和小血管。肛尾韧带分为腹侧和背侧两层。腹侧层(狭义 Hiatal 韧带)将尾骨前方的骶前筋膜连接至肛管的联合纵肌层;背侧层连接尾骨和肛门外括约肌。肛尾韧带腹侧层和背侧层之间存在一个假性手术空间,若紧贴着外观鲜红的肛门外括约肌进行分离,可能导致误入假性空间或游离平面过深并损伤肛提肌-肛门外括约肌复合体。为正确切开肛尾韧带腹侧层,笔者建议采取"U 型策略"打开括约肌间隙(图 7-10)。U 型指的是 Hiatal 韧带呈"U"字形封闭肛提肌裂孔,其质地坚韧,而截石位 5 点及 7 点处的组织较为薄弱,常称该处为"甜蜜点"。所谓"U 型策略",即术者首先打开后侧方 ISS,向头侧游离显露部分 Hiatal 韧带与肛尾韧带腹侧层,此时并不急于将肛尾韧带腹侧层直接切断,而是以"U"字形向两侧继续分离出后方剩余的 Hiatal 韧带,分离范围约截石位 3 点至 9 点,切开 Hiatal 韧带进入此处的肛提肌上间隙;以肛提肌上间隙内金黄色的直肠系膜为参照物,Hiatal 韧带的游离路线由截石位 3、9 点原路返回至"甜蜜点",此时后侧方的 Hiatal 韧带已被切开、肛尾韧带清晰显露,术者应紧贴前方的直肠后壁切断肛尾韧带腹侧层(图 7-11)(扫码观看视频"经肛腔镜部分 ISR 实战案例")。至此,括约肌间隙后半部分的游离工作结束。

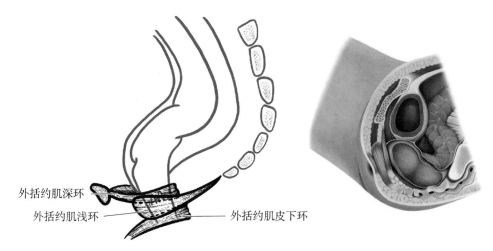

外括约肌深环
外括约肌浅环
外括约肌皮下环

图 7-9 呈马蹄铁状相互重叠的肛门外括约肌的 3 个环形肌束

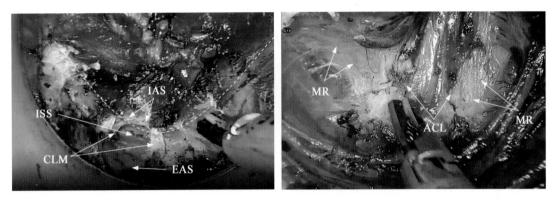

图 7 - 10 "U"字形游离后侧方括约肌间隙及其中放射状的联合纵肌直至暴露后方的肛尾韧带腹侧层及末端直肠系膜

注：ACL，anococcygeal ligament，肛尾韧带（腹侧层）；MR，mesorectum，直肠系膜。

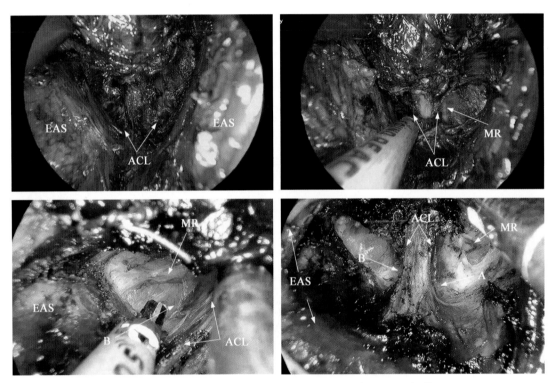

图 7 - 11 于"甜蜜点"处切断肛尾韧带腹侧层（狭义 Hiatal 韧带）

注：A 点，左侧"甜蜜点"，左侧 Hiatal 韧带残端；B 点，右侧"甜蜜点"，右侧 Hiatal 韧带残端。

（2）前方：直肠尿道肌位于直肠前方，其两侧与肛提肌以平滑肌纤维成分相互连接，即此处的肛提肌较为薄弱。在日本老年人盆底肌群的尸体解剖观察中，女性病例的肛提肌薄弱点为截石位 10 点至 2 点，男性为截石位 11 点至 1 点。男性肛提肌薄弱点由直肠尿道肌的肌纤维填充，宽度为 5～10 mm，这与笔者在术中解剖所见基本一致。游离前方括约肌间隙时，可从上述方位处的薄弱点向 12 点钟方向处寻找直肠尿道肌。将前方 ISS 内的联合纵肌切开后可发现红色的骨骼肌条带，即为肛门外括约肌，并继续向头侧寻找肛门外括约环,越过肛门外括约肌环后,在其后方可见到呈纵行放射状排列的直肠尿道肌纤维,继续切开直肠尿道肌放射状肌纤维(图7-12)即到达邓氏筋膜,并显露尿道与男性前列腺尖部(图7-13)、女性阴道后壁,逐步进入直肠前间隙,即直肠周围疏松层面。若肿瘤位于直肠后壁,术者游离前方ISS时可靠近直肠前壁切断直肠尿道肌,减少直肠尿道肌中海绵体神经的损伤,以保留更多泌尿生殖功能,同时注意保护截石位2点和10点钟方向处的NVB与直肠侧间隙中的盆丛神经。此外,直肠前方的前列腺、尿道及阴道等器官保护同样需要经肛外科医师的重视。男性前列腺经肛经腹分离后将会失去解剖支撑,因体位因素、重力作用朝着患者的背侧方向后坠。在切开直肠尿道肌后,经肛组术者继续向头侧进行分离时应有"下坡"的过程,否则易发生前列腺损伤的不良事件。所谓"下坡"过程,即手术平面应贴合后坠的器官后面,手术视角应逐步往背侧方向下移,直至与腹组完成"会师"(扫码观看视频"经肛腔镜部分ISR实战案例"及视频"经肛腔镜部分ISR联合适形切除应用男性患者")。对于女性患者,术者可利用手指进入阴道,引导直肠与阴道后壁之间的进一步分离,减少损伤阴道后壁的风险(扫码观看视频"经肛腔镜部分ISR联合适形切除应用女性患者")。分离前方间隙时,笔者主张使用低能量挡位的电钩,可以有效减少出血和神经损伤,对于手术层面的显露有其优势(图7-14、7-15)。严格遵循TME原则,经肛继续完成末端直肠系膜裸化,与经腹组"会师"完成全直肠系膜切除(图7-16、7-17)。

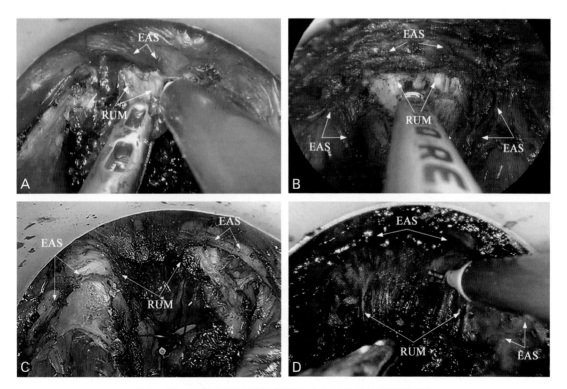

图 7-12 肛门外括约肌环及后方的纵行放射状直肠尿道肌

注:RUM,rectourethralis muscle,直肠尿道肌。

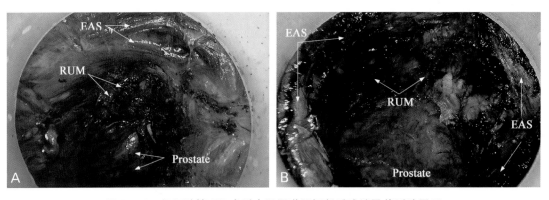

图 7-13　经肛腔镜 ISR 术后直肠尿道肌切断后残端及前列腺展示

注:Prostate,前列腺。

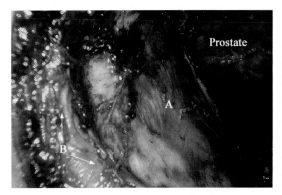

图 7-14　经肛腔镜 ISR 术后创面展示(经肛视角)

注:A 为肛提肌-肛门外括约肌复合体;B 为 intermediate loop of external anal sphincter,外括约肌浅环。

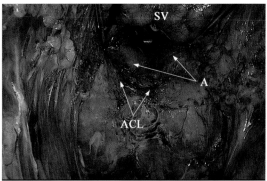

图 7-15　经肛腔镜 ISR 术后创面展示(经腹视角)

注:A 为肛提肌-肛门外括约肌复合体;ACL,anococcygeal ligament,肛尾韧带(腹侧层)残端;SV,seminal vesicle,精囊腺。

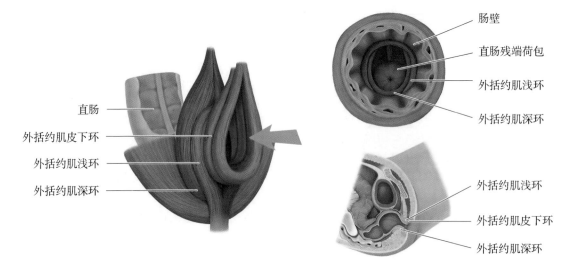

图 7-16　(完成经肛括约肌间隙游离后)经肛视角下的肛门外括约肌形态(重新放置 PORT 之前)

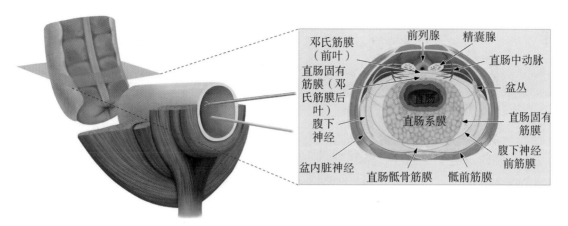

图 7-17　(重新放置 PORT 后)经肛腔镜视角下继续完成直肠周围间隙的膜解剖

（三）标本移除与消化道重建

在实施标本移除之前,可在肛管 4 个象限的 45°角之处以手工方式由内向外缝合肛管,预置 4 根吻合缝线,以减少标本离断后的等待时间。根据患者骨盆狭窄、系膜肥厚程度、肿瘤体积大小,选择经腹或经肛移除标本。经肛腔镜 ISR 一般采用经肛手工吻合的方式,将结肠与肛管吻合,可预先于截石位 12、3、6、9 点处将结肠肠壁与相对应处肛管进行全层缝合 4 针;再将事先预置的 4 根吻合缝线由外向内与相对应的结肠肠管全层缝合,吻合口便可基本成形,最后进行必要的补针加固,完成消化道重建(图 7-18)。改良部分 ISR 的手工吻合方法与上述一致,肿瘤切除后的肛管残端呈适型切缘,肿瘤侧残余肛管较少而肿瘤对侧保留更多的齿状线和内括约肌(图 7-19)。术后行预防性末端回肠造口,并放置盆腔引流管。笔者认为,行预防性末端回肠造口有两大优点,一是预防严重吻合口并发症的发生;二是为吻合口创造更好的愈合环境,嘱患者在吻合口愈合后进行充分肛门训练,待肛门功能恢复较好后再进行还纳,可提高患者生活质量。

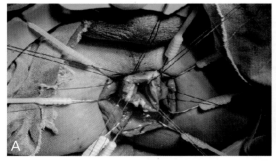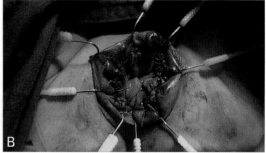

图 7-18　经肛腔镜 ISR 手工吻合

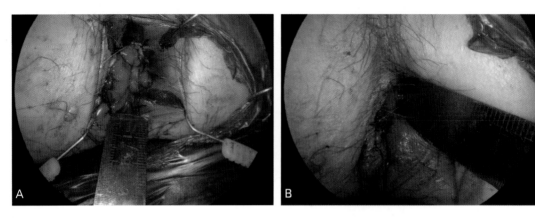

图 7‑19　经肛腔镜改良部分 ISR 术后吻合口切缘展示

注：肿瘤侧（A）、肿瘤对侧（B）两个方向的吻合口高度。

（四）术后肛门功能保护

接受 ISR 的患者术后可能会出现不同程度的排便习惯改变，表现为肠蠕动加快或减慢。肠蠕动加快指的是排便急迫、大便失禁和排便频率增加；后者包括便秘、排便不完全、排便困难等。两类症状可交替或同时出现，影响患者的生活质量。这一系列功能异常综合征称为低位前切除综合征（low anterior resection syndrome，LARS）。从病理生理学角度来说，ISR 术后出现 LARS 的原因有以下几点：①肛门内括约肌与联合纵肌的直接结构性损伤，导致肛管内静息压下降与肛门直肠的纵向收缩运动减弱；②支配内括约肌的肛门内括约肌神经（internal anal sphincter nerve，IASN）受损引起的功能性损伤，造成直肠抑制反射失控；③肛门拉钩与 PORT 套筒造成的继发性损伤，这种损伤往往在术后数月内可完全恢复；④部分病例行术前新辅助放化疗，放疗引起的组织纤维化等副损伤对肛门功能的影响往往是持久的，甚至是灾难性的，应引起外科医师的足够重视。

基于上述情况，笔者团队在实施经肛腔镜 ISR 时均采用部分 ISR 及改良部分 ISR。与行完全 ISR 患者比较，行部分 ISR 患者术后括约肌功能更好，而改良部分 ISR 可保留部分齿状线，最大化保留肛门功能，降低术后肛门失禁发生率。其次，腔镜系统的引入可以更好地保护肛门内括约肌神经及盆腔自主神经，最大化保留器官功能。此外，术后积极的盆底肌锻炼有利于肛门功能的恢复。笔者团队曾报道最初 8 例经肛腔镜 ISR 术后随访时间超过 6 个月的患者，1 例患者在造口还纳后其近期肛门功能评估为重度 LARS，2 例患者为轻度 LARS，5 例患者并未发生 LARS。5 例 LARS 评分正常的患者中包括 2 例行改良部分 ISR 的患者，后续长期随访均未发现肿瘤复发、肛门功能良好。目前笔者团队已成功为 60 余例患者完成经肛腔镜 ISR，取得了较满意的近期肿瘤学及功能学疗效。

以下措施可能有利于经肛腔镜部分 ISR 术后的肛门功能恢复：①减少 PORT 使用时间，避免肛门括约肌长时间处于扩张状态；②嘱患者在吻合口完全愈合前，特别是术后 2 周内禁止做提肛动作，以免吻合口撕裂；③加强出院患者的盆底肌锻炼，如凯格尔法：吸气收缩肛门 3～5 秒，呼气自然放松，反复进行，锻炼 2～3 次/天，15～20 分/次，持续治疗 6 周。其目的是改善患者肛门括约肌功能,促进术后肛门功能较快康复;④若出现粪便失禁等严重 LARS 症状,可尝试调整高纤维素饮食、药物治疗、结肠冲洗与生物反馈训练联合盆底康复治疗等方法。

第三节 · 经肛腔镜 ISR 的操作优势、技术要点及注意事项

传统腹腔镜直肠癌 ISR 已广泛应用于临床,但超低位直肠癌因盆腔位置深在及直肠系膜与神经关系紧密,手术难度较大。腹腔镜经盆腔入路行 ISR,术中对肿瘤定位不易准确,且直肠生理弯曲使经盆腔入路难以识别远端直肠前方合适分离平面,若患者肥胖、骨盆狭窄,分离括约肌间隙更加困难。经腹、经肛低位直肠癌手术经肛操作时对远端直肠肿瘤定位具有优势,但肉眼直视下对括约肌间隙与直肠尿道肌的辨识仍不够清楚。笔者所在单位应用经肛腔镜 ISR 治疗超低位直肠癌,可更好地暴露括约肌间隙,术中通过腔镜的高清放大作用及单孔 STAR - PORT 撑开作用可使括约肌间隙分离更简便、精准,更易实现末端直肠裸化及远端切缘的判定。

经肛腔镜 ISR 具有以下解剖优势:行荷包缝合关闭肠腔时,收紧的荷包线可将周围联合纵肌与直肠尿道肌向中心牵引,使肌纤维呈放射状排列;术中通过腔镜的高清放大作用及撑开作用可辨识放射状联合纵肌纤维与环形内括约肌纤维;应用电刀触碰,可分辨收缩的红色外括约肌和不收缩的粉白色内括约肌,从而分辨括约肌间隙。经肛腔镜 ISR 对术者的操作技术有较高要求,对于手术过程中遇到烟雾干扰、初次荷包缝合不严或进入错误解剖间隙等术中不良事件,笔者的初步经验如下。

(1) 术中应用全自动高流量恒压气腹机可及时吸除烟雾并维持气腔二氧化碳压力稳定;经肛组医师可通过吸引器推压直肠残端,协助暴露,并减少烟雾干扰。

(2) 超低位直肠癌因肿瘤位置极低、肛管周围组织活动性差,行经肛腔镜 ISR 往往不能直接进行荷包缝合,需预先初步游离括约肌间隙、释放肛管张力后再进行荷包缝合。荷包缝合必须严密,保证无菌、无瘤,一旦发现初次荷包缝合松脱,需先关闭恒压气腹机,取出单孔 STAR - PORT,行第二次荷包缝合加固,确认缝合严密后再反复冲洗消毒手术创面。

(3) 术中精确识别内外括约肌和联合纵肌的肌纤维走向,可顺利进入括约肌间隙;一般后方括约肌间隙最易显露,建议先从后方分离进入括约肌间隙,若发生进入错误解剖间隙,可尝试从其他方向游离,由正确解剖平面引导剩余操作;若仍无法找到正确解剖间隙,应等待经腹组医师给予解剖指引。

第四节 · 经肛腔镜 ISR 的适应证与禁忌证

经肛腔镜手术临床应用时间短,缺乏长期肿瘤学结果及随机对照试验,因此大多数学者认为应严格把握适应证。笔者选择的 TaISR 适应证如下:①肿瘤下缘距肛提肌裂孔距离<

1 cm 且肿瘤下缘距肛缘距离＞2 cm；②术前肿瘤临床分期为 $T_{1\sim2}N_0M_0$，包括经新辅助放化疗获得肿瘤降期的患者；③术前肛门功能评估良好。经肛入路 ISR 的禁忌证包括局部复发、基于 MRI 预测环周切缘（CRM）或外括约肌（EAS）受累、肿瘤远处转移及既往有重大盆腔手术患者，以最大限度地降低解剖过程中器官损伤的风险。一些学者也排除了位于前方病变的患者。严格的手术指征是肿瘤学、功能学安全有效的保证。经肛腔镜 ISR 应在有较丰富 TaTME 手术经验的团队开展，但手术适应证也并非一成不变，比如既往有重大腹部或盆腔手术的病例包括直肠癌术后远端直肠再发者虽腹部操作困难，但经肛操作却不受影响，在经验丰富的团队反而更具优势。对于术前新辅助治疗后降期手术者复发风险较高，术前应与患者充分沟通。由于术前行放化疗可能影响术后肛门功能，目前也有学者选择性去放化疗，但应综合慎重考虑，最重要的是保证肿瘤学安全（扫码观看视频"经肛腔镜部分 ISR 应用放疗后纤维化严重的患者"）。

第五节 · 经肛腔镜 ISR 的学习曲线

Rouanet 等首次将经肛腔镜手术应用在 30 例男性、劣势条件的直肠肿瘤患者中，包括 25 例 MRI 评估后 CRM 受累的肿瘤，7 例 cT_4 肿瘤和 3 例转移性肿瘤。虽然他在直肠癌微创手术方面具有丰富的经验，但显然仍在经肛腔镜学习曲线的范围内，尽管所有病例都获得了完整的 TME 标本，但 CRM 阳性率为 13.3%，并报告了 2 例尿道损伤。这项研究强调了在经肛腔镜手术学习曲线期间遵循严格的肿瘤选择标准的重要性。经肛腔镜手术在大多数手术中心仍处于实施的早期阶段，最近有学者进行经肛腔镜手术的学习曲线研究，主要测量终点分别是术后主要并发症发生率（Clavien-Dindo Ⅲ～Ⅴ）或高质量的手术标本，结果表明在 40～51 例患者后达到熟练程度。国内李梦、康亮等对于经肛经腹双组腔镜手术的机构熟练度的报道分别为 28 例、30 例。目前的相关研究多为回顾性研究，随访时间短、样本量较小，具有局限性，缺乏功能性和长期肿瘤预后，但双组操作无疑是安全度过学习曲线的重要方法。目前，经肛腔镜 ISR 在极限保肛手术领域仍处于起步阶段，各中心在解剖理论认知、手术培训、并发症发生率、临床研究的数据质量控制和标本质量控制等方面存在差异，且缺乏足够的长期肿瘤学结果等循证医学依据，因此，"如何加强经肛腔镜手术的规范化培训""如何安全度过学习曲线""如何建立经肛腔镜手术数据库"等问题的成功解决，将成为经肛腔镜 ISR 获得推广的契机。随着加速康复外科、经自然腔道手术等先进外科理念与经肛操作平台、能量器械等前沿硬件设施的不断发展，经肛腔镜手术将有可能在未来极限保肛领域占据越来越重要的位置。

第六节 · 达芬奇 SP 腔镜手术机器人在经肛入路 ISR 中的应用

达芬奇手术机器人系统是将外科机器人技术与微创外科手术相结合的高端医疗设备，

也是全球最受欢迎的腔镜手术机器人。其出色的手术精度、灵活的器械角度、安全的震颤过滤功能等鲜明特色突破了外科医师的生理局限,极大地发挥了外科医师的手术能力,目前成熟应用于腔镜普外科微创手术。Da Vinci SP(以下简称"dvSP")为第 4 代达芬奇手术产品之一。与其他达芬奇机器人系统相比,dvSP 只设计了一个独立机械臂与单一端口,该单端口可为外科医师提供一个全腕式关节的 3D 高清内窥镜及 3 个多关节器械,对远端解剖部位的周围环境实时评估并进行三角测量及校正,可在狭窄的手术空间内实现良好的可视性与可控性。分析当前经肛入路 ISR 的关键痛点,在于狭窄的手术空间与括约肌间隙的精细化分离之间的矛盾,而 dvSP 的出现也许可以解决这个问题。截至目前,美国 FDA 已为 dvSP 机器人批准了泌尿外科、经口头颈外科两类手术,dvSP 用于结直肠手术在等待审批中。与此同时,韩国、新加坡、日本等国家已加快对 SP 机型在泌尿外科、妇科、头颈外科、结直肠外科等领域的应用审批。虽然 SP 机型尚未在我国获批上市,但是我国单孔腔镜手术机器人国产化趋势日益明显。为解决日益增长的精细化保肛需求与高新技术生产力之间的矛盾,我们必须深入了解单孔腔镜机器人技术相关应用。

一、dvSP 腔镜手术机器人在经肛入路 ISR(dvSP‑ISR)的手术方法

(一) 手术准备

1. **手术系统**　DvSP 手术系统由三部分组成,分别是患者手术平台(patient cart)、医师控制台(surgeon console)与影像处理平台(vision cart)(图 7‑20)。患者手术平台包括一个独立的机械动臂与一个直径为 25 mm 的 Trocar 套管;以臂轴为中心,机械动臂可将 Trocar 套管旋转 360°,Trocar 内器械簇同样具备 360°旋转动作模组,可进行多象限手术,并且无须重新进行激光对接。

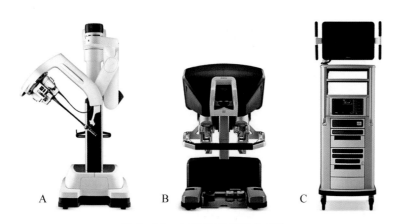

图 7‑20　dvSP 手术机器人系统

注:(A)患者手术平台;(B)医师控制台;(C)影像处理平台。

2. **患者体位**　患者取头低脚高的截石体位,双侧下肢抬高并外展,充分暴露肛门。

3. **手术团队站位**　所有的 dvSP 手术流程都由一位外科医师完成。操控 SP 患者手术

平台固定于患者左侧并进行激光定位对接（Docking 操作），助手站于患者右侧。主刀医师经肛进行操作时，坐于患者两腿之间。

（二）手术操作

充分暴露肛门，扩肛至 4 指宽度，应用 LoneStar 拉钩牵开肛门，消毒末端直肠。进行激光定位对接、器械自检、对焦等调试工作后，于患者腹部右下象限做一个直径为 30 mm 的横切口，并放置 dvSP 的 Trocar 套管与 Da Vinci SP Access Port（图 7 - 21）。在腹部右上象限做一个 12 mm 的纵切口，与 dvSP - PORT 入口的距离约 8 cm，供助手执行烟雾吸引、结扎血管、吻合肠管等操作。主刀医师先对乙状结肠进行充分游离，清扫 253 组淋巴结，高位或低位结扎肠系膜下动静脉，充分游离结肠至结肠脾曲后，主刀医师可直接将整个机械动臂与 Trocar 套管转移至盆腔方向，并进行后续的全直肠系膜切除术与括约肌间隙的游离，无须进行重新对接。行机器人辅助全直肠系膜切除术将直肠完全游离至肛提肌裂孔水平，经腹盆腔入路对部分括约肌间隙进行分离：从两侧进入该间隙，待空间打开后切断后方的肛尾韧带腹侧层（狭义 Hiatal 韧带），于前方仔细解剖男性直肠尿道肌、女性直肠阴道隔末端的致密组织，游离至齿状线水平。随后解除机器人系统对接，主刀医师由经肛入路完成剩余的括约肌间隙分离、标本移除与消化道重建。也有部分韩国结直肠外科医师直接选择经肛开放入路下完成全部括约肌间隙的分离与消化道重建。消化道重建的方式常选择端-侧或端端手工结肛吻合。于 dvSP 的 Trocar 套管处行预防性回肠造口术，并放置盆腔引流管。

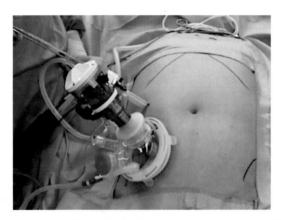

图 7 - 21　dvSP 手术机器人系统搭载 Da Vinci SP Access Port 的应用场景

二、DvSP - ISR 应用现状与展望

DvSP - ISR 在骨盆内的狭窄空间内处理括约肌间隙有其独特优势，避免了其他达芬奇手术系统中存在的机械动臂相互干扰的问题。同时，其端口内活动角度多变的器械与摄像头使得外科医师的盆腔内视野与操作不再受阻，实现了括约肌间隙的精细解剖。但 dvSP 系统在应用过程中仍有一些限制，如下所述。

（1）在器械尖端必须插入 Trocar 套管内保持至少 10 cm 深度，否则器械关节无法复位，Trocar 套管与肠系膜下血管之间的距离有时可小于 10 cm，可能导致器械无法进行三角定位并实施操作。

（2）dvSP 端口的最大操作距离为 27 cm，这意味着器械关节在骨盆深处往往处于伸直状态，在进行括约肌间隙的游离时，器械的精细分离优势将有所下降。

（3）dvSP 没有专用的直线切割闭合器等设备，需要助手借助 12 mm 辅助 Trocar 端口进行闭合肠管、结扎血管、烟雾吸引等操作，要求助手具备丰富的临床手术经验。

（4）dvSP 的能量器械较为简单，仅有电能量器械，手术分离动作较快但止血效果差。

（5）dvSP‑ISR 的括约肌间隙分离流程仍主要依赖经肛开放入路下完成，虽然全腕式关节内窥镜可以提供良好的盆底视野，但盆底器械操作仍有最大距离限制。

自达芬奇机器人系统问世以来，结直肠外科医师从未停止机器人系统在超低位直肠癌中的应用探索。韩国、新加坡等地发表达芬奇机器人辅助 ISR 治疗超低位直肠癌的临床研究距今已有十余年，如今 dvSP 一经问世即占据韩国单孔手术机器人的主流市场。据报道，韩国的 dvSP 部署装机量为全球最高，dvSP 的使用次数甚至多于 da Vinci X。回顾已发表的机器人系统辅助 ISR 相关临床研究，无论是机器人辅助 ISR(R‑ISR)还是 dvSP‑ISR，都在手术方法学上着重介绍了机器人在经腹盆腔入路中的优势，并未将腔镜放大技术引进经肛入路中，甚至有的主刀医师选择全部经肛开放入路，在裸眼下全程完成括约肌间隙的游离。主要原因是经肛腔镜的引入受限于 dvSP 机型的 port 设计。首先，dvSP 机型并未设计经肛专用 port，Da Vinci SP Access Port 无法固定于肛门，直径 25 mm 的 Trocar 套管针不适合应用于肛管手术空间中。其次，dvSP 的器械尖端的插入深度必须大于 10 cm，应用 Da Vinci SP Access Port 无法经肛处理超低位直肠癌。因此，经肛腔镜手术与单孔腔镜手术机器人相结合应用于经肛入路 ISR 无疑是当下的研究热点。自 2013 年开始，Atallah 等学者陆续报道了 da Vinci Si 手术机器人与 TaTME 等经肛腔镜手术相结合的初步结果；为解决上述问题，外科医师应用 TaMIS 理念自制机器人经肛专用平台，将 Gelpoint Path Transanal Access Platform 与 da Vinci Si 机器人系统结合（图 7‑22），建立安全稳固的手术平台。越

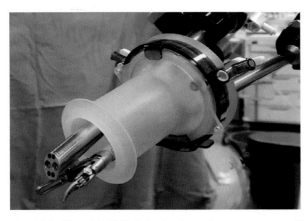

图 7‑22　da Vinci Si 手术机器人系统搭载 Gelpoint Path Transanal Access Platform 的应用场景

来越多的外科医师受到此概念的启发，将一种新型混合平台结合 dvSP 系统应用于经肛腔镜手术的尸体研究（图 7 - 23），该平台混合了 Geipoint Path Transanal Access Platform 与 TEO 刚性平台，在经肛入路 ISR 的应用中可扬长避短，不仅可以紧密固定于肛门，还增加了器械尖端与 PORT 平台的距离，并实现精细化分离括约肌间隙。据报道，中国香港学者 Simon Ng 于 2017 年开始了 dvSP 用于 TaTME 的临床试验。

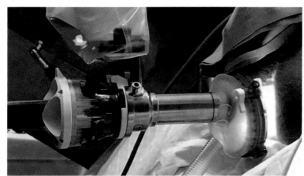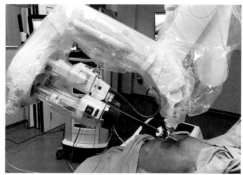

图 7 - 23　da Vinci SP 手术机器人系统搭载 TEO 联合 Gelpoint Path Transanal Access Platform 混合平台场景

　　虽然目前 dvSP - ISR 的临床研究存在样本量小、随访时间短等局限，但对于直肠手术经验丰富且熟悉其他达芬奇手术机器人系统的外科医师来说，dvSP 的学习曲线可能较短。为了更好地评价 dvSP - ISR 这一手术的优点，需要大样本、多中心、随机对照试验的研究。虽然 FDA 尚未批准 dvSP 进行经肛应用，但随着达芬奇机器人系统的不断优化，经肛入路手术的应用场景将不断完善。

（尤俊　王廷豪）

第八章
腹腔镜低位直肠癌侧方淋巴结清扫术

TME 成为中低位直肠癌的金标准术式以来，直肠癌术后局部复发率显著降低至 5％～10％，其中半数为侧方淋巴结复发，且半数局部复发患者并无肿瘤全身转移表现，侧方淋巴结清扫术(lateral lymph node dissection，LLND)将为这些患者带来生存获益。由于盆腔侧方腔室解剖复杂，血管神经交错分布，使得手术难度大、风险高，限制了 LLND 在各级医院的广泛开展。本章将重点介绍 LLND 手术的适应证及其发展、盆腔侧方腔室的解剖、膜解剖进展及层面优先入路 LLND 手术步骤。

第一节 · LLND 的适应证与禁忌证及其发展

一、LLND 的适应证与禁忌证

1. 适应证

(1) 放化疗前侧方区域淋巴结短轴直径≥7 mm。

(2) 放化疗后侧方区域淋巴结短轴直径≥5 mm。

(3) 高分辨率 MRI 检查侧方淋巴结边缘不规则和内部信号混杂。

至少具备以上三者之一且无不可切除的远处转移者。

2. 禁忌证

(1) 侧方淋巴结侵犯近端骶骨。

(2) 侧方淋巴结侵犯梨状肌及坐骨神经。

(3) 侧方淋巴结包绕髂外血管。

(4) 不可切除的远处转移。

二、适应证与禁忌证的发展

近几十年来，各国对中低位直肠癌侧方淋巴结转移的诊断标准、手术指征一直存有争议，也分别进行了各自的探索。以日本为代表的东方国家更为积极地采用盆腔侧方淋巴结清扫术来预防和治疗侧方局部复发，而以英、美为代表的西方国家普遍将放化疗(CRT)＋

TME 作为标准治疗方案。近期研究结果对进行预防性侧方淋巴结清扫所带来的生存获益提出了质疑，并发现对于治疗前已经存在可疑侧方转移的患者，虽经 CRT＋TME 治疗，侧方复发概率仍高达 60％～80％。在争论了数十年后，随着临床数据的累积，在现有研究证据的基础上将东西方模式相结合的呼声越来越高，随之而来的问题是，如何判定侧方淋巴结清扫术的获益人群，制订手术最佳适应证，目前标准尚未统一。在此基础上，我国也制订了中国直肠癌侧方淋巴结清扫共识，推荐将盆腔高分辨率 MRI 作为中低位直肠癌初始治疗前判断侧方淋巴结受累情况的优先检查，它较 CT 和 PET/CT 更具敏感性。同时将淋巴结的大小，尤其是其短径的长度，结合淋巴结形态变化，如边缘不规则和内部信号混杂作为判断侧方淋巴结转移的指标。然而，目前对于放化疗前后淋巴结短径的阈值尚未达成共识，我国指南将初诊时侧方淋巴结短径 5～10 mm 作为临床疑诊侧方淋巴结转移的阈值，而将≥10 mm 作为临床诊断侧方转移的阈值。来自多中心大宗回顾性研究数据表明，治疗前侧方淋巴结短径≥7 mm，侧方复发率明显增高，且放化疗后仍≥5 mm 是侧方复发的独立危险因素。据此，我们将放化疗前侧方区域淋巴结短轴直径≥7 mm，放化疗后侧方区域淋巴结短轴直径≥5 mm 及淋巴结形态异常作为手术适应证。然而，新的证据也表明，即使放化疗后淋巴结短径＜5 mm，仍然存在较高比例的阳性病例。因此，对于治疗前增大的淋巴结，可以适当放宽手术指征。

第二节 · 盆腔侧方腔室的解剖及膜解剖进展

一、盆腔侧方腔室的认识

盆腔分为中央腔室及双侧的侧方腔室，中央腔室容纳盆腔器官，侧方腔室则是盆腔器官血液供应及淋巴引流的必要通路（图 8-1），了解盆腔侧方腔室的解剖对盆腔恶性肿瘤（包括起源自泌尿、生殖道或直肠的恶性肿瘤）的淋巴转移阻断至关重要。

从胚胎发育的角度看，盆骨发育向侧方牵拉盆壁筋膜与脏筋膜之间的间隙，形成了盆腔侧方腔室，最彻底的淋巴清扫应该在保留重要血管及神经的基础上将盆腔侧方腔室范围内的所有脂肪淋巴组织整块清除（图 8-2）。在清除侧方淋巴脂肪组织后可清楚显示盆腔侧方腔室的内侧、外侧及背侧壁，内侧壁由膀胱侧壁、输尿管腹下神经筋膜构成；外侧壁由髂腰肌筋膜，闭孔内肌筋膜组成；背侧壁由骶骨筋膜、梨状肌筋膜、坐骨神经前筋膜及尾骨肌筋膜组成，最尾侧为盆筋膜腱弓（图 8-3）。

二、盆腔侧方腔室膜解剖：输尿管腹下神经筋膜与膀胱腹下筋膜

随着膜解剖的发展，盆腔侧方腔室两个重要的筋膜——输尿管腹下神经筋膜和膀胱腹下筋膜，逐渐被外科医师认识和利用。输尿管腹下神经筋膜又称尿生殖筋膜、尿生殖膈、输尿管系膜，它是多层结构，从肾前筋膜（Gerota 筋膜）延续而来，包含输尿管及其系膜、上腹下丛、腹下神经、S_2～S_4 内脏神经支。膀胱腹下筋膜也是一个多层结缔组织结构，包含盆腔器

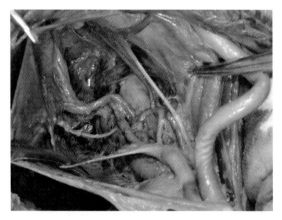

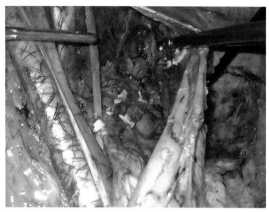

图 8‐1 新鲜灌注尸体标本显示盆腔侧方腔室中血管神经

图 8‐2 腹腔镜下直肠癌 TME + LLND 术后显示盆腔侧方腔室与中央腔室

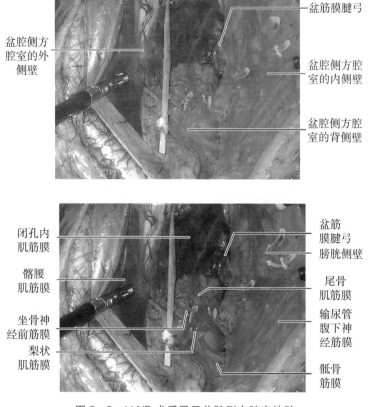

盆腔侧方腔室的外侧壁

盆筋膜腱弓

盆腔侧方腔室的内侧壁

盆腔侧方腔室的背侧壁

闭孔内肌筋膜

髂腰肌筋膜

坐骨神经前筋膜

梨状肌筋膜

盆筋膜腱弓膀胱侧壁

尾骨肌筋膜

输尿管腹下神经筋膜

骶骨筋膜

图 8‐3 LLND 术后显示盆腔侧方腔室的壁

官的供应血管及淋巴脂肪组织（NO. 263D 组）。这两个关键的筋膜层面之间及它们与周围组织之间均存在天然无血间隙，充分利用这些间隙可使手术更加安全且解剖层次清晰（图8‐4）。在 LLND 术中，通过分离这两个筋膜之间的无血间隙，可将盆腔自主神经层面与髂内淋巴脂肪组织分隔开，达到优先保护盆腔自主神经层面及输尿管的目的。膀胱腹下筋膜与闭孔淋巴脂肪组织之间也是一个无血间隙(图8-5),将这个间隙也充分分离后,膀胱腹下筋膜内盆腔器官血管蒂的内外侧均与周围组织结构分离开,无论是在侧方淋巴结清扫术或是盆腔器官联合切除术中都是重要的步骤,是将复杂手术简单化的关键步骤之一(图8-6)。

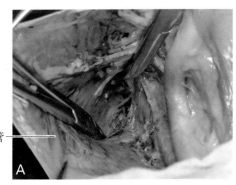
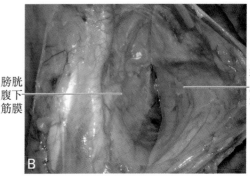

图8-4　新鲜冰冻尸体标本及 LLND 术中输尿管腹下神经筋膜与膀胱腹下筋膜之间的无血间隙

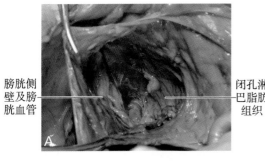
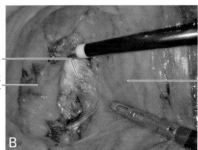

图8-5　新鲜冰冻尸体标本及 LLND 术中膀胱腹下筋膜与闭孔淋巴脂肪组织之间的无血间隙

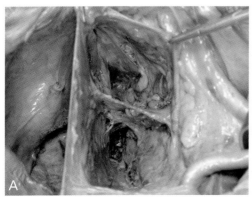
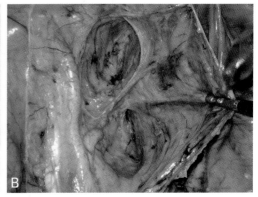

图8-6　新鲜冰冻尸体标本及 LLND 术中优先分离的侧方腔室无血管间隙

三、侧方淋巴结分组

我国专家共识定义的侧方淋巴结包括髂内淋巴结、闭孔淋巴结、髂外区域淋巴结、髂总区域淋巴、腹主动脉分叉及骶前淋巴结(图 8-7)。日本大肠癌规约(the Japanese General Rules Criteria)规定的分区:髂内淋巴结(包括 NO.263D 和 NO.263P 组,两者以膀胱上动脉为界);闭孔淋巴结(NO.283 组);髂外淋巴结(NO.293 组)、髂总区域淋巴结(NO.273 组)、腹主动脉分叉区域淋巴结(NO.280 组)(图 8-8)。

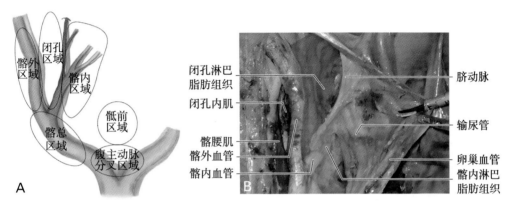

图 8-7 中国直肠癌侧方淋巴结转移诊疗专家共识(2019 版)侧方淋巴结分区及术中所见

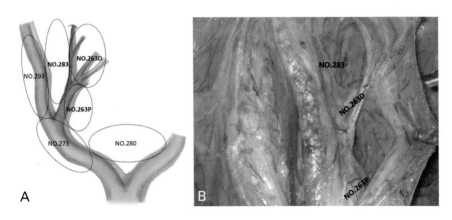

图 8-8 日本大肠癌规约规定的直肠癌侧方淋巴结分区及术中所见

直肠癌的侧方引流通道是沿直肠中动脉引流,直肠中动脉可直接起至髂内动脉或起至膀胱下动脉,无论何种起源,它均最先引流至膀胱腹下筋膜内,这就是 NO.263D 组淋巴结,这组淋巴结也通常被认为是直肠癌侧方转移的前哨淋巴结,随后引流至 NO.263P 组及 NO.283 组淋巴结。NO.283 组淋巴结在解剖上与 NO.263D 组淋巴结并没有确切界限,通常以阴部内动脉的左右侧进行影像学(MRI)区分,或者由术者手术过程中探查予以判定,当增大的淋巴结骑跨于阴部内动脉时,在预后研究中,通常被认定为 NO.283 组淋巴结。另外,NO.283 组淋巴结也可能是低位直肠癌经直肠下动脉、阴部内动脉引流的首站淋巴结。

Zhifen Chen 等分析了日本结直肠协会(JSCCR)数据库中的 3 487 例 pT$_3$~T$_4$ 低位直肠癌患者的数据(所有病例均未行术前放化疗),其中 279 例(8%)发生侧方转移的患者中,137 例(49.1%)仅发生髂内淋巴结转移,106 例(40%)转移至闭孔淋巴结,其中 16 例同时存在闭孔淋巴结和髂内淋巴结转移。《中国直肠癌侧方淋巴结转移诊疗专家共识(2019 版)》指出,进行 LLND 时应尽量彻底清除闭孔和髂内区域的淋巴结,对于其他部位侧方淋巴结转移(少于 3 枚)的病例,在联合放化疗的基础上,可考虑增加相应区域的淋巴结清扫。

第三节 · 层面优先入路腹腔镜下 LLND

一、体位

与 TME 手术一致,患者取截石位,进行侧方清扫时,操作者位于术野的对侧,即行左侧盆腔淋巴结清扫时,术者位于患者右侧,此时保持患者体位不变;行右侧盆腔淋巴结清扫时,操作者位于患者左侧,此时将手术床调整至向左侧倾斜 30°。

二、Trocar 放置

行侧方淋巴结清扫术时,Trocar 的放置与腹腔镜直肠癌 TME 相同,无须添加辅助孔,笔者常规采用五孔法,经脐放置 10~12 mm Trocar(A 点),充气后置入 30°腹腔镜作为观察孔,平右髂前上棘内 2 横指处水平置入 10~12 mm Trocar 为主刀操作孔(B 点),于右锁骨中线、脐水平或略高置入 5 mm Trocar 为主刀副操作孔(C 点);于左髂前上棘内 2 横指处置入 12 mm Trocar 为第一助手主操作孔(D 点),于左锁骨中线、脐水平或略高置入 5 mm Trocar 为第一助手副操作孔(E 点)(图 8 - 9)。

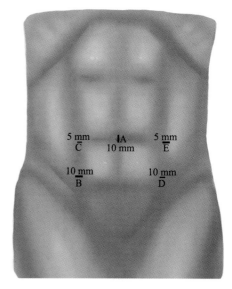

图 8 - 9　Trocar 放置示意图

三、手术操作

腹腔镜下层面优先入路盆腔侧方淋巴结清扫术总方针:优先分离无血筋膜层面,确定淋巴结界限,再清扫淋巴结。在手术中充分利用 3 个无血筋膜间隙(图 8 - 10):输尿管腹下神经筋膜与膀胱腹下筋膜间无血间隙;膀胱腹下神经筋膜与闭孔淋巴脂肪组织之间无血间隙;闭孔淋巴脂肪组织与盆壁筋膜间无血间隙。充分分离这 3 个间隙后,淋巴结的边界即已确立,在清除过程中可大大避免副损伤。具体手术步骤如下。

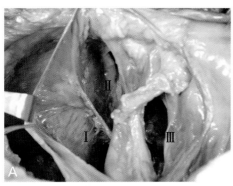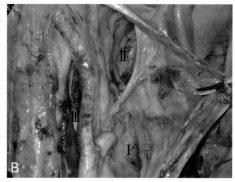

图 8-10 新鲜冰冻尸体标本及 LLND 术中优先分离的 3 个盆腔侧方无血间隙

(一) 打开后腹膜

沿髂外动脉表面打开后腹膜是比较安全的选择。首先,根据髂外动脉的搏动易于识别;其次,髂外动脉表面有动脉鞘保护,不易损伤。切开腹膜头侧自输尿管跨越髂血管处,尾侧至内环口。

(二) 分离输尿管腹下神经筋膜外侧面与膀胱腹下筋膜内侧面的无血间隙(无血间隙Ⅰ)

将后腹膜向内侧牵拉,自髂血管表面可识别输尿管并观察到输尿管蠕动,以输尿管为解剖学标志(图 8-11),分离输尿管腹下神经筋膜与膀胱腹下筋膜内侧面之间的疏松无血间隙(图 8-12)。在适当牵拉下,该间隙呈蜂窝状纤维交织,内仅有细小的输尿管滋养血管(图 8-13),超声刀予以凝断避免出血可保持视野清晰。沿此疏松间隙继续向背侧、尾侧充分分离,尾侧达输精管动脉(男)或子宫动脉(女)与输尿管交叉处,俗称"桥下流水"(图 8-14),背侧达骶骨筋膜(图 8-15)。至此,将输尿管腹下神经筋膜外侧面与膀胱腹下筋膜的内侧面充分分离。

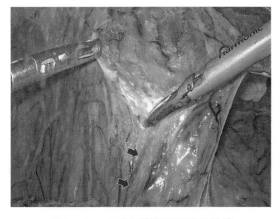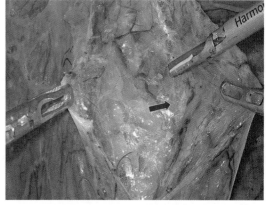

图 8-11 在髂血管表面识别输尿管　　图 8-12 输尿管与髂内血管及其周围淋巴脂肪组织之间见疏松无血间隙

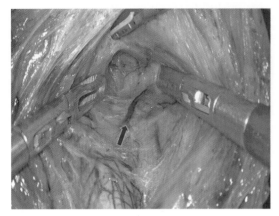

图 8-13　输尿管滋养血管

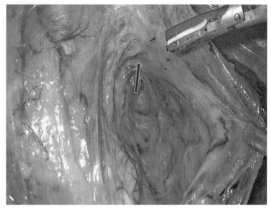

图 8-14　输精管动脉(男)、子宫动脉(女)与输尿管交叉("桥下流水")

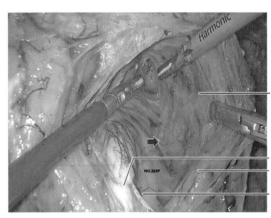

输尿管腹下神经筋膜

左髂总动脉
输尿管
左髂总静脉

图 8-15　第一间隙背侧分离至骶骨筋膜

（三）分离膀胱腹下筋膜外侧面与闭孔淋巴脂肪组织之间筋膜间隙（无血间隙Ⅱ）

识别髂内动脉前干终末支，即闭锁脐动脉（延伸为脐外侧韧带），它标志着膀胱的外侧缘，沿脐动脉外侧分离膀胱壁与闭孔淋巴脂肪组织之间的间隙。该间隙也是疏松无血结缔组织间隙（图 8-16），分离过程中可见膀胱侧壁及其表面的膀胱动静脉（图 8-17），极少数情况下有膀胱血管发向闭孔的变异血管分支，应采取钝锐结合的分离方式，小心识别并予以离断。此间隙充分向背侧分离可达尾骨肌表面，向尾侧分离到达盆筋膜腱弓（图 8-18）。

充分分离以上两个无血间隙后，使输尿管、腹下神经、膀胱侧壁与外侧的淋巴脂肪组织分离，界定了侧方淋巴脂肪组织的内侧边界。两个间隙之间则是盆腔器官的动静脉（称为盆腔器官的"血管蒂"），以及 NO.263D 组脂肪淋巴组织（图 8-19）。

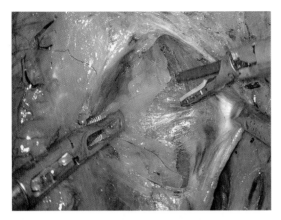

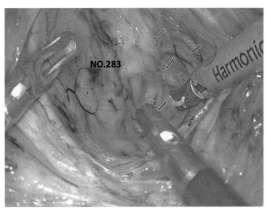

图 8-16　钳夹脐动脉向内侧牵拉显露膀胱侧壁与闭孔淋巴组织之间的疏松无血间隙

图 8-17　紧贴膀胱侧壁进行分离可见膀胱侧壁表面的膀胱上下动静脉及其分支

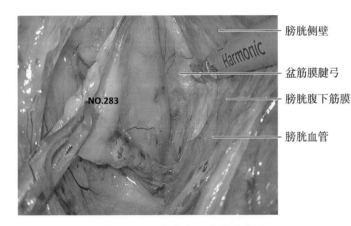

膀胱侧壁

盆筋膜腱弓

膀胱腹下筋膜

膀胱血管

图 8-18　分离直至盆筋膜腱弓

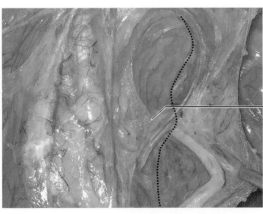

侧方淋巴结的内侧界

图 8-19　侧方淋巴结的内侧界

（四）分离盆壁筋膜与闭孔淋巴脂肪组织之间的筋膜间隙（无血间隙Ⅲ）

在界定了侧方淋巴组织的内侧面后进行淋巴组织外侧面的分离，即分离闭孔淋巴脂肪

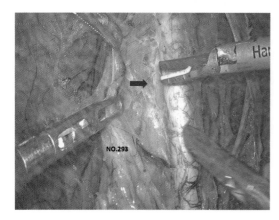

图 8-20 自髂外动脉外侧分离第三间隙（保留 NO.293 组淋巴脂肪组织）

组织与盆壁筋膜之间的间隙，这也是疏松无血间隙，易于分离。笔者常用的方法是通过髂外血管外侧分离这一间隙（图 8-20）。

沿髂外动脉外侧分离髂外血管与盆壁筋膜之间的间隙，保留 NO.293 组淋巴结。向内侧牵拉髂外动脉，即可显露髂腰肌筋膜，沿髂腰肌筋膜表面分离盆壁筋膜与闭孔淋巴脂肪组织之间的疏松无血间隙（图 8-21）。向背侧充分扩展至骶髂关节，显露髂腰血管，向尾侧拓展显露闭孔内肌筋膜，向头侧拓展可显露闭孔神经上段、腰骶干，此时即充分将闭孔淋巴脂肪组织与盆壁筋膜分离，确定了侧方淋巴组织的外侧界（图 8-22）。

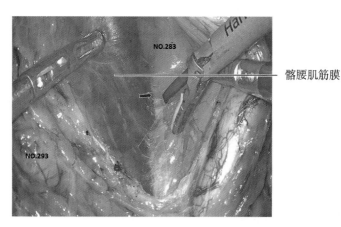

图 8-21 髂腰肌筋膜与闭孔淋巴脂肪组织间无血管间隙

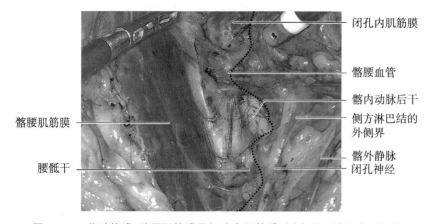

图 8-22 盆壁筋膜：髂腰肌筋膜及闭孔内肌筋膜，侧方淋巴结的外侧界线

　　继续分离闭孔淋巴组织背侧,沿髂内血管表面将闭孔淋巴组织与背侧的梨状肌筋膜、坐骨神经筋膜分离,显露髂内静脉并向尾侧拓展直至闭孔静脉根部(图8-23),予以结扎、离断闭孔静脉,此时确立了闭孔淋巴脂肪组织的背侧边界(图8-24)。

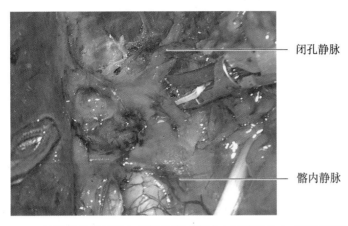

右上：闭孔静脉
右下：髂内静脉

图8-23　继续沿盆壁筋膜向背侧分离显露髂内动静脉分支,离断闭孔静脉

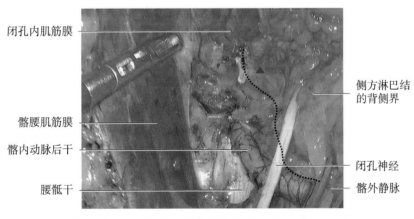

闭孔内肌筋膜
髂腰肌筋膜
髂内动脉后干
腰骶干
侧方淋巴结的背侧界
闭孔神经
髂外静脉

图8-24　背侧分离后确定侧方淋巴脂肪组织的背侧界

（五）清扫闭孔淋巴脂肪组织(NO.283组)

　　将闭孔淋巴组织自髂外血管鞘上剥离(图8-25),向尾侧继续分离,显露耻骨降支、闭孔内肌筋膜。沿闭孔内肌筋膜表面离断闭孔淋巴结尾侧,注意保护闭孔神经,紧贴闭孔内肌筋膜钳夹切断闭孔动静脉(图8-26),并将闭孔淋巴脂肪组织自盆筋膜腱弓、尾骨肌表面剥离。转而进行头侧、腹侧分离,将闭孔淋巴组织自髂内外动脉分叉处离断(图8-27),并沿

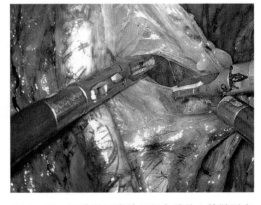

图8-25　闭孔淋巴脂肪组织自髂外血管鞘剥离

髂内动脉表面继续游离。此时闭孔区域淋巴脂肪组织尾侧、头侧均离断，经阴部内动脉与髂内淋巴组织相互延续，待与髂内淋巴结一并切除。

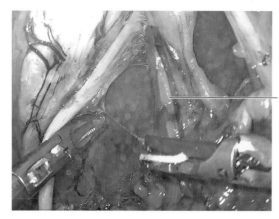

闭孔动静脉

图 8-26 全程保护闭孔神经，近闭孔管离断闭孔动静脉及 NO.283 组淋巴结尾侧

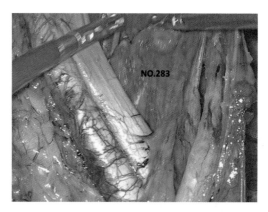

NO.283

图 8-27 离断 NO.283 组淋巴结头侧

（六）清扫髂内淋巴脂肪组织（NO.263P 和 NO.263D 组淋巴结）

在髂内外动脉分叉水平，于髂内动脉内侧分离 NO.263P 组淋巴结（图 8-28），打开髂内静脉血管鞘，剥离淋巴脂肪组织并向尾侧分离至髂内动脉前干。

继续向尾侧分离，在单侧清扫时，离断髂内血管前干主干，并沿后干分离，离断所有发向内脏方向的血管分支（膀胱腹下筋膜内的所有血管分支），最终沿阴部内动脉到达阴部管（图 8-29）。在离断膀胱下血管时应注意避免损伤其尾侧（靠近阴部管处）的 S_4 神经内脏支及阴部神经（图 8-30）。此时全程显露阴部内动脉直达阴部管，同时侧方淋巴脂肪组织仅内侧与膀胱侧壁附着，此时向外侧牵拉侧方淋巴组织，紧贴膀胱与输尿管腹下神经筋膜表面离断膀胱动静脉、脐动脉、子宫动脉等内侧端，最终 En Bloc 切除侧方淋巴组织（图 8-31）。有时在膀胱下动脉或直肠中动脉血管周围可见小的淋巴结，需紧贴膀胱壁切除，避免残留阳性淋巴结（图 8-32）。

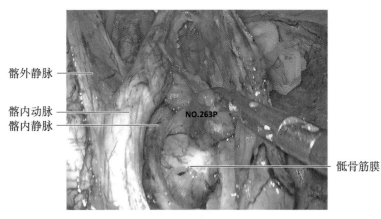

髂外静脉

髂内动脉
髂内静脉

NO.263P

骶骨筋膜

图 8‐28 清扫 NO.263P 组淋巴结

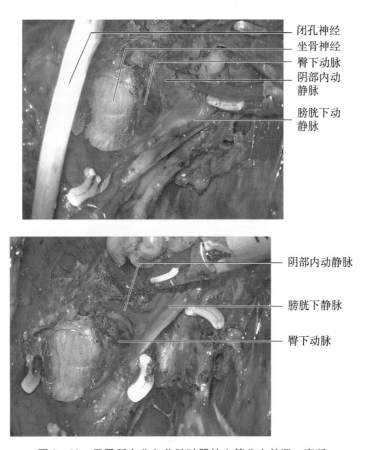

闭孔神经
坐骨神经
臀下动脉
阴部内动
静脉
膀胱下动
静脉

阴部内动静脉

膀胱下静脉

臀下动脉

图 8‐29 显露所有分向盆腔脏器的血管分支并逐一离断

在进行双侧清扫时,予以保留膀胱上动脉,并将血管周围脂肪淋巴组织自血管鞘剥离。我们的观点是不保留膀胱下动静脉,此处是直肠癌侧方转移的第一站,也是最容易导致残留的位置。术中全程显露阴部内动脉或者切除阴部内动脉及切除膀胱下动静脉是判定清扫彻底性的标准之一。

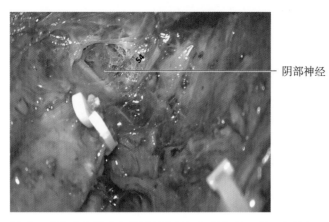

图 8-30　膀胱下动静脉离断后在其尾侧靠近阴部管部位可见阴部神经及 S₄ 内脏支

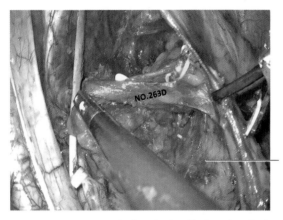

图 8-31　NO.263D 组淋巴结仅内侧与输尿管腹下神经筋膜及膀胱侧壁交界处相连

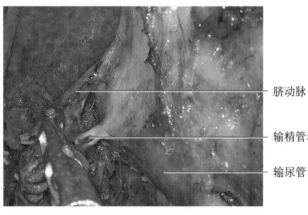

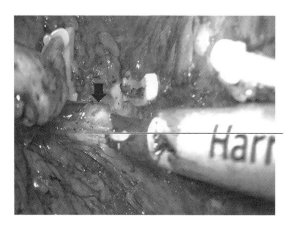

直肠中动脉

图 8-32 贴近输尿管腹下神经筋膜及膀胱表面离断血管避免残留小的淋巴结

清除侧方淋巴结后显示盆腔侧方腔室全貌（图 8-33），侧方腔室各壁平整，解剖结构清晰。笔者的习惯是单侧清扫可以切除所有髂内血管内脏支，双侧清扫保留至少一侧膀胱上动脉。

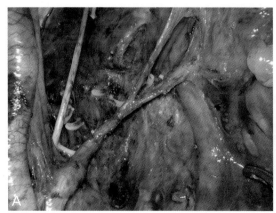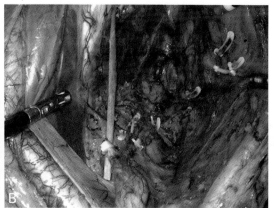

图 8-33 保留与不保留膀胱上动脉的术后视野

（七）切开盆筋膜腱弓并贯通侧方淋巴结清扫后腔隙及 TME 后腔隙

钝锐结合切开盆筋膜腱弓，使得盆腔侧方腔室与盆底互通，渗出液经该通道引流至盆底，经引流管引至体外，避免术后渗出液在侧方腔室积聚，形成术后淋巴囊肿（图 8-34）。

（八）关闭后腹膜

可吸收缝线连续缝合关闭后腹膜，优势是避免小肠嵌顿及粘连在裸露的血管壁上，打开盆筋膜腱弓后，盆腔侧方腔室不需额外放置引流（图 8-35）。

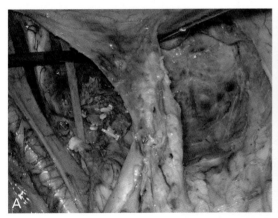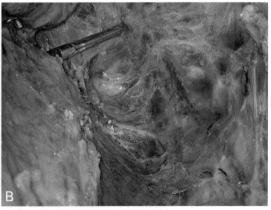

图 8–34 钝锐结合打开盆筋膜腱弓

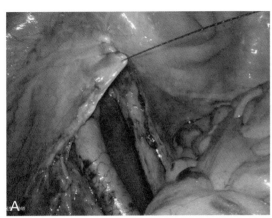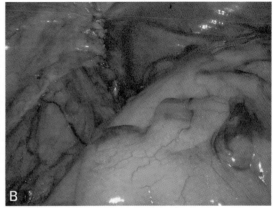

图 8–35 关闭后腹膜

　　直肠癌侧方淋巴结清扫是肛肠外科医师公认的难度较高的手术之一，究其原因是肛肠科医师大多对盆腔侧方腔室的解剖认识不足，且盆腔侧方血管神经网络丰富，导致手术难度增加。随着层面外科的发展，外科医师对盆腔侧方腔室的解剖有了更新的认识，从筋膜层面的角度去思考可使复杂的解剖变得简单，层面之间无血间隙的利用则可以使手术操作变得安全易行。我们介绍的方法是一个高度可重复性的手术方式，在拓展层面及清除淋巴结的过程中逐一显露关键的解剖标识，最终可获得满意的淋巴清扫效果。

　　（扫码观看手术视频）

（杨红杰　孙轶）

第九章
ISR 的并发症及处理

随着对低位直肠解剖、生理功能及直肠癌肿瘤生物学行为的不断认识及新的综合治疗手段的应用，保留肛门的直肠癌根治术越来越受到重视。经括约肌间切除术（ISR）近年来得到广泛应用，使部分低位直肠癌患者在保证肿瘤根治的基础上，免遭切除肛门的痛苦。然而，作为一种极限保肛术式，ISR 除了对手术技术有较高要求外，也可能发生吻合口漏（AL）、吻合口狭窄、肠梗阻、新直肠脱垂等并发症，需要引起临床重视。本章专门对 ISR 相关的并发症及其处理展开阐述。

第一节 · ISR 的并发症种类

ISR 的并发症主要包括吻合口漏、盆腔感染、吻合口出血、小肠梗阻、直肠/肛管阴道瘘、吻合口狭窄、慢性骶前窦道、预防性造口不能还纳、新直肠脱垂、低位前切除综合征（LARS），以及其他少见并发症，总体发生率在 0.9%～36.7%。2012 年，Martin ST 系统综述分析（表 9-1）显示，9.1% ISR 患者术后出现吻合口漏，2.2% 患者最后发展为吻合口瘘（直肠/肛管阴道瘘）。盆腔严重感染的发生率为 2.4%，绝大多数起源于吻合口漏。文献报道的晚期并发症主要包括新直肠脱垂、吻合口狭窄及预防性造口不能还纳等。日本最近发表一项关于 ISR 的全国性研究结果（表 9-2）显示：纳入 ISR 患者 2 117 例，36.7% 的患者出现术后并发症。术后并发症主要包括吻合口漏 9.5%（202/2 117），直肠/肛管阴道瘘 1.7%（37/2 117）及吻合口狭窄 5.2%（111/2 117）。

表 9-1 ISR 并发症荟萃

参考文献	吻合口漏（%）	吻合口狭窄（%）	瘘*（%）	盆腔感染（%）	伤口并发症（%）	出血（%）	肠梗阻（%）	直肠黏膜脱垂（%）
Akasu 等（2008）	13	NR	NR	NR	NR	NR	NR	NR
Bannon 等（1995）	0.9	0.9	0.9	0.9	1.8	0.9	0.9	1.8
Braun 等（1992）	10	3	0	0	8	0	3	NR
Chamlou 等（2007）	9	0	1	5	1	2	0	NR

参考文献	吻合口漏(%)	吻合口狭窄(%)	瘘*(%)	盆腔感染(%)	伤口并发症(%)	出血(%)	肠梗阻(%)	直肠黏膜脱垂(%)
Han 等(2009)	3	0	0	0	5	0	0	NR
Hohenberger 等(2006)	NR	NR	NR	NR	NR	NR	NR	NR
Kohler 等(2000)	48	10	19	0	6	3	10	NR
Krand 等(2009)	4	2	0	2	9	0	2	NR
Rullier 等(2005)	11	0	2	3	0	7	0	NR
Saito 等(2009)	NR	NR	NR	NR	NR	NR	NR	NR
Saito 等(2006)	10.1	0	1.3	4.4	0	1.3	0	1.3
Schiessel 等(2005)	NR	NR	5.1	NR	NR	0.8	NR	NR
Weiser 等(2009)	5	16	5	0	7	0	16	NR
Yamada 等(2009)	4.7	8.4	0	0	3.7	0	8.4	3.7
加权平均数	9.1	2.7	2.2	2.4	2.7	1.4	0.9	2

注:＊瘘指直肠阴道瘘和肛管阴道瘘。NR:not report,未报道。

资料来源:MARTIN ST, HENEGHAN HM, WINTER DC. Systematic review of outcomes after intersphincteric resection for low rectal cancer [J]. Br J Surg, 2012,99(5):603-612.

表 9-2 日本 2117 例 ISR 术后并发症总结

	完全 ISR [$n=399$]	次全 ISR [$n=559$]	部分 ISR [$n=11591$]	[$n=2117$]	系统综述[d] [$n=1289$]
死亡率	2(0.5%)	0	0	2(0.1%)	0.8%(0~6%)
并发症发生率	141(35.3%)	208(37.2%)	427(36.8%)	776(36.7%)	25.8%(8%~65%)
吻合口漏 分级[Ⅱ:Ⅲa: Ⅲb:Ⅳa,b][a]	32(8.0%) [8:18:6:0]	55(9.8%) [28:13:14:0]	115(9.9%) [50:44:21:0]	202(9.5%)	9.1%(0.9%~ 48%)
瘘管形成[b] 分级[Ⅱ:Ⅲa: Ⅲb:Ⅳa,b][a]	9(1.4%) [3:2:4:0]	8(1.4%) [1:3:3:1]	20(1.7%) [6:5:9:0]	37(1.7%)	2.2%(0~19%)
吻合口狭窄 分级[Ⅱ:Ⅲa: Ⅲb:Ⅳa,b][a] P 值[c]	14(3.5%) [7:6:1:0]	26(4.7%) [9:14:3:0] 0.384	71(6.1%) [32:31:7:0] 0.047	111(5.2%)	2.7%(0~16%)
其他 分级[Ⅱ:Ⅲa: Ⅲb:Ⅳa,b][a]	95(23.8%) [58:26:8:3]	137(24.5%) [100:30:5:2]	269(23.2%) [158:76:29:6]		

注:括号中的值是百分比。[a] Clavien-Dindo 分级。[b] 直肠阴道瘘和肛管阴道瘘。[c] 对比完全 ISR。[d]Martin 等的系统综述。

资料来源:YAMADA K, SAIKI Y, TAKANO S, et al, Long-term results of intersphincteric resection for low rectal cancer in Japan [J]. Surg Today, 2019,49(4):275-285.

第二节 · ISR 术后吻合口漏

一、ISR 术后吻合口漏发生率

2012 年，*Br J Surg* 的一篇系统综述纳入了 14 篇研究，包含 1 289 例 ISR 患者，最后统计的 AL 发生率为 9.1%（0.9%～48%）。日本 2019 年发表的关于 ISR 的全国性调查结果，总共纳入 2005—2014 年 2 117 例 ISR 患者，AL 发生率为 9.5%。两者总体发生率比较接近。临床上将直肠 AL 分为两大类：早发性 AL 和迟发性 AL。早发性 AL 发生在手术后 30 天内，迟发性 AL 发生时间则晚于 30 天。

二、AL 的临床表现、分级系统及不良转归

目前，临床常用的两个主要直肠癌 AL 分级系统为 Clavien-Dindo 并发症分级系统（表 9-3）和国际直肠癌研究组（International Study Group of Rectal Cancer，ISREC）分级系统（表 9-4）。ISR 术后患者常伴有预防性肠造口，故绝大多数 AL 为 A 级漏（亚临床漏）或 B 级漏。亦有少数 ISR 术后 AL 患者 C 级漏。少数 AL 患者后期进展为吻合口狭窄、直肠阴道瘘（RVF）及骶前窦道等，导致肛门功能障碍、需要再次手术或预防性造口不能还纳等严重不良后果。

表 9-3 Clavien-Dindo 并发症分级标准

分级	定 义
Ⅰ	任何偏离于正常术后病程的变异，但不需要药物、手术、内镜、介入等处理
	允许的药物包括：止吐药、退热药、止痛药、利尿剂、电解质；物理治疗；伤口感染床旁开放
Ⅱ	需要除Ⅰ级允许范围之外的用药；需要输血和全肠外营养
Ⅲ	需要手术、内销或介入治疗
Ⅲa	不需要全身麻醉进行操作
Ⅲb	需要全身麻醉下操作
Ⅳ	威胁生命的并发症，包括中枢神经系统的并发症，以及需要外科监护室处理的并发症
Ⅳa	单器官功能衰竭（包括透析）
Ⅳb	多器官功能衰竭
Ⅴ	患者死亡
后缀 d	如患者出院时仍有并发症，则在记录时加上后缀"d"，提示患者仍需后续随访以充分评估并发症情况

资料来源：DINDO D, DEMARTINES N, CLAVIEN PA. Classification of surgical complications: a new proposal with evaluation in a cohort of 6336 patients and results of a survey [J]. Ann Surg, 2004, 240(2):2205-2213.

表 9-4　国际直肠癌研究组吻合口漏分级标准

分级	临 床 表 现
A 级	亚临床吻合口漏，也称作影像学吻合口漏，无临床症状；不需特殊治疗
B 级	表现为腹痛、发热，脓性或粪渣样引流物自肛门、引流管或阴道流出（直肠阴道瘘），白细胞及 C 反应蛋白升高；需保守治疗的吻合口漏
C 级	表现为腹膜炎、脓毒症，以及其他 B 级吻合口漏的临床表现；需二次手术治疗的吻合口漏

资料来源：RAHBARI NN, WEITZ J, HOHENBERGER W, et al. Definition and grading of anastomotic leakage following anterior resection of the rectum: a proposal by the International Study Group of Rectal Cancer [J]. Surgery, 2010, 147(3): 339 - 351.

我国学者汤坚强等报道了 302 例直肠癌腹腔镜 ISR 患者研究结果，88.1% 行回肠保护性造口，AL 发生率为 7.9%（24/302），均为早发性。其中 A 级漏 10 例，B 级漏 9 例，C 级漏 5 例。AL 愈合时间为 74 天（14～180 天）。9 例 AL 患者 3 个月后发生吻合口重度狭窄（吻合口直径<1 cm）；7 例 AL 患者发生吻合口轻度狭窄，处理后成功还纳造口。关于 ISR 术后 AL 对肛门功能的影响，2017 年日本国立癌症研究中心的一项研究显示，2000—2012 年连续 341 例接受 ISR 的患者，59 例（17%）术后出现 AL。将 AL 患者分为三组：Ⅰ组（对照组）：不存在漏或 Clavien-Dindo Ⅲ 级以下漏；Ⅱ组（重度吻合口漏组）：Clavien-Dindo Ⅲ 级以上漏 36 例；Ⅲ组：完全裂开组 13 例。随访 2 年，Ⅲ组 Wexner 失禁评分（WIS）高于其他两组，WIS≥16 患者比例高达 40%。Ⅲ组患者肛门对气体、液体的控制能力最差，排便困难最明显。3 年预防性造口还纳率Ⅱ组（78.6%）和Ⅲ组（61.5%）显著低于对照组（88.7%；$P<0.01$）。此外，Ⅱ组和Ⅲ组的吻合口狭窄率高于对照组（16.7 和 38.5 vs 1.8%；$P<0.01$）。

三、ISR 术后 AL 的危险因素

2010 年，日本学者 Akasu T 对未行放疗的 120 例 ISR 患者，结合 47 项临床病例参数分析 ISR 术后吻合口漏发生的风险因素。120 例患者中有 106 例（88.3%）同时行预防性肠造口。ISR 术后吻合口漏发生率为 13%（15/120）。多因素分析显示，输血、结肠 J 型袋及肺部疾病是 ISR 术后发生 AL 的独立危险因素。2016 年日本另一项研究分析了 135 例未行预防性肠造口的 ISR 患者资料，术后 AL 发生率为 17%。单因素分析结果显示：男性、术前化疗、PISR、LLND、肿瘤距齿状线距离及端端吻合与术后 AL 相关。其中男性、PISR、肿瘤距齿状线距离、端端吻合与需手术干预的严重 AL 相关。进一步多因素分析表明，PISR、端端吻合是预测 ISR 术后 AL 的独立危险因素。国内刘军广等分析了 2012—2019 年 302 例 ISR 患者的临床资料，单因素分析结果显示，AL 发生与性别、术前血白蛋白水平、新辅助同步放化疗、是否保留左结肠动脉及是否行预防性回肠造口有关。多因素回归分析结果显示，男性、未保留左结肠动脉及未行预防性回肠造口是术后吻合口漏发生的独立影响因素。作者由此认为，男性、新辅助同步放化疗、术中未保留左结肠动脉及未行预防性回肠造口是低位直肠癌腹腔镜 ISR 术后吻合口漏发生的独立影响因素。此外，该团队根据多因素回归分析结果构建了腹腔镜低位直肠癌 ISR 术后吻合口漏的列线图预测模型，受试者工作特征曲线

的曲线下面积为 0.840(95%CI:0.766~0.914)。内部验证显示,一致性指数为 0.840,模型区分度较好。该预测模型的价值需要进一步研究证实。

日本学者 Toyoshima A 等最近研究发现,高 BMI 和较小的骨盆入口平面面积是 ISR 术后 AL 的统计学危险因素。根据 ROC 曲线,选取骨盆入口平面面积的最佳临界值为 $10\,074\,mm^2$。狭窄的骨盆入口平面面积($\leqslant 10\,074\,mm^2$)预测 AL 的灵敏度为 90%,特异度为 85.9%,准确率为 86.3%。笔者认为 ISR 术后 AL 与手术难度、手术团队配合密切相关。笔者分析了 2016 年 1 月至 2020 年 11 月间 100 例行 ISR 的低位直肠癌患者的临床信息及影像学资料,根据患者的临床信息建立 ISR 难度的评分标准,将患者分为容易组和困难组,多因素 Logistic 回归分析显示肥胖(BMI$\geqslant 28\,kg/m^2$)(亚洲人平均 BMI 为 $25\,kg/m^2$)、新辅助放化疗、直肠系膜脂肪面积$\geqslant 21.90\,cm^2$ 及坐骨结节间距$\leqslant 10.29\,cm$ 是 ISR 难度的独立预测因素。对高 BMI、术前放化疗及 MRI 参数等提示经腹 ISS 游离困难或离断困难者,建议预案联合传统的经肛入路 ISR 或 TaTME。合理地选择 ISR 手术入路可能降低术后 AL 的发生。

四、预防性造口对于降低 ISR 术后 AL 的作用

对于中低位直肠癌,预防性肠造口与术后 AL 发生的相关性仍有较大争议。一般认为,预防性造口无法降低中低位直肠癌术后 AL 的发生率,但可减少 AL 发生后导致的严重感染及再次手术的概率。TME 与 ISR 的吻合口位置不同(分别位于外科肛管的上方和其内),因此排便时肛门括约肌对两者的影响不同。目前尚缺乏 ISR 预防性造口与术后 AL 发生的相关性的可靠证据。临床上,对于存在 AL 高风险,但又强烈拒绝预防性肠造口者,可行经肛直肠拖出切除、延期结肠-肛管手工吻合术(Turnbull-Cutait,国内多称为改良 Bacon 手术)。

五、保留左结肠动脉对于降低 ISR 术后 AL 发生的作用

直肠癌根治术中保留左结肠动脉(LCA)已被越来越多的外科医师所接受,但其在是否能够降低吻合口并发症,以及是否影响肿瘤学疗效等方面仍存在争议。AL 是直肠癌手术较为严重的并发症之一,吻合口血供不足是其重要原因。保留 LCA 有利于吻合口血供已成为多数研究的共识。直肠癌根治术中是否应保留 LCA 目前仍有争议。在行 ISR 时,LCA 的保留除与吻合口血供关系密切外,有时还与吻合口张力有关。有研究结果显示,术中未保留 LCA 是腹腔镜低位直肠癌 ISR 术后吻合口漏的独立影响因素之一。

Shaibu 等评估保留 LCA 对低位直肠癌保肛手术(低位前切除、超低位前切除和 ISR 吻合口血供、张力和 AL)的影响。纳入 2011—2020 年低位直肠癌切除术患者 103 例:保留 LCA 组 61 例和根部结扎肠系膜下动脉 42 例,发现 AL、腹腔脓肿两组比较差异有统计学意义。作者认为,保留 LCA 可增加吻合口血供,降低低位直肠癌保肛手术后 AL 发生率。童卫东团队的一项关于直肠癌前切除术 LCA 保留与不保留的倾向评分匹配分析研究显示,LCA 保留组 AL 发生率显著低于未保留组(3.3% vs 13.3%,$P=0.048$)。两组在出血量、手术时间、术中并发症、淋巴结清扫总数、阳性淋巴结数、术后住院时间等方面无显著差异。

保留 LCA 可降低术后 AL 发生率，且不影响收获的淋巴结数量。该研究中纳入 ISR 病例占比相对较少，仍需要更大样本量的研究来证实这些结论。

六、吲哚菁绿(ICG)荧光技术与 ISR 术后 AL

在结直肠癌手术中运用 ICG 荧光技术可以比较精准地判断近端结肠肠管血供(图 9-1)，但是否减少术后 AL 发生率尚缺乏高级别循证医学证据的支持。日本的一项倾向匹配回顾性研究比较了 141 例行 ICG 荧光辅助 LAR 或 ISR 和相匹配的 703 例未行 ICG 的病例，表明 ICG 技术的运用可以降低术后吻合口漏的发生(2.8% *vs* 13.6%，*P*<0.01)。美国一项多中心 RCT 研究结果显示，通过 ICG 可以成功地观察肠管血流灌注，但并未改变 AL 发生率。该研究共有 25 个中心参加，招募了 347 名吻合口距肛缘 10 cm 以内的直肠癌手术患者，其中 178 人被随机分配到 ICG 组，169 人被分配到对照组。ICG 组 AL 发生率为 9.0%，而对照组为 9.6%(*P*=0.37)。日本国立癌症研究中心的一项回顾性单中心队列研究纳入了 2010 年 5 月至 2017 年 8 月间 293 例接受腹腔镜 ISR 的患者。将患者分为 2 组：ICG 组(70 例)和未使用 ICG 对照组(193 例)。术后早发性 AL 发生率：对照组显著高于 ICG 组(14.6% *vs* 0，*P*=0.001)，而迟发性 AL 发生率：对照组与 ICG 组间无显著差异(4.9% *vs* 4.6%，*P*=0.9)。术后慢性窦道/吻合口瘘/吻合口狭窄的发生率：ICG 组显著低于对照组(1.4% *vs* 10.4%，*P*=0.02)。另一项日本的回顾性队列研究亦发现，ICG 成像可降低腹腔镜下低位前切除术或 ISR 术后 AL 的发生率。ICG 组(73 例)和非 ICG 组(114 例)分别有 3 例(4.1%)和 14 例(12.3%)发生 AL。ICG 组注射的中位灌注时间为 34 秒，5 例患者(6.8%)根据 ICG 成像结果调整了上切缘，且这 5 例患者术后未发生 AL。

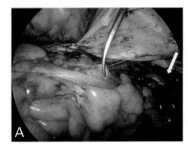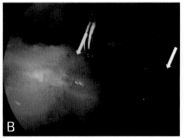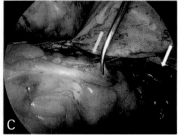

图 9-1　结直肠癌手术中运用 ICG 荧光技术

注：白色箭头指示原定的上切缘；黄色箭头指示 ICG 显影后调整的上切缘。
资料来源：KONDO A, KUMAMOTO K, ASANO E, et al. Indocyanine green fluorescence imaging during laparoscopic rectal cancer surgery could reduce the incidence of anastomotic leakage: a single institutional retrospective cohort study [J]. World J Surg Oncol, 2022,20(1):397.

上述研究均初步提示，ICG 荧光血管造影有助于鉴别近端肠管局部血管灌注不良，而后者可能导致 ISR 术后早发性 AL，ICG 荧光显像有助于结肠-肛管吻合的血运判断。需要通过多中心、随机 RCT 研究进一步验证 ICG 荧光在降低直肠癌 ISR 术中 AL 发生率中的明确获益。

七、ISR 吻合口的加固与 AL

在 ISR 完成吻合后,可在气腹状态下行逆向充气试验:盆腔灌注生理盐水后,经肛观察有无气体从吻合口漏出(气泡或细微漏气声)。因吻合口离肛缘近便于暴露,逆向充气试验阳性患者经肛直视下予以加固吻合口(图 9 - 2)。关于吻合口加固对 AL 发生率的影响,目前研究主要集中在中低位直肠癌的 TME 手术方面,初步结果令人满意。一项小样本的研究数据表明,对位于齿线上方 1~3 cm 的吻合口进行经肛加固与预防性回肠造口术后的 AL 发生率相似。ISR 吻合口加固对 AL 的影响未见报道,需要进一步研究。

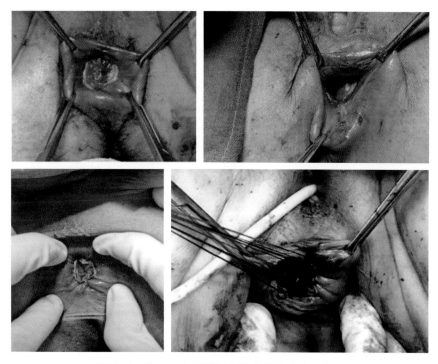

图 9 - 2　逆向充气试验及经肛直视下吻合口加固

八、经吻合口间隙置管引流降低 ISR 术后 AL

ISR 术后肛提肌裂孔平面以下吻合口周围积液引流不畅是导致 AL 的重要原因之一。ISR 术后吻合口周围积液的原因主要有以下几种:①盆底解剖位置深在,容易积液,但常规引流效果欠佳;②术前贫血、低蛋白血症、新辅助放化疗及高 BMI 等原因导致盆底和括约肌间隙游离不顺利;③术中盆腔放置止血材料或异物过多、术后盆腔渗血或渗液等;④过早拔出引流管,导致出现吻合口裂开后无法经腹经肛门对流冲洗。因此,有效引流吻合口周围积液可能减少 LAR 或 ISR 术后 AL 发生率。

笔者团队的探索:对 ISR 行手工吻合者,除常规放置盆腔引流管外,经吻合口缝针间隙置入 2~3 根带有多个小侧孔的长约 10 cm 输液管至盆腔,经输液管冲洗 1 周,保持引流通畅(图 9 - 3)。此措施可以显著降低经腹放置盆腔引流管引起的肛提肌裂孔平面以下吻合口周围积液引流不充分的问题。笔者回顾性分析了 2017—2021 年 34 例接受 ISR 并行手工吻合的患者，根据是否经吻合口置入细管引流将患者分为经吻合口置管引流组（TADT，$n=14$）和非 TADT 组（$n=20$），比较两组患者术后并发症（如 AL）的发生率，并评估 ISR 术后 1 年患者的肛门功能。非 TADT 组 6 例发生 AL，而 TADT 组没有发生（$P=0.031$），TADT 组的住院时间更短（$P=0.007$）。在手术时间、失血量、疼痛评分、吻合口狭窄、肠梗阻或伤口感染发生率等方面，两组间无显著差异。

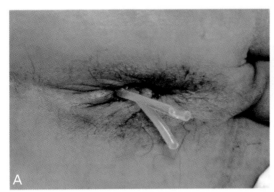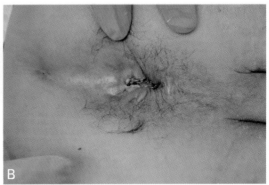

图 9-3　吻合口缝针间隙置入带有小侧孔输液管冲洗

注：(A)术后第 1 天经吻合口间隙置管肛门外观；(B)拔出吻合口间隙置管后肛门外观。

引自：ZHONG X, XIE X, HU H, et al. Trans-anastomotic drainage tube placement after hand-sewn anastomosis in patients undergoing intersphincteric resection for low rectal cancer: an alternative drainage method [J]. Front Oncol, 2022, 12:872120.

九、ISR 术后预防性肠造口还纳后再发 AL

ISR 术后预防性肠造口还纳后出现 AL 病例，国内外文献均有报道。汤坚强等报道 371 例接受部分 ISR 的患者中有 31 例（8.4%）术后并发 AL。其中预防性造口术后 AL 23 例（23/307，7.5%）。符合吻合口漏临床愈合标准的 15 例患者于初次术后 3~16 个月行造口回纳，其中 8 例（8/15，53.3%）再次出现吻合口漏。单因素分析结果显示，新辅助放化疗（是 vs 否：100.0% vs 30.0%，$P=0.026$）、初次术中出血量（>50 mL vs $\leqslant50$ mL：87.5% vs 14.3%，$P=0.010$）及吻合口内镜下缺血征象（有 vs 无：85.7% vs 25.0%，$P=0.041$）与再发吻合口漏相关。日本学者 Kitaguchi 等研究发现，ISR 术后 AL 患者造口回纳后再发漏的发生率为 25%，而传统 TME 手术再发 AL 概率仅为 5%。关于 ISR 术后预防性肠造口还纳后再发 AL 的原因可能有以下几种：①造口还纳前常规检查（碘水造影、结肠镜及直肠肛管 MRI），易遗漏微小病灶；②造口还纳后由于较重 LARS 或放化疗等使原本存在部分 AL 后假性愈合或愈合不良者重新再发漏。

笔者所在单位 180 例 ISR 病例中，在行常规评估的造口还纳患者术后再发 AL 2 例。笔者认为，ISR 术后、造口还纳前吻合口微小瘘漏诊可能是造口还纳术后再发 AL 的原因之一，其原因主要包括：①预防性造口转流了肠液，使吻合口微小瘘在造口还纳前无症状；②因

ISR 吻合口位于齿线附近,造口还纳前常规的碘水造影、结肠镜及直肠肛管 MRI 等检查容易遗漏微小病灶。

笔者提出了一种 ISR 术后吻合口微小瘘诊断新方法——碘水排粪造影法(图 9-4),具体方法如下。①先行常规碘水造影:嘱患者左侧卧位,经肛门插入肛管,注入适量稀释碘海醇后开始摄片,观察造影剂是否存在外溢征象;②排粪造影:拔除肛管,嘱患者坐于便桶上用力排便,观察造影剂是否存在外溢征象。

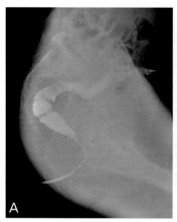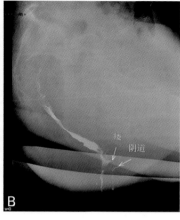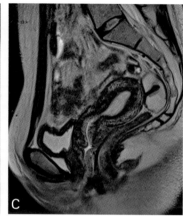

图 9-4　碘水排粪造影法

注:(A)碘水造影,未发现瘘;(B)碘水排粪造影,发现直肠阴道瘘;(C)MRI 未发现瘘。

该方法的优点:①用力排便时肛管压力的增加使水性造影剂通过瘘口渗入微小组织间隙,有效规避了传统碘水造影时肠腔压力不足和排粪造影中可能存在钡剂残留瘘管或窦道的风险;②该方法与结肠镜及 MRI 联合运用,有望提高 ISR 术后吻合口微小瘘诊断阳性率。

十、AL 预防(围手术期)三要素

1. 严于术前　针对与患者相关的 AL 危险因素采取预防措施,主要包括术前纠正贫血、低蛋白血症,重视围手术期营养支持治疗,合理决策新辅助治疗后手术时间,尽可能行肠道准备。

2. 精于术中　建立成熟稳定的 ISR 手术团队对手术质量控制、减少手术并发症至关重要。恒压气腹机的使用可减少括约肌间隙游离时盆底烟雾,更利于精准的手术操作。吻合口的张力与血供是外科医师术中关注的重点。在不影响吻合口张力的前提下,对部分患者(高龄、合并代谢性疾病、新辅助放化疗治疗后、乙状结肠降结肠旋转不良)保留 LCA。观察和评估吻合口近端肠管血供的传统方法包括触摸血管搏动、观察肠管蠕动及观察边缘动脉或肠管断端活动性出血情况等(图 9-5)。条件允许时可使用 ICG 荧光观察肠管及吻合口血供。必要时,根据需要游离脾曲以保证无张力结肠-肛管吻合。对降结肠、乙状结肠旋转不良患者,必须避免损伤边缘血管弓。离断肠管时,应避免闭合器 2 次以上离断。盆底操作应严格止血，避免使用不可吸收的止血材料（可能的感染源）。吻合后经肛直视下观察吻合口血供及有无漏气。建议常规经肛以可吸收线加固吻合口。盆腔常规放置引流管2根或双套管于吻合口附近。

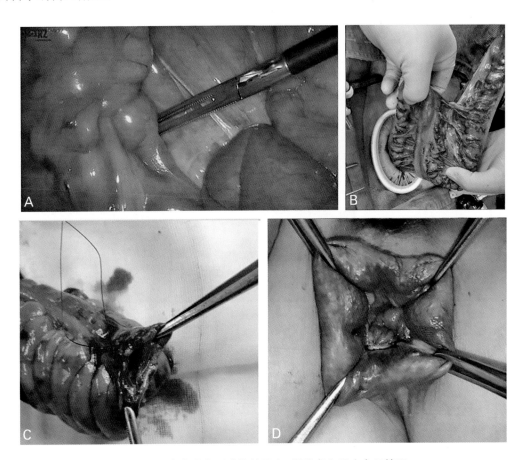

图9-5　术中观察系膜旋转不良、断端出血及吻合口情况

注：(A)乙状结肠系膜旋转不良；(B)降结肠系膜旋转不良；(C)近端肠管断端血供观察；(D)经肛直视下观察吻合口血供。

3. 勤于术后　术后早期需警惕一些非典型症状（低热、下腹胀、直肠肛门刺激症状及肛门排异常分泌物等），以及检验异常结果（血白细胞/C反应蛋白/白介素-6升高等）。建议术后密切观察了解吻合口及盆腔引流管情况。建议至少一周后拔出盆腔引流管。极少数患者，即使第一次手术时做了预防性造口，仍可能出现全身的炎症反应，故保持盆腔引流通畅至关重要。坚持出院后定期随访，肛门指诊了解吻合口情况，警惕迟发性AL。

十一、ISR术后AL的处理

对接受ISR并有预防性肠造口者，绝大多数AL为A级（亚临床漏）或B级漏，极少需急诊手术，常先采取保守治疗。主要的保守治疗措施包括：①对有预防性肠造口者，关闭回肠造口远端肠管；②保持引流通畅：经盆腔引流管、经肛门置管及经阴道主动引流/冲洗；③全身营养支持及抗感染治疗；④动态监测腹部体征、腹盆腔CT等。对于全身炎症反应重、未控制的 AL,常需急诊行剖腹探查术。术中需充分冲洗腹盆腔并引流。少数患者后期进展为慢性骶前脓肿、直肠阴道瘘、窦道者,经久不愈者可行再次手术(ISR、改良 Bacon 或其他术式);进展为吻合口狭窄者,处理方法详见第九章第四节。

第三节 · ISR 术后直肠阴道瘘

直肠阴道瘘(RVF)多由外伤、产伤及克罗恩(Crohn)病等引起。直肠手术后 RVF 相对少见。ISR 术后 RVF 常系吻合口漏的一种特殊类型,多为吻合口阴道瘘。直肠癌根治术(特别是低位前切除术)后 RVF 的真实发生率不确切。仅有少数几项研究报道直肠癌低位前切除术后 RVF 的发生率为 0.9%～9.9%。根据瘘口大小和是否同时行预防性肠造口,文献报道 RVF 的发生时间从术后几天到几个月不等,中位时间为 20～25 天。

直肠癌患者接受直肠前切除术后 RVF 的危险因素包括低位吻合(吻合口离肛缘＜5 cm)、术前放疗和 UICC 癌症Ⅳ期。来自我国的一项大型回顾性研究表明,同时进行子宫切除术和/或双侧卵巢切除术可能会使 RVF 形成的风险增加 3～6 倍。发生 RVF 的其他风险因素包括术前营养不良、贫血、盆腔侧方淋巴结清扫及术中失血超过 200 mL 等。

与直肠癌术后 AL 相比,RVF 发生时间常更迟,相当部分患者在出院后发生。RVF 瘘口较小,阴道常有气体排出,成形大便不易从阴道排出,但稀便或水样便可从阴道排出。若瘘口较大,则常经阴道排粪便及气体。接受 ISR 的患者常行预防性肠造口,瘘口一般较小,常间断出现 RVF 的症状。

直肠癌低位前切除术后 RVF 的各种治疗方法,主要包括保守治疗、内镜治疗、肠造口转流、局部组织修复及再次结-直或结-肛吻合等。这些治疗方案的选择受到众多因素的影响,如患者年龄、瘘管的大小和位置、肿瘤分期/是否需要接受放化疗、吻合口/周围组织的质量、是否存在肠造口、先前尝试的修补及外科医师的经验等。Lohsiriwat 等总结了关于直肠癌低位前切除术后 RVF 处理的主要研究及结果(表 9 - 5)。

表 9 - 5　直肠癌低位前切除术后 RVF 处理的主要研究

文献	患者例数	治疗措施及结果
Rex 和 Khubchandani 等(1992)	57	保守治疗:14(成功率:70%) 单纯造口转流:17(成功率:35%) 造口后分期行经直肠修补:8(成功率:63%) 造口后再切除吻合:3(成功率:100%) 经直肠修补:3(成功率:67%) 再吻合:3(成功率:100%) 拖出式术式:2(成功率:100%) 腹会阴联合切除:3(成功率:100%)

续　表

文献	患者例数	治疗措施及结果
Lamazza 等（2016）	15	内镜下放置支架：13（成功率：92％） 内镜下放置支架再修补：2（成功率：100％）
Zheng 等（2017）	24	单纯造口转流：22（成功率：64％） 造口后分期行经直肠修补：1（成功率：100％） 经直肠修补：1（成功率：100％）
Woo 等（2019）	18	保守治疗：3（成功率：0） 单纯造口转流：1（成功率：100％） 造口后分期行经直肠修补：2（成功率：100％） 造口后再切除吻合：3（成功率：100％） 经直肠修补：6（成功率：100％） 再吻合：3（成功率：100％）

资料来源：LOHSIRIWAT V, JITMUNGNGAN R. Rectovaginal fistula after low anterior resection: Prevention and management ［J］. World J Gastrointest Surg, 2021,13(8)：764－771.

对于 ISR 术后 RVF，因患者常已行预防性肠造口，故初始治疗可采用非手术疗法，治疗期限一般为 6 个月或以上。推荐的方法有坐浴，经肛经阴道冲洗及伤口护理等。Homsi 较早的荟萃分析及 Oakley、Lo 等最新的研究数据显示，这些非手术疗法对患者的治愈率达 52％～66％。笔者曾对 1 例次全 ISR＋预防性回肠造口患者行保守治疗 1 年后，影像学检查提示 RVF 完全愈合后还纳回肠造口，至今已随访 3 年，RVF 无复发。

Woo IT 等回顾性分析了接受结-直吻合术或结-肛吻合术的女性直肠癌患者 950 例（ISR 手术例数不详）。47 例患者（4.9％）发生了 AL，其中 18 例（1.9％）为 RVF，29 例（3.0％）为非 RVF。18 例术后出现 RVF 的患者中，2 例术前肿瘤距肛缘 4 cm，术前均接受过新辅助放化疗，其中 1 例经直接修补加预防性肠造口治愈，另 1 例在直接修补失败后行重做结-肛吻合术后愈合。结-肛吻合术常被作为 RVF 手术治疗最后的选择方案。

直肠癌低位前切除术运用双吻合技术（double stapling technique，DST）重建在子宫切除术后患者中时有发生 RVF，但 Woo IT 研究显示子宫切除术和 DST 并非 RVF 的风险因素。在临床实践中，ISR 术前子宫切除病史常增加腹膜返折以下直肠前方的难度和损伤阴道后壁的风险。在用 DST 行部分 ISR 吻合时，采用 25～26 mm 小口径吻合器可降低吻合时损伤阴道的机会。

在 Blondeau M 等的研究中，21 例直肠癌患者术后出现 RVF，其中 17 例（81％）术前接受盆腔放疗。术前新辅助放疗易导致直肠和阴道壁的炎症和溃疡性损伤，增加 RVF 风险。作者认为接受过新辅助放化疗的低位或超低位直肠癌患者术后出现 RVF，改良 Bacon 手术可能是一个比较合适的治疗选择。

对于 ISR 术后 RVF，因瘘口周围/吻合口上方为结肠组织，目前尚未见直肠推移瓣术用于 ISR 术后 RVF 的报道。在这种情况下,可采用肛门和肛周皮瓣代替直肠瓣。Yamada K 报道了一例 74 岁的女性直肠癌患者行机器人辅助 ISR(手工吻合)、临时回肠造口术。3 个月后患者出现 RVF,使用肛周局部皮瓣进行 RVF 修补手术。7 个月后经临床和影像学检查验证愈合良好并行回肠造口还纳术(图 9-6)。

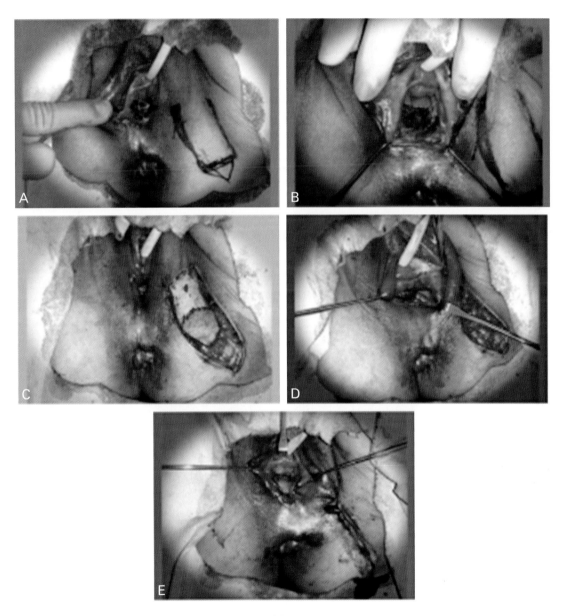

图 9-6　肛周局部皮瓣 RVF 修补术

注:(A) 标记局部皮瓣的切线;(B) 从阴道侧行瘘管切除;(C) 充分游离皮瓣,不包括表皮;(D) 通过皮下隧道将充分准备好的皮瓣转位覆盖填补阴道瘘;(E) 缝合完成后的术野展示。
引自:YAMADA K, HIROSE T, OJIMA H. Local skin flap procedure for repair of rectovaginal fistula: A case report [J]. Int J Surg Case Rep, 2022,99:107690.

第四节 · ISR 术后吻合口狭窄

文献报道 ISR 术后吻合口狭窄发生率为 1.4%～21.7%，平均为 4.2%，最早发生在术后 1 个月。日本一项全国性调查结果显示，部分 ISR 术后吻合口狭窄发生率高于完全 ISR。吻合口狭窄常引起排便困难、便急、肛门失禁及肠梗阻等症状。吻合口狭窄是 ISR 术后预防性造口不能还纳的主要原因。

ISR 术后吻合口狭窄危险因素众多。丁健华团队研究发现，男性、术后放疗及吻合口漏是腹腔镜 ISR 术后发生吻合口狭窄的独立危险因素。Kim SH 的研究则显示，术前新辅助放化疗、吻合口缺血、吻合口裂开、肥胖及盆腔脓肿等是 ISR 术后吻合口狭窄的危险因素。有学者曾报道，与吻合器吻合相比，手工吻合组吻合口狭窄发生率更高，但此观点未得到大多数研究证实。

重度吻合口漏导致的盆腔严重感染是吻合口狭窄的最常见原因。关于 ISR 术后吻合口漏后继发吻合口狭窄的发生率，重度吻合口漏（Ⅲ级以上）组和完全裂开组高于对照组（不存在或 Clavien-Dindo Ⅲ级以下）（16.7% *vs* 38.5% *vs* 1.8%，$P < 0.01$）。

关于 ISR 术后吻合口狭窄的处理，Lee SY 报道了 46 例（14 例 ULAR，32 例 ISR）的研究结果，其中 41 例给予扩肛棒扩肛，3 例内镜球囊扩张，2 例手术（肠造口，切除后重新吻合）。41 例接受扩肛棒治疗的患者中，29 例吻合口狭窄得到治愈。3 例内镜球囊扩张患者治疗均无效。2 例手术患者中 1 例治愈。46 例吻合口狭窄中，15 例永久性造口（其中 APR 3 例）。另一项研究报道了 147 例 ISR 患者，16 例发生吻合口漏，其中 2 例后续发展为吻合口狭窄，切除后重新吻合、治愈。

笔者团队至 2022 年 8 月累计完成 ISR 180 例，其中 8 例出现吻合口狭窄，发生率为 4.4%。8 例吻合口狭窄均在预防性肠造口还纳前处理成功，其中 5 例给予扩肛棒扩肛，其他 3 例扩肛治疗无效后，行吻合口狭窄切开。对于 ISR 术后吻合口狭窄，重在预防：①对所有 ISR 患者，建议术后 1～2 周应行直肠肛门指诊了解吻合口状态，若吻合口无明显并发症者，在预防性造口还纳前每月指诊或预防性扩肛至少 1～2 次；②术后需放疗患者，放疗期间每周指诊至少一次；③对于术后出现 AL 者，应进行全程管理，并给予及时、有效的治疗。当盆腔吻合口周围无明显炎症（异常分泌物、出血及疼痛等）时，可启动预防性扩肛。笔者建议高选择性、谨慎地开展狭窄切除后重新吻合手术，主要针对部分 ISR 术后吻合口狭窄其他处理方法失败，不愿接受永久性造口者，但手术前需排除吻合口复发。

第五节 · ISR 术后结肠脱垂

ISR 术后结肠脱垂（colonic prolapse，CP）或新直肠脱垂总发生率为 4.5%～8%。2016 年，法国学者报道了 ISR 术后 12 例 CP 的研究结果，107 例部分 ISR 患者术后 7 例发生 CP，发生率约为 7%;36 例次全或完全 ISR 患者术后 5 例出现 CP,发生率为 14%。2021 年,日本国立癌症研究中心报道了目前最大样本量 ISR 术后 CP 的结果,720 例 ISR 患者术后 33 例发生 CP,发生率为 4.6%,其中部分 ISR 为 2.1%(9/420),次全 ISR 为 5.5%(8/145),完全 ISR 为 10.3%(16/155),术后 CP 发生率部分 ISR 低于其他两组,次全 ISR 与完全 ISR 组间无差异。CP 发生原因可能与术后腹腔内压增加、新直肠壁较薄、IAS 压力损失及近端结肠过长等有关。CP 除直肠脱垂症状外,常使 ISR 术后 LARS 进一步加重。

目前,关于 ISR 术后 CP 的处理主要是借鉴直肠脱垂的手术方式。采用经肛门(会阴)入路手术,包括 Delorme 手术(图 9-7)(直肠黏膜切除肌层折叠缝合术),Altemeier 手术(经会阴直肠乙状结肠切除术)及经会阴吻合器直肠切除术(perineal stapled prolapse resection,PSPR)。Chau A 等报道了 12 例 ISR 术后 CP,CP 诊断时间为术后 2~72 个月(中位数为 6 个月)。其中 9 例接受经肛手术(Delorme 或 Altemeier 手术),术后随访 30 个月,WIS 由术前 16 分(12~20)降为 9 分(0~20),3 例再发 CP(1 例因肛门功能极差行 APR,另 2 例再次行经肛门手术)。2021 年,日本国立癌症研究中心报道的 ISR 术后 CP 诊断时间为 ISR 术后 4~43 个月(中位数为 10 个月),33 例 CP 均接受 Delorme 手术,术后随访 44 个月(5~97 个月),WIS 由术前 15.1 分(6~20)降为 12.9 分(2~20),5 例(15%)再发,再发时间为 Delorme 术后 26 个月(14~35 个月)。

西班牙学者报道的一例 Altemeier 手术治疗 CP 如下。61 岁女性患者,肿瘤下极距齿线 1cm,新辅助放化疗后 MRI 分型/分期为波尔多分型 II 型,$T_3N_0M_0$。行完全 ISR+预防性回肠造口,4 个月后出现新直肠全层脱垂,行 Altemeier+后方肛提肌成形术。3 个月后再行回肠造口还纳,术后随访 LARS 评分 23 分。最近亦有学者报道采用 PSPR 手术治疗 ISR 术后结肠脱垂的病例。笔者不推荐 PSPR 手术用于 CP 的治疗,主要基于以下两点:①传统经肛门手术操作简单;②PSPR 存在损伤盆底小肠的风险。

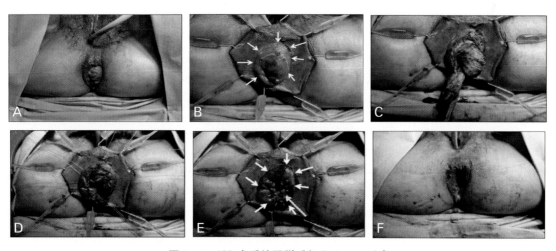

图 9-7　ISR 术后结肠脱垂行 Delorme 手术

注:(A) ISR 术后结肠黏膜脱垂;(B) 在原吻合口(白色箭头)近端约 1cm 黏膜环形切开;(C) 移除约 5cm 黏膜;(D,E) 以 3-0 POD 线间断缝合 14 针进行重建,黄色箭头为 Delorme 手术吻合口;(F) Delorme 手术后肛门外观。

引自:NARIHIRO S, MIURA N, NISHIZAWA Y, et al. Delorme surgery for colonic mucosal prolapse after intersphincteric resection [J]. Surg Today, 2021,51(6):916-922.

笔者所在单位的 180 例 ISR 患者中，2 例完全 ISR 患者分别于术后 7 个月、17 个月出现 CP，均行 Delorme 手术。对于 ISR 术后 CP，我们认为重在预防。ISR 手术前，所有拟行 ISR 患者常规行直肠肛管测压，对肛门功能下降明显者不推荐行 ISR。术中尽可能做到精准的 ISS 游离，减少对肛提肌的损伤。在保证吻合口无张力的情况下，尽量避免过长结肠堆积于盆腔，建议肠管平躺骶前，吻合时呈无张力状态。对于 CP 的处理，我们建议：①对黏膜脱垂或短段型且影像学评估盆腔无明显冗长结肠者，选 Delorme 手术；②对脱垂较长或影像学评估盆腔冗长结肠较多者，建议行 Altemeier 手术，必要时可附加肛提肌成形术。

第六节 · ISR 术后 LARS

ISR 使部分低位直肠癌患者在保证肿瘤学疗效的基础上，免遭切除肛门的痛苦，在不降低生存率的情况下提高了生活质量。然而，低位保肛手术是一把双刃剑，较大比例的低位保肛患者在术后会出现一系列的肛门及肠道功能障碍，如排便次数增多、排出困难、排便失禁、排空障碍等，称为直肠低位前切除综合征（LARS）。ISR 术后 LARS 相关的临床表现、诊断及评估、发病机制、高危因素及具体治疗等详见第十一章。

第七节 · ISR 术后局部复发

ISR 术后局部复发率为 2.5%～6.0%，与环周切缘阳性、肿瘤分化程度及术前分期有关，严格把握 ISR 适应证非常重要。此外，术中无瘤操作对降低局部复发影响重大，挪威早期 TaTME 临床实践发现的早期、多灶性局部复发征象提示肿瘤播散、泄露与复发有密切关系，一些肿瘤体积较大，勉强经肛取标本造成肿瘤细胞脱落播散，对局部复发的预后影响亦不可轻视。随着保肛手术例数的不断增加，根治性直肠癌术后局部复发是结直肠外科面临的难题之一。根据肿瘤复发部位，可将局部复发性直肠癌（locally recurrent rectal cancer, LRRC）分为：①中央型，癌细胞仅累及吻合口、直肠系膜、直肠旁组织、会阴；②后向型，癌细胞累及骶骨和/或尾骨和/或骶前筋膜；③侧向型，癌细胞累及盆腔壁软组织和/或侧方骨性结构；④前向型，癌细胞累及泌尿生殖系统（MSKCC 分型）。目前，手术治疗仍是可实现 R_0 切除的 LRRC 的首选治疗手段。Cyr 等对 52 例 LRRC 的手术患者进行了超长期的随访，中位随访时间为 16.5 年，发现手术后患者 5 年、10 年和 15 年的疾病特异性生存率（disease specific survival, DSS）分别为 41%、33%、31%，若患者实现 R_0 切除，其 5 年、10 年和 15 年的 DSS 可达到 58%、47%、44%，所以若患者没有绝对的手术禁忌证，都应该考虑手术治疗。目前主要的手术方式可分为根治性手术、扩大根治性手术和姑息性手术。根治性手术主要包括 Miles 手术、Dixon 手术、ELAPE 手术及 Hartmann 手术，适用于无脏器、盆壁浸润的局部孤立 LRRC；对于累及泌尿生殖道的 LRRC，若仅累及膀胱穹窿和阴道后壁等局部区域，在保证阴性切缘的情况下可在根治性手术的基础上联合切除部分器官；但若侵犯到膀胱三角、前列腺等，则需要考虑全盆腔切除术（total pelvic exenteration，TPE），但无须联合神经、血管或骨切除，R_0 切除率较高，术后并发症较少。对于向后侵犯至耻骨的 LRRC，除传统的雷丘斯腔（cave of Retzius）的手术入路外，有研究提出由会阴入路进行尿道切除联合不同程度耻骨切除的手术方式，其简化了背静脉复合体的处理，且让术者可以在前下方获得更佳的手术切缘，该研究中 R_0 切除率可达 76%，5 年 OS 为 53%，30 天内死亡率为 0，但由于手术的复杂性，有 31% 的患者因术后并发症进行了二次手术。若 LRRC 累及骶骨，对于累及 $S_{2/3}$ 关节面以下骶骨的患者，应选择复发肿瘤与骶骨的根治性切除，而高位骶骨切除术由于常出现膀胱和肠道的神经功能障碍、盆腔脓肿、下肢活动功能受限及脊柱稳定性等高危并发症而被列为相对手术禁忌证。但 Milne 等研究发现，高位骶骨切除术在 R_0 切除率上与低位骶骨切除术差异无统计学意义（76% *vs* 71%，$P=0.584$），两者在严重或轻微术后并发症、神经系统并发症方面同样没有显著性差异。Dozois 等报道了梅奥诊所进行的 9 例经腹和骶旁联合入路的高骶骨切除术，所有患者都实现了 R_0 切除且术后 30 天内死亡率为 0，5 年 OS 达 30%，3 例患者分别在 40 个月、76 个月和 101 个月后仍无疾病进展，虽术后并发症发生率较高，但主要与切口有关。尽管高骶骨切除术在一些大容量中心已被证实是安全可行的，但骶部神经根切除导致的神经功能缺失仍令人头疼，一些团队正在尝试新的高位骶骨切除术术式，Brown 等团队完成了一例局限性的高位骶骨切除术，其先进行后路入路阶段，后完成腹部入路阶段，仅切除受累骶神经节段，保留远端及对侧神经根，术后病理检查显示肿瘤完全切除，患者术后左侧 $S_1 \sim S_2$ 神经根完全麻痹，但右下肢运动功能正常，术后 23 天时可独立活动。对于累及骨盆侧壁的 LRRC，由于手术常涉及输尿管、髂血管、坐骨神经等结构，常需进行外侧腔室全切除术，较难实现 R_0 切除。但一些研究已经表明，对涉及主要血管、神经结构的复发直肠癌行扩大切除或整体切除是安全可行且有利于患者的生存预后。腹腔镜技术因其创伤小、术野清晰、放大等优势，目前已常规用于结直肠癌手术，一些团队正开展将其应用于 LRRC 手术中。Uemura 等在腹腔镜下使用 Gigli 线锯进行 LRRC 术中骶骨切除，术后病理显示达到 R_0 切除，该方法减少了术中出血量，且避免了骶尾部区域的额外切口。Hasegawa 等和 Matsui 等分别尝试将腹腔镜与经会阴内窥镜联合应用于 LRRC 的联合脏器切除和骶骨切除术中，均实现了阴性切缘，该方法从腹部和会阴两入路操作，为术者提供良好的手术视野，降低术中出血和周围脏器损伤的可能，且有助于实现 R_0 切除，但要求术者熟知盆腔解剖，可能具有陡峭的学习曲线，目前不作常规推荐。

直肠癌术后复发手术创伤往往较大，随着 TME 和围手术期放化疗等治疗措施的开展，LRRC 的发生率多已降至 10% 以下。ISR 术后局部复发的关键在于预防，要严格掌握 ISR 适应证，术中精准、精细解剖，遵循无瘤操作原则，尽最大可能降低复发机会。通过症状发现的 LRRC 多已发展至疾病晚期，临床处理棘手，患者预后较差，所以通过术后随访早期发现复发十分重要，有复发危险因素的患者应加强定期随访。

（江从庆 陈文豪）

第十章
ISR 肿瘤学结局

近年来,低位直肠及盆底外科学技术发展迅速,使患者的生存预后获得了明显改善。自其问世以来,极限保肛手术 ISR 在超低位直肠癌中的肿瘤学结局始终备受业内同行的关注。本章将从不同视角解读 ISR 的肿瘤学疗效,如近期肿瘤学指标与远期肿瘤学结局,ISR 与 APR 的肿瘤学结局比较,经腹 ISR 与经肛 TME 比较,不同手术入路 ISR 的肿瘤学结局,以及 ISR 肿瘤学预后的影响因素等。

第一节 · 近期肿瘤学指标与远期肿瘤学结局

经腹会阴直肠切除术(Miles)作为直肠癌外科治疗的“黄金标准手术”,是公认的治疗低位直肠癌的经典术式。随着术后的生活质量日益受到重视,低位直肠癌的外科保肛技术得到关注,并发展出众多不同的新术式,包括经腹经肛联合入路的经肛门 TME(TaTME)、经肛门微创手术(transanal minimally invasive surgery,TAMIS)、经自然腔道内镜手术(natural orifice transluminal endoscopic surgery,NOTES)、腹部无辅助切口经自然腔道取标本手术(natural orifice specimen extraction surgery,NOSES)及 ISR 等。

从设计原理、手术操作及术后肛门功能恢复情况来看,ISR 都能较好地实现低位直肠癌的极限保肛。因此,结直肠外科医师越来越推崇 ISR 治疗低位直肠癌。众多文献表明,对于符合 ISR 适应证的低位直肠癌患者,ISR 术后肛门功能恢复可以达到较为令人满意的结果。然而,肿瘤学结局如何,保肛手术尤其是 ISR 术后的结局是否能与经典的 Miles 手术相当,就成了亟须回答的问题。目前,国内外已经有大量的临床研究致力于探明 ISR 术后的肿瘤学结局。研究结果表明,与低位直肠癌的经典术式相比,ISR 的肿瘤学结局并不逊色。

有文献综述表明,ISR 保留括约肌技术并不影响低位直肠癌的近期及远期肿瘤学预后。2007 年,Tilney 等的综述纳入了国外 13 个治疗机构的 612 例 ISR 结果,结果显示手术死亡率为 $1.6\%(0\sim5\%)$,吻合口漏发生率为 $10.5\%(0\sim48.4\%)$,局部复发率为 $9.5\%(0\sim31\%)$,5 年 OS 为 81.5%。2012 年,Martin 等的综述涵盖从 1950 年 1 月到 2011 年 3 月之间的英文文献,结果显示,ISR 术后 5 年 OS 为 $86.3\%(62\%\sim97\%)$,DFS 为 $78.6\%(69\%\sim87\%)$,平均局部复发率为 $6.7\%(0\sim23\%)$。肿瘤距离远切缘的距离为 $17.1(12\sim29)\,mm$,

环周切缘阴性的比例为 96.0%(89%~100%),R_0 切除率为 97.0%,平均复发率为 6.7%(0~23%)。

与欧美主流学界不同,日本学者并不主张常规术前应用放化疗治疗局部进展期的低位直肠癌。日本的 ISR 肿瘤学数据表明,ISR 术后的 5 年 OS 为 79%~97%,5 年 DFS 为 69%~86%,局部复发率为 0~22.7%,平均死亡率<2%。环周切缘阳性率为 4%~13.3%,R_0 切除率为 92%,远端切缘保持在 5~20 mm。总体复发率、远处转移率和局部复发率分别为 13.3%~19.4%、2.5%~19.0%和 0~22.7%,肿瘤学结果与前文 Martin 等所述的相似。Yamada K 等对 2005—2012 年在 JSCCR 的 127 家附属机构中进行 ISR 治疗的 2 125 例患者进行了规范化调查,中位随访期为 58(1~129)个月。该研究根据 TNM 分期对各分期的生存情况进行分析,5 年 OS 分别为:Ⅰ期 92.8%,Ⅱ期 89.3%,Ⅲ期 73.6%;5 年 DFS 分别为:Ⅰ期 87.5%,Ⅱ期 73.0%,Ⅲ期 56.4%;5 年累积局部复发率为 11.5%,其中,Ⅰ期为 5.7%,Ⅱ期为 14.0%,Ⅲ期为 17.9%。

国内学者对 ISR 术后的肿瘤学结局也有报道,得出与国外学者相似的结论。彭健宏等分析了 54 例 ISR 治疗的低位直肠癌患者的临床病理资料,术后患者复发率为 18.52%,局部复发率为 14.81%,远处复发率为 3.70%;死亡率为 4.71%;5 年 OS 为 92.59%(表 10 - 1)。

表 10 - 1　ISR 术后生存率比较

作者	发表年份	国家或地区	类型	5 年 OS	5 年 DFS	局部复发率
Martin	2012	欧洲	综述	86.3%(62%~97%)	78.6%(69%~87%)	6.7%(0~23%)
Akagi Y	2013	日本	单中心回顾性	79%~97%	69%~86%	0~22.7%
Yamada K	2019	日本	多中心回顾性	Ⅰ期 92.8%;Ⅱ期 89.3%;Ⅲ期 73.6%	Ⅰ期 87.5%,Ⅱ期 73.0%,Ⅲ期 56.4%	11.50%
彭健宏	2016	中国	单中心回顾性	92.59%	—	14.81%

以上研究结果均表明,治疗低位直肠癌,采用 ISR 可以获得满意的肿瘤学疗效。然而目前尚缺乏大型、前瞻性、随机试验进一步证实 ISR 治疗低位直肠癌尤其是低位进展期直肠癌的远期治疗效果。

第二节 · ISR 与 APR 的比较

1908 年,Miles 基于其对直肠周围区域淋巴转移不同方向的理解(向上、下及侧方转移)

改进了经腹会阴联合切除术（APR），奠定了现代直肠癌根治性手术的基础。Miles 认为，中低位直肠癌根治必须把肿瘤远、近端 5 cm 的肠管、全部直肠及周围淋巴结彻底切除，同时为保证尽可能根治肿瘤，应尽可能向外周扩大会阴部切除范围和深度。Miles 的 APR 明显降低了低位直肠癌术后局部复发率（降低了 29%），此后，APR 成为低位直肠癌根治术式的"黄金标准"。

目前，已有大量研究比较了 ISR 和 APR 的临床和肿瘤学结果，总体认为 ISR 在肿瘤学安全上与 APR 相似，可以应用在一部分原本需要 APR 治疗的低位直肠癌患者中，从而保留肛门。因此，ISR 可以作为 APR 的替代手术方案。

由于 ISR 的适应证比 APR 更为严格，ISR 仍无法完全替代 APR。ISR 的适应证包括：术前肛提肌-括约肌复合体（external anal sphincter/levator ani muscle，EAS/LAM）未受累；术前肛门括约肌功能良好；病理类型为中-高分化直肠癌。然而，一旦术前肿瘤局部晚期，如肛提肌-括约肌复合体受累，或术前肛门括约肌功能不全，或肛门失禁，则需采用 APR 根治手术。因此，肿瘤 T 分期越早期（c/ycT$_{1\sim2}$）、肛门括约肌功能越好、越年轻的低位直肠癌患者接受 ISR 具有越好的近、远期手术治疗效果。相对于 APR 来说，由于 ISR 涉及更为复杂的手术步骤及细致的解剖标志，要求术者更熟练掌握肛门盆底的解剖及手术技巧。

由于 ISR 切除范围较小，从直观感受上经常被认为不如经典的 APR 安全，因此，大量研究比较了 ISR 与 APR 的肿瘤学结局，尤其是局部复发率的对比。研究认为，在符合 ISR 适应证的相同条件下，ISR 术后 5 年 OS、5 年 DFS 和 3 年局部复发率与 APR 相似。

由于 ISR 与 APR 存在上述争议，不同外科医师和不同国家对于两种术式适应证的理解和把握也存在差异。总体来说，ISR 还不能完全替代 APR，在全世界范围内，低位直肠癌患者接受 APR 的比例为 29%～40%。

Peng 等对 12 项比较低位直肠癌的 ISR 和 APR 的研究进行了荟萃分析。在性别、体重指数、肿瘤到肛门边缘的距离、手术时间和术中出血量方面，ISR 和 APR 没有显著差异。由于 ISR 会阴部手术切除范围小、创伤程度轻，相应的 ISR 组的住院时间（2.98 天，$P <$ 0.000 01）和术后并发症发生率（$P = 0.04$）明显较低。分析显示，ISR 组的 PT 分期较 APR 组更早期（$P = 0.01$），两组的 5 年 OS、5 年 DFS 和 3 年局部复发率的差异无统计学意义。

Saito 等将 ISR 和 APR 进行了比较，并报道了 5 年局部无复发生存率（83% *vs* 80%；$P = 0.364$）、5 年 DFS（69% *vs* 63%；$P = 0.714$）方面的相似结果和局部复发率（10.6% *vs* 15.7%；$P = 0.295$）。然而，该研究认为 ISR 和 APR 5 年 OS（80% *vs* 61.5%；$P = 0.033$）存在显著差异。

Okamura 等的一项多中心研究也比较了 ISR 和 APR 的肿瘤学结局，着重评估这两种术式局部控制率的差异。该研究纳入符合 ISR 和 APR 的手术指征的低位直肠癌患者（肿瘤距肛缘 2～5 cm）。经倾向评分分析调整混杂因素后，发现 ISR 和 APR 的 3 年局部复发率差异均无统计学意义（11% *vs* 14%；HR：0.77，95% CI：0.42～1.41；$P = 0.40$）。并且，ISR 和 APR 的环周切缘阳性率没有差异（4% *vs* 6%；HR：0.58，95% CI：0.23～1.45；$P = 0.35$），证实了 ISR 的肿瘤学安全性。

日本学界一般认为，可实现 R$_0$ 切除的直肠癌患者无须常规行术前新辅助 CRT 治疗。

Sukamot 等回顾性分析了未接受 CRT 治疗而直接手术的低位直肠癌患者,利用倾向匹配研究比较了 ISR 和 APR,通过倾向评分分析,将两组的选择偏差最小化。经匹配后,ISR 和 APR 的 5 年无复发生存率(69.9% *vs* 67.9%;*P*=0.64)和 3 年累积局部复发率(7.3% *vs* 3.9%;*P*=0.13)差异均无统计学意义。该研究显示,ISR 与 APR 术后远期的肿瘤学结局无显著差异。

2001 年,法国的一项前瞻性、多中心、随机试验(GRECCAR 1)研究了低位直肠癌 CRT 后根据肿瘤退缩程度接受不同术式(保肛手术:局部切除、直肠前切除、ISR;不保肛手术:APR)的远期肿瘤学结局(10 年预后)。GRECCAR 1 研究数据显示,保肛手术率为 84.6%(其中 72% 为 ISR),10 年 OS(约 70%)、10 年局部复发率(10.2%)和 10 年远处转移率(27.6%)良好。APR 组的 10 年 OS 和 DFS 分别为 54.7% 和 38.3%,保肛手术组(局部切除、直肠前切除、ISR)的 10 年 OS 和 DFS 更长(分别为 72.2% 和 60.1%)。因此,GRECCAR 1 研究证明,根据 nCRT 后肿瘤退缩后的肿瘤距肛门距离、ycT、ycN、CRM 情况来评估采取哪种手术方式(局部切除、直肠前切除、ISR 或 APR)是可行的。

上述研究结果表明,ISR 是一种肿瘤学安全的可替代 APR 的保肛术式,因此有 ISR 适应证的直肠癌患者可以从中获益。目前,尚需要更多的前瞻性随机试验来证实 ISR 在肿瘤学疗效上的优越性。然而,假设我们为了进一步验证这些结果,将低位直肠癌患者随机分为 ISR(保肛)组和 APR(不保肛)组,这种随机分组显然在医学伦理上是没有可行性的。因此,如何设计一组多中心、随机对照的前瞻性研究,评估 ISR 的肿瘤学结局,将成为结直肠外科医师和研究者面临的挑战。

第三节 · 经腹 ISR 与 TaTME 比较

1982 年,Heald 提出 TME,此后结直肠外科微创手术技术快速发展。2010 年,Sylla 等提出了 TaTME,为低位直肠癌 TME 入路进行了新的尝试,成为直肠肿瘤外科领域的新热点。TaTME 分为完全 TaTME(pure – NOTES TaTME)和腹腔镜辅助 TaTME(laparoscopic-assisted TaTME)。完全 TaTME(pure-NOTES TaTME)手术未断离滋养血管、未先行腹腔探查,直接"自下而上"游离远端直肠系膜和暴露周围间隙,不符合肿瘤根治手术"不接触"原则。因此,在临床上更为广泛采用的是腹腔镜辅助 TaTME。

对于骨盆狭窄的男性患者、肥胖、肿瘤较大及术前放化疗后的患者,经腹 ISR 难度大,TaTME 可以直视下辨认肿瘤下缘,"自下而上"游离远端直肠系膜和暴露周围间隙,确保直肠系膜完整的切除,并且对保留足够的远切缘更有优势。我国相继发布了《直肠癌经肛全直肠系膜切除中国专家共识及临床实践指南(2019 版)》及中国 TaTME 病例登记协作研究(Chinese TaTME registry collaborative,CTRC)数据库,使得 TaTME 手术更加规范化。

国内学者康亮等分析了 50 例行 TaTME 和 50 例行腹腔镜 TME 手术患者的临床病理资料,发现两组远处转移和局部复发例数相比,差异均无统计学意义。姚宏伟等关于 TaTME 对低位直肠癌近期疗效的前瞻性、多中心研究也表明 TaTME 手术具有较令人满意的近期疗效。

Simillis 等对 36 篇文章进行了综述分析,认为 TaTME 是一种可行的、可复制的、高质量的技术,在肿瘤学结局方面与 TME 手术并无差异。然而,一项来自挪威的研究对 TaTME 手术的治疗效果提出质疑,该研究表明,接受 TaTME 治疗者的吻合口并发症和局部复发率都高于其全国水平,因此该术式的安全性还存在巨大的争议。

目前,有部分研究对于经腹 ISR 和 TaTME 的疗效的优劣进行了探索,但基本是基于近期肿瘤学结局的研究。李天梁等分析了 80 例低位直肠癌的患者,随机分为 TaTME 组和 ISR 组进行对照研究,两组肿瘤距远切缘距离分别为 $1.74\pm0.69\,\text{cm}$ 和 $1.58\pm0.82\,\text{cm}$($P=0.35$),无明显差异。淋巴结检出数分别为 14.58 ± 2.45 枚和 14.65 ± 2.6 枚,均符合标准。环周切缘的比较结果也没有统计学差异。该研究随访时间为 $12\sim36$ 个月,中位随访时间为 26 个月,术后 1 年无瘤生存率 TaTME 组为 92.5%,ISR 组为 95%,两组比较结果差异无统计学意义($P=0.64$)。术后 2 年局部复发率差异无统计学意义($P=0.56$),2 年无瘤生存率 TaTME 组为 81.3%,ISR 组为 75.0%,两组比较差异无统计学意义($P=0.64$)。生存率 TaTME 组为 84.4%,ISR 组为 78.6%,两组比较差异无统计学意义($P=0.61$)。由此可见,TaTME 手术短期疗效与 ISR 相当。而 Wang 等的一项荟萃分析比较了 TaTME、ISR 和机器人 TME,分析认为,在这 3 种手术中,TaTME 手术获得的 CRM 阴性率最低。

综上,TaTME 作为一项低位直肠根治术的新术式,有广阔的临床应用前景,但也伴随着许多争议。其手术设计原理的合理性,需要更多术后肿瘤学结局的数据支持;其相对于经腹 ISR 的优越性,也需要更多研究进一步探索。

第四节 · 不同手术入路 ISR 比较

根据游离括约肌间隙的方式不同,ISR 的手术入路通常分为完全经腹入路 ISR、完全经会阴入路 ISR 和经腹经会阴联合入路 ISR。传统的 ISR 需要经肛门游离括约肌间隙,手术难度高、时间长、操作视野小,并且难以暴露 ISS。相对而言,经腹入路 ISR 盆腔空间较大,经腹盆腔分离直至 TME 的"神圣平面",继续向下分离至肛提肌裂孔处,进入内外括约肌间。2010 年,池畔于国际上首先报道了经腹盆腔入路 ISR,随后日本和韩国学者也相继报道经腹盆腔入路 ISR。2015 年,林谋斌等报道了完全经肛腔镜 ISR。与传统经腹入路相反,完全经会阴入路是"由下向上"的操作方向,其优势在于经自然腔道、"无瘢痕、免切口"避免切口相关的手术并发症,可以精确定位下切缘,但由于高度依赖特殊器械、设备,手术难度大,目前仅在少数中心开展手术,其手术安全性及相关的肿瘤学结局仍需要更多的临床验证。因此,经腹经会阴联合入路可以较好地融合上述两种入路的优点,建议肛提肌以上部分手术经腹入路进行,肛提肌以下部分手术经会阴入路进行,有条件的中心可以分经腹入路组、经会阴入路组团队同时进行手术,可以节约手术时间,提高工作效率。

腹腔镜 ISR 与开放 ISR 的肿瘤学结局及手术后肛门功能并无明显差异。Martin 等综述结果显示,两者的环周切缘阳性率基本相当。池畔等对 137 例行 ISR 患者进行研究,其中腹腔镜下经腹(La)ISR 89 例,开腹(OP)ISR 48 例,中位随访时间 32.3 个月,结果显示,3 年 DFS(La 3.2% *vs* OP 83.8%,*P*＝0.857),局部复发率(La 3.2% *vs* OP 6.1%,*P*＝0.652),WIS(La 2.94～4.5 *vs* OP 3.1～4.5,*P*＝0.826),排便控制力(La 89.7% *vs* OP 91.4%,*P*＝0.311),两组比较均无显著差异。Shirouzu K 等的研究也表明,腹腔镜 ISR 与开放 ISR 的肿瘤学结果相当。对于位置较低的早期($T_{1\sim2}$)肿瘤,经腹入路在腹腔镜下难以获得满意的远切缘,笔者所在单位还可采用外翻法 ISR,即在腹腔镜辅助下游离直肠系膜至超过肿瘤下缘 2 cm 时,在骶骨岬处离断直肠及系膜,再将直肠断端的远端经肛门外翻脱出,充分暴露肿瘤及齿状线,直视下判断肿瘤浸润情况,彻底冲洗肠腔,避免吻合口种植转移,直视下在肿瘤下缘 2 cm 处利用切割闭合器离断直肠。外翻法 ISR 要求术者对盆底肛周局部解剖有足够的认识,适用于肿瘤距肛缘 3～5 cm,T_1～T_2 期肿瘤,直径＜3 cm,肠管壁累及＜1/2 周的患者。若肿瘤直径较大,侵犯超过 1/2 周肠腔,盆腔狭窄且系膜肥厚的患者,可能不适用该方法。Ou 等对比了行经腹 ISR、经会阴入路 ISR 和外翻法 ISR,3 种方法对肿瘤学结局和肛门功能影响无明显差异,当经腹入路 ISR 不能保证远端切缘阴性,且符合外翻法 ISR 适应证时,可考虑采用外翻法 ISR。吴恺明等对 30 例外翻法 ISR 患者的临床病理资料进行分析,与行 Dixon 手术患者进行对比,发现两组术后并发症、肛门功能恢复和局部复发率方面差异无统计学意义。戴勇等研究表明,外翻法 ISR 组远切缘为 2.2 ± 0.2 cm,而传统双吻合器组远切缘为 0.9 ± 0.4 cm,外翻组能获得更多的远切缘。陈俊兴等研究了 60 例经腹 ISR 和 30 例经腹经会阴联合入路 ISR,经腹盆腔入路和联合入路患者 3 年 DFS 分别为 84.7% 和 87.9%,两者差异无统计学意义(*P*＞0.05)。经会阴入路 ISR 能在直视下确保足够的远切缘,从而确保肿瘤根治原则。经会阴手术适合肿瘤位置距肛缘更低的直肠癌患者。经典 ISR 采用经会阴入路完成 ISS 游离,可获得满意的远端切缘,但存在出血量偏多,手术时间延长,肛门功能恢复慢及环周切缘不确切等不足。

由复旦大学附属华山医院牵头,福建医科大学附属第一医院、火箭军特色医学中心、武汉大学中南医院、陆军军医大学西南医院等共同参与的多中心回顾性队列研究显示,完全经腹入路 ISR、经腹经会阴联合入路 ISR 和完全经会阴入路 ISR 组肿瘤学预后无差异,3 年 OS 分别为 93.9%,91.0% 和 95.5%(*P*＝0.507),3 年 DFS 分别为 92.2%,89.7% 和 86.4%(*P*＝0.451),3 年无远处转移率分别为 93.1%,93.1% 和 86.4%(*P*＝0.450),3 年无局部复发率分别为 99.1%,98.2% 和 100%(*P*＝0.320),单因素和多因素分析提示 pN 分期是影响 OS 和无进展生存期的独立预后因素;随访 3 年肛门功能学资料显示,在次全 ISR 亚组中,完全经腹入路 ISR 组 WIS(1st 年 9.7 ± 3.29,2[nd] 年 7.3 ± 3.70,3[rd] 年 5.9 ± 3.65)与完全经会阴入路 ISR 组(1st 年 12.8 ± 2.12,2[nd] 年 11.0 ± 2.56,3[rd] 年 10.6 ± 3.00,*P*＜0.05)差异有统计学意义;但在部分 ISR 和完全 ISR 亚组中,3 种 ISS 游离方式组间差异无统计学意义。建议尽量经腹会阴入路完成 ISS 游离。

综上所述,腹腔镜 ISR 是安全可行的,可以更清晰、准确地判断盆腔筋膜的脏层壁层之间的结缔组织间隙,以及获得更开阔的视野,对于狭窄骨盆患者的操作更具优势。目前,腹腔镜 ISR 和达芬奇机器人 ISR 已广泛运用于超低位直肠癌手术,前者循证学证据相对充分,而后者尚缺乏长期随访资料的研究证据。不同入路 ISS 游离方式肿瘤学预后无显著差异,但对术后肛门功能可能在特定人群有所影响，建议尽量经腹会阴入路游离 ISS，术者应根据患者特点、肿瘤特性及自身技术习惯等合理、灵活选择不同的 ISR 手术入路。

第五节 · ISR 肿瘤学预后的风险因素

ISR 术后 LR、OS 和 DFS 相关的风险因素包括肿瘤距离肛缘距离、原发肿瘤大小、原发肿瘤 T 分期、肿瘤新辅助放化疗（nCRT）后 ycT 分期、ycN 分期、环周切缘、手术质量控制（TME 直肠系膜手术质量、ISR 括约肌间隙平面手术质量）及下切缘等。

术前盆腔 MRI 检查对 ISR 适应证的评估具有重要的指导意义。低位直肠癌局部进展期患者，新辅助治疗后复查只要符合 ISR 手术指征，ISR 术后的肿瘤学安全性仍可靠。直肠癌术前，包括新辅助治疗后，若 MRI 分期评估 $<cT_4$，即 nCRT 后肛提肌外括约肌 EAS/LAM 未见受累，则可认为 ISR 无明显禁忌证。术后 CRM 阳性可以作为癌症复发的预测因子。最近有学者提出，ISR 离体标本组织中直肠纵肌切除的完整度是术后复发的危险因素。

Lee 等回顾性分析了 163 名无远处转移的低位直肠癌 CRT 后接受开放或腹腔镜辅助 ISR（OISR/LISR）的患者，结果显示，3 年 DFS（0 期，96.2%；Ⅰ，84.8%；Ⅱ，72.9%；Ⅲ，38.0%）和 3 年无局部复发生存率（0 期，100.0%；Ⅰ，92.4%；Ⅱ，91.1%）；Ⅲ，70.9% 中位随访时间为 53 个月（范围 0～82 个月）。其中，ypT 分期（$P=0.006$；HR：2.947，95%CI：1.370～6.339）和 ypN 分期（$P<0.001$；HR：3.282，95%CI：1.714～6.283）是 DFS 的预后因素。肿瘤距离肛缘距离（截断值：2 cm；$P=0.001$；HR：7.385，95%CI：2.281～23.917），肿瘤大小（截断值：3.5 cm；$P=0.002$；HR：5.267，95%CI：1.864～14.883）和 ypN 分期（$P=0.014$；HR：3.487，95%CI：1.294～9.394）为局部无复发生存的危险因素。

Park 等回顾性分析了 147 例无远处转移的低位直肠癌 CRT 后接受腹腔镜或机器人辅助 ISR（LISR/RISR）的患者。该研究确定了 CRM 阳性（$P=0.027$；HR：2.361，95%CI：1.102～5.060），ypT 分期（$P<0.001$；HR：4.681，95%CI：2.295～9.546），ypN 分期（$P=0.018$；HR：2.258，95%CI：1.153～4.423）及 ymrT 分期（$P=0.043$；HR：2.01，95%CI：1.021～3.965）作为癌症复发的预测因子，中位随访时间为 34 个月（范围 8～94 个月）。

Piozzi 等回顾性分析了 161 例接受开放、腹腔镜或机器人辅助 ISR（OISR/LISR/RISR）的低位直肠癌患者，该研究包括远处转移和晚期 T_4 患者。在中位随访 55 个月后，5 年 OS 为 80%，5 年无局部复发生存率为 87%。术前 CEA（$P<0.001$；HR：4.453，95%CI：2.015～9.838）是 OS 的预后因素。尽管没有统计学意义，肿瘤大小（$P=0.056$；HR：2.546，95%CI：0.976～6.637）和局部晚期 T 分期（$P=0.062$；HR：3.296，95%CI：0.941～11.548）（尤其是直肠前方邓氏筋膜或前列腺受累）可能与预后相关，需要进行仔细评估，充分与患者沟通手术风险，选择合理的手术策略（LISR/RISR 或 APR）。此研究还证实对 nCRT 后肿瘤退缩无反应（PD/SD）的局部晚期肿瘤患者，只要符合 ISR 手术指征，ISR 术后的肿瘤学安全性仍为可靠；术前 MRI 分期评估 $<cT_4$ 期，或新辅助治疗后 $<ycT_4$ 期，即

肛提肌外括约肌 EAS/LAM 未见受累,尚无证据认为存在 ISR 手术禁忌。

Park 等研究表明,通过 MRI 评估肿瘤对 nCRT 的反应性作为 ISR 指征的价值,nCRT 后肿瘤的 MRI ycT 分期是 LR 和 DFS 的良好预测指标。MRI 评估 CRM 可疑阳性 (MRF+)的患者不宜行 ISR。

2021 年,Kim 等首次提出经括约肌间全纵肌切除术(total intersphincteric longitudinal muscle excision,TILME)的定义,将 TME 直肠系膜切除完整性的概念扩展到 ISR。 TILME 是指完整切除肛门外括约肌 EAS 以内的肛门直肠组织,包括联合纵肌、直肠固有纵肌、中间纤维脂肪组织及肛门直肠组织。Kim 认为,离体标本直肠纵肌缺陷>5 mm 或环周切缘≤1 mm(通过标本的纵切面评估)意味着 TILME 的不完整。该研究发现,TILME 的完整性是 5 年累积局部复发的唯一风险因素(OR:23.385,95%CI:1.492~366.421;$P=$ 0.03)。此外,TILME 完整的患者的 5 年 DFS 和 OS 更高,但无统计学意义。因此,TILME 概念的提出有一定合理性,某种意义上是对 ISR 的进一步完善,也是对 TME 的进一步拓展。然而,TILME 概念对 ISR 是否具有标志性超越的意义,以及能否进一步被学界认同、接受,还有待更多临床数据及肿瘤学结局的研究来支持。

(官国先)

第十一章
ISR 远期功能与调控

ISR 的肿瘤学安全性已为大量循证数据证明,其术后局部复发率为 $0\sim10\%$,合理选择适应证、规范手术操作,其肿瘤学疗效与 APR 相当。然而,由于该手术在切除直肠的同时,切除了部分或全部肛门内括约肌,且吻合口位置极低,术后容易出现前切除术后综合征(LARS),表现为肛门失禁、便次增多、急迫感、排便不尽、排空障碍、大便不成形、漏粪等。LARS 的发生与手术、放化疗等导致的新直肠储便能力及顺应性下降、结肠运动功能障碍、肛门括约肌及盆神经损伤、肛管感觉功能受损、直肠肛门抑制反射(rectoanal inhibitory reflex,RAIR)消失等多种因素有关。而 ISR 与传统保肛手术最为显著的区别为切除了部分或全部肛门内括约肌,以及齿线附近的肛管移行上皮。日本的大体病理研究发现,低位前切除、部分 ISR、次全 ISR、完全 ISR 与 APR 切除的内括约肌长度分别为 1.3 ± 3.4 mm、11.5 ± 7.3 mm、17.1 ± 7.3 mm、21.3 ± 5.2 mm、28.4 ± 4.4 mm。正常肛门静息压中,55% 来自肛门内括约肌张力,是维持肛门控便功能的重要机制。同时,齿线附近的移行上皮是 RAIR 产生的重要环节。因此,与低位前切除术相比,ISR 术后 LARS 更为常见,症状更为严重,显著影响患者的生活质量。对 ISR 术后肛门功能进行客观、准确的评估,明确影响术后功能的危险因素,寻找能改善术后控便功能和生活质量的治疗方法,具有重要的临床意义,是医患共同关注的焦点,也是外科医师未来努力的方向。

第一节 · ISR 远期功能评估及生活质量

一、术后肛门功能评估常用量表

(一) LARS 评分

该方法是目前临床评估 LARS 的主要工具,已被翻译成 35 种语言,并在国际上被广泛应用。其评估量表见表 11 - 1。低位直肠癌术后使用该评估量表所得的 LARS 发病率为 $40\%\sim80\%$。尽管该评分用于诊断的灵敏度较好,但该量表受患者主观因素影响较大,且低估了排空障碍的影响。据统计,直肠癌术后因排空障碍而就诊的患者比例达 32.7%。同时,该量表缺少患者生活质量(quality of life，QoL)的评估指标，与 QoL 评分不一。笔者的一项研究同步评估了 ISR 术后 LARS 评分和另外两种常用的 WIS 及 Kirwan 评分，结果发现 ISR 术后 LARS 评分的改善时间显著滞后于 WIS 与 Kirwan 评分，重度 LARS(评分 30～42)比例高于重度失禁(WIS≥10 分)，并且 LARS 评分与 QoL 的相关性欠佳。这种不一致性是由于各评测工具的侧重不同，WIS 侧重于肛门失禁相关症状，而 LARS 评分还包括了大便急迫感等，且占有较高权重。LARS 评分忽视了排空困难症状，又高估了其对生活质量的影响。因此，单独以 LARS 评分评价术后功能，可能无法反映 ISR 术后 LARS 与 QoL 的真实情况，需谨慎解释评分的临床意义，同时需要其他问卷加以补充。

表 11-1　LARS 评分量表

评 价 项 目	分值	得分
1. 您是否偶尔会控制不住地排气(放屁)？		
□从未有过	0	
□有，但每周不超过一次	4	
□有，每周至少一次	7	
2. 您是否偶有稀便自肛门漏出？		
□从未有过	0	
□有，但每周不超过一次	3	
□有，每周至少一次	3	
3. 您每天的大便次数(请尽量选择一个最接近的平均数)？		
□每天排便 7 次以上	4	
□每天排便 4～7 次	2	
□每天排便 1～3 次	0	
□每天排便不到 1 次	5	
4. 您是否有过刚排完便、1 小时内就再次排便的情况？		
□从未有过	0	
□有，但每周不超过一次	9	
□有，每周至少一次	11	
5. 您是否有过大便急迫，需要立刻奔向厕所的情况？		
□从未有过	0	
□有，但每周不超过一次	11	
□有，每周至少一次	16	

续　表

评 价 项 目	分值	得分
低位前切除综合征(LARS)总评分		
□0～20：无 LARS		
□21～29：轻度 LARS		
□30～42：重度 LARS		

(二) WIS(Wexner 失禁评分)

WIS 是最常用的评估肛门失禁严重程度的调查问卷，主要通过粪便形态、是否需要护理垫、生活方式的改变 3 个维度评估(表 11 - 2)。一项纳入 125 例低位前切除术后患者的前瞻性研究表明，LARS 评分和 WIS 之间存在强相关，建议 LARS 评分和 WIS 联合使用，可以更全面地评估患者控便功能。该评分的优点是简洁、方便，同时关于生活方式改变的项目也一定程度上反映了患者的生活质量。WIS 是 ISR 功能评价最常用的量表，值得注意的是，WIS 按照症状频次对评估内容赋予相同权重的评分，可能会出现评分与症状相互矛盾的问题。例如，每日 1 次少量液体便失禁患者的评分(WIS＝4)大于每 2 天大量固体便失禁患者的评分(WIS＝3)，而后者实际失禁的严重程度显然高于前者。因此，仅通过 WIS 评分可能无法真实、全面地反映肛门控便功能。

表 11 - 2　Wexner 失禁评分量表

失禁情况	频　率				
	从不	很少	有时	经常	总是
固体	0	1	2	3	4
液体	0	1	2	3	4
气体	0	1	2	3	4
需要护理垫	0	1	2	3	4
生活习惯改变	0	1	2	3	4

(三) Kirwan 评分

该评分采用分级评测方法，也是常用的功能评测工具。Ⅰ～Ⅴ级分别定义为无失禁、气体失禁、偶尔轻度失禁、经常重度失禁、失禁需结肠造口。Ⅰ～Ⅱ级表明控便功能良好；Ⅲ～Ⅳ级为控便功能欠佳。据文献报道，ISR 术后Ⅰ～Ⅱ级的比例差异较大(40％～85.7％)，主要原因为Ⅱ级评分的不同定义。其中，报道比例较低者对Ⅱ级评分定义为仅气体失禁；比例较高者将液体失禁也定义为Ⅱ级，而将固态便失禁归为Ⅲ～Ⅳ级。笔者团队随访发现，与

ISR 造口还纳 3~6 个月相比,还纳 12 个月时 Kirwan Ⅳ级评分的比例显著下降(41.8% *vs* 19%, *P*=0.01)。

(四) 纪念斯隆-凯特琳癌症中心肠功能指数量表

纪念斯隆-凯特琳癌症中心(Memorial Sloan Kettering Cancer Center,MSKCC)肠功能指数(bowel function index,BFI)量表为针对急迫感(即有便意时无法推迟排便 15 分钟)、成簇排便(即末次排便后 1 小时内需再次排便)等特异症状设计的直肠癌保肛术后肠道功能的专用评估量表,与 LARS 评分相比,该量表更全面、综合性更强(表 11 - 3)。Quezada-Diaz研究发现,MSKCC-BFI 与 LARS 评分具有良好的相关性和相似的判别结果,且 MSKCC - BFI 包含饮食限制状况,并分开了日间和夜间症状,这是 LARS 评分中未涉及的。Hou 于 2014 年将 MSKCC - BFI 量表翻译为中文版,并验证了其信度和效度。但 MSKCC - BFI 评估项目较多,患者完成评估的依从性较差,因此临床中难以广泛应用。鉴于 MSKCC - BFI 与 LARS 评分具有强相关性和相似的区分效度,考虑到使用便捷性,优先推荐使用 LARS评分。

表 11 - 3　MSKCC - BFI 量表(中文版)

肠　道　症　状	发生				不发生
	总是	经常	有时	很少	
1. 过去 4 周内,每天通常排便多少次?			____次/天		
便频便急					
2. 当您感觉要排便时,您能等待 15 分钟再去厕所吗?	☐	☐	☐	☐	☐
3. 前一次排便后,您会在 15 分钟内再次排便吗?	☐	☐	☐	☐	☐
4. 您的肠道功能问题影响过您的日常活动吗?	☐	☐	☐	☐	☐
5. 白天时,您弄脏过(漏便)您的内裤吗?	☐	☐	☐	☐	☐
6. 白天时,您曾经使用纸、尿布或垫子以防漏便吗?	☐	☐	☐	☐	☐
7. 睡觉时,您弄脏过(漏便)您的内裤吗?	☐	☐	☐	☐	☐
8. 您曾经腹泻吗?(不成形、水样便)	☐	☐	☐	☐	☐
9. 您曾经排稀便吗?(略微成形、成糊状)	☐	☐	☐	☐	☐
10. 您曾经使用药物[如洛哌丁胺(易蒙停)]来减少排便次数吗?	☐	☐	☐	☐	☐
排便受饮食影响					
11. 摄入某种固体食物会增加每日排便次数吗?	☐	☐	☐	☐	☐
12. 饮用某种液体会增加每日排便次数吗?	☐	☐	☐	☐	☐
13. 您曾经通过限制摄入固体食物的种类来控制排便吗?	☐	☐	☐	☐	☐
14. 您曾经通过限制摄入液体食物的种类来控制排便吗?	☐	☐	☐	☐	☐

肠 道 症 状	发生				不发生
	总是	经常	有时	很少	
排便感觉异常					
15. 您去厕所有规律吗?	☐	☐	☐	☐	☐
16. 排便后您会感觉完全排空了您的肠道吗?	☐	☐	☐	☐	☐
17. 您能控制排气(放屁)吗?	☐	☐	☐	☐	☐
18. 您知道要排气(放屁)和要排便这两种感觉的区别吗?	☐	☐	☐	☐	☐

(五) LARS 国际专家新共识

Bryant 等提出的关于 LARS 的定义最为广泛接受,即"直肠切除术后肠功能紊乱,并严重影响生活质量",其包括了肠功能紊乱及生活质量两个层面。如前所述,目前临床常用的 LARS 评分、WIS、MSKCC‐BFI 评分等,经过多年的临床应用,其优点及不足也逐渐显露。

2020 年 3 月,关于 LARS 定义的最新国际共识在美国结直肠外科医师协会会刊 *Diseases of the colon & Rectum*、英国及欧洲结直肠外科学会会刊 *Colorectal Disease* 同步发表,该共识在接受 Bryant 的原有定义的基础上,更新了 LARS 临床症状及其对生活质量影响的评价方法,包括 8 种临床相关症状(多变且不可预测的肠道功能改变、粪便性状改变、排便频次增加、反复发作的排便疼痛、排空困难、排便急迫感、排便失禁、溢粪)和 8 种临床相关结局(卫生间依赖、过于关注肠道功能、肠功能不满意、思考应对策略或妥协方法、影响心理和情绪健康、影响社交和日常活动、影响夫妻关系及性生活、影响个人社会角色及承担义务责任)。至少有一种症状导致一种临床结局方可诊断 LARS(图 11 - 1)。新共识的优势在于,与传统共识评价量表主要由临床专家制订不同,新共识的制订过程吸收了所有利益相关者,尤其是患者的参与,确保了患者的主观感受更好地被重视。同时外科医师及卫生保健人员也参与其中,经过反复论证共同制订了本标准。该共识关注了 LARS 症状和结局,这种将症状与结局同等评估的方式可以提高检测 LARS 随时间和干预变化的灵敏度,因此理论上更为客观。但该标准最终能否更加准确地提高 LARS 的随访效能,尚有待更多的临床验证。此外,该共识为定性诊断标准,有待进一步转化为量化评分系统。

二、生活质量评估

各种功能评分反映了患者的控便能力,直接关系到患者的生活质量。目前,各种评分工具重点评估患者躯体功能的改变程度,而生活质量包含躯体、精神、社交 3 个层面的综合状态,故功能评分结果与生活质量密切相关,但两者又有区别。同时必须注意到,面对功能不同程度的下降,人体的适应再塑能力极强,其躯体、心理的应对能力也往往会做出相应调整,从而在很大程度上改善生活质量。笔者有不少 ISR 术后患者,其功能评分不理想,但患者对

前切除术后综合征(Low Anterior Resection Syndrome)

症状(Symptoms)		结果(Consequences)

症状(Symptoms)

 多变、不可预测的肠功能改变
(Variable, unpredictable bowel function)

 排空困难
(Emptying difficulties)

 粪便性状改变
(Altered stool consistency)

 排便急迫感
(Urgency)

 排便频次增加
(Increased stool frequency)

 排便失禁
(Incontinence)

 反复发作的排便疼痛
(Repeated painful stools)

溢粪
(Soiling)

结果(Consequences)

影响:

 卫生间依赖
(Toilet dependence)

 心理、情绪健康
(Mental and emotional wellbeing)

 过于关注肠道功能
(Preoccupation with bowel function)

 社交、日常生活
(Social and daily activities)

 肠功能不满意
(Dissatisfaction with bowels)

 夫妻关系、性生活
(Relationships and intimacy)

 思考应对策略或妥协方法
(Strategies and compromises)

 个人社会角色及承担义务责任
(Roles, commitments and responsibilities)

At least one of these symptoms resulting in at least one of these consequences

图 11-1　LARS 国际专家新共识

引自:KEANE CS, FEARNHEAD NG, BORDEIANOU L, et al. International consensus definition of low anterior resection syndrome [J]. Dis Colon Rectum, 2020, 63(3):274-284.

手术满意度较高,其生活质量评分并不低。2012 年英国一项荟萃分析包括了 727 例 ISR 术后患者,平均随访 5 年,51.2% 患者控便良好,48.8% 患者存在不同程度的控便功能障碍,但患者满意度比例达 90.8%。反映了很多患者功能并不理想,但仍对保肛满意,而对切除肛门、永久性造口的普遍不接受。年龄、受教育程度、文化背景、宗教信仰均显著影响患者对永久性造口的态度。在我国文化背景下,在肿瘤根治的前提下,损失部分控便能力,保留肛门,后期通过康复治疗及个人生活方式调整改善生活质量,仍是大多数患者的首选项。

常用的 QoL 评估量表包括健康相关生活质量量表(health-related QoL,HRQoL)和症状相关生活质量量表(condition-specific QoL,CSQoL)两种类型,临床评估适用的具体量表有十余种。结直肠癌患者 HRQoL 专用量表有 EORTC QLQ-C30 量表(欧洲癌症治疗与研究组织生活质量问卷)、EORTC QLQ-CR38 量表(针对结直肠癌模块的问卷)。QLQ-C30 量表有 30 个问题,包括总体状态评估项目、5 个功能性评估项目及 9 个症状评估项目。QLQ-CR38 量表有 38 个问题,包括 2 个功能性评估项目、7 个症状评估项目及 3 个独立项目。常用的直肠癌术后 CSQoL 量表为大便失禁生活质量量表(fecal incontinence quality of life questionnaire,FIQL),该量表共有 29 个问题,包括 4 个层面,生活方式相关的有 10 个问题、行为方式相关的有 9 个问题、情绪低落抑郁相关的有 7 个问题、难堪窘迫感受相关的有 3 个问题(表 11-4)。此外,视觉模拟评分(visual analog scale,VAS)也常作为简洁的主观感受评估工具被采用。

表 11−4　FIQoL 量表(中文版)

第一部分：您认为自身的健康状况如何	分值	得分
1. 非常好	5	
2. 很好	4	
3. 好	3	
4. 尚可	2	
5. 差	1	

第二部分：大便失禁对患者生活质量的影响，具体评分如下	多数时间 (1分)	有些时间 (2分)	很少 (3分)	从不 (4分)	得分
1. 我害怕外出					
2. 我避免外出探望朋友					
3. 我避免夜不归宿					
4. 我感到外出做事很困难，如看电影等					
5. 我会在外出前减少进食					
6. 外出时，我也会尽量留在洗手间旁					
7. 我需要每天计划日常活动时间表以迁就 我的大便习惯					
8. 我避免旅游					
9. 我担心不能及时到洗手间					
10. 我去洗手间前没有足够的时间控制我的 大便					
11. 我不知道自己已大便失禁					
12. 我尝试留在最近洗手间位置，以避免意 外地大便失禁					

第三部分：大便失禁对患者生活质量的影响，具体评分如下	强烈赞成 (1分)	有些赞成 (2分)	有些不赞成 (3分)	强烈不赞成 (4分)	得分
1. 我感到羞愧					
2. 我不能做太多自己想做的事					
3. 我担心意外的大便失禁					
4. 我感到郁闷					

续　表

	强烈赞成 （1分）	有些赞成 （2分）	有些不赞成 （3分）	强烈不赞成 （4分）	得分
5. 我担心其他人嗅到我的大便味道					
6. 我觉得自己不是健康人					
7. 我很少享受生活					
8. 我很少有性生活					
9. 我觉得跟其他人不一样					
10. 我经常觉得意外失禁时常发生					
11. 我害怕性生活					
12. 我害怕搭乘飞机或火车外出旅行					
13. 我避免外出就餐					
14. 当我到一个不熟悉的地方,会先找到厕所在哪					

第四部分:在过去的一个月里,您有没有因为值得关注的问题而不开心,沮丧及绝望		
	分值	得分
完全就是我的感受,我快要放弃了	1分	
非常强烈的感觉	2分	
很多时候会是这样	3分	
有时是这样,已经干扰我的正常生活	4分	
很少出现	5分	
从来没有	6分	

虽然上述生活质量量表被广泛应用于各类直肠癌术后评估研究,但针对ISR术后相关的研究仍较少,结果也并不一致。哪个量表能更好地反映患者的真实生活质量、更有效地反映患者功能的改变,目前仍不明确。笔者团队针对ISR术后患者功能及生活质量进行了前瞻性研究,结果显示,ISR术后大部分患者控便功能下降会持续数年,但功能评分与CSQoL评分可随时间逐步改善,功能性改变的严重程度与CSQoL量表中所有项目均相关,但在HRQoL量表中仅部分项目有相关性。总体上,两量表与控便功能评分的相关性仅为弱-中度相关。因此,在评估ISR术后生活质量时,CSQoL量表优于HRQoL量表,为首选工具。同时,也有待开发信度、效度更佳的工具来准确评估患者术后的生活质量。

三、ISR 术后控便功能结果

（一）短期与中长期功能结果

ISR 术后 2 年内，尤其是预防性造口还纳 1 年内，是患者肛门功能接受考验的阶段。Akagi 等纳入 15 项研究，共 1 217 例患者，结果显示，术后 1 年中位排便次数 1.8～4.7 次/天，>5 次/天的患者比例为 0～36%，气体失禁比例为 7.7%～32%，19%～57%需使用护垫，WIS 为 2.8～12 分。Kirwan 评分：Ⅰ级（无失禁症状）13.9%～84.6%、Ⅱ级（气体失禁）7.7%～36.6%、Ⅲ级（偶尔固体便失禁）3.8%～38.6%、Ⅳ级（经常固体便失禁）0～27%、Ⅴ级（需结肠造口）0～5.9%。笔者评估了未接受过 CRT 治疗的 ISR 患者，随访 2 年，23.7%的患者术后排便频次>9 次/天，47.3%排便 4～8 次/天，28.9%为 1～3 次/天，73.7%患者WIS≤10 分。

随着术后时间延长，新建直肠顺应性改善，患者控便功能可以进一步改善。国际上已有数项随访 5 年左右肛门功能的结果。2012 年英国外科学杂志的一项荟萃分析纳入 8 项研究，共 727 例患者，平均随访 56 个月，结果显示，术后排便次数 2.7 次/天，51.2%的患者控便功能良好，29.1%控制稀便能力下降，23.8%控制气体能力下降，18.6%伴有排便急迫感，18.4%需依赖止泻药物。Saito 等对 104 例患者（其中 28 例接受了 CRT）术后超过 5 年的随访显示，平均排便 4±3.5 次/天，32%伴有排便急迫感，18%无法鉴别气/液便。Butiurca 等报道，术后 1 年 WIS 为 8.52±0.5，术后 5 年改善为 6.72±0.6。Sakr 等报道，ISR 术后肛门功能变化趋势与前切除术后一致，由术后 WIS 平均 11 分降至术后 54 个月 7.8 分。笔者有多例患者从术后初期排便≥10 次/天恢复至 1～3 次/天。因此，ISR 术后远期肛门功能可得到进一步改善。

（二）各种类型 ISR 功能比较

括约肌切除范围对肛门功能的影响差别目前仍存在争议。日本大样本研究回顾性分析了 127 家医院共 990 例 ISR 术后患者，随访 1～2 年。3 种类型 ISR 间排便次数无差异，平均为 5.0±4.0/天。全组 Kirwan 评分 Ⅲ～Ⅴ级共 373 例，占 37.7%，3 种类型间也无差异，同时该研究也发现排便困难是术后常见症状。但 Saito 等报道，pISR 术后控便功能显著优于tISR。一项日本多中心研究分析了 228 例 ISR 患者，结果也显示 tISR 功能显著差于 pISR及 subISR。

笔者的前期研究结果发表于 IJCD，排除新辅助放化疗的患者，共入组 79 例，术后随访24 个月，23.7%患者排便超过 9 次/天，7.9%的患者需应用止泻药，有便急感患者比例为34.2%；夜间污粪患者比例为 26.3%、白天污粪患者比例为 31.6%，73.7%患者功能良好。3 种类型 ISR 相比，tISR 组患者 WIS 较高（全 ISR *vs* 部分 ISR *vs* 次全 ISR：9.00±4.33 *vs*7.07±5.57 *vs* 7.73±7.82，*P*=0.642），但统计学分析 WIS 和 Kirwan 评分均无显著差异，可能与样本量较少有关。

韩国 Kim 等的大样本研究中纳入了 488 例机器人 ISR 患者，随访 1～2 年，pISR 和

subISR 两组 WIS 无明显差异（5.4±5.7 *vs* 6.1±6.1，*P*＝0.307），但 tISR 组 WIS 为 10.8±5.7，显著劣于上述两组（*P*＜0.05）。

(三) ISR 与 LAR 术后功能比较

多项研究分析了 ISR 术后功能变化趋势，并与 LAR 比较。Sakr 等报道了 ISR 组术后肛门功能略劣于 LAR 组，但两组功能随时间变化趋势一致，ISR 组由术后 WIS 平均 11 分降至术后 54 个月的 7.8 分(图 11-2)。上述韩国 Kim 等的大样本研究中，ISR 组的 WIS 显著高于 LAR 组，这种趋势持续了 1～2 年，但在固体便失禁方面，LAR、pISR、subISR 无差异。Kawada 等报道 ISR 组 WIS 术后 2 年较术后 6 个月显著改善。胃肠功能评分(gastrointestinal functional outcome，GIFO)评分在术后 6、12、24 个月呈逐渐恢复趋势。LAR 组术后 1 年，WIS 及 GIFO 评分均恢复至术前水平，提示 ISR 与 LAR 相比，功能恢复需要更长时间。

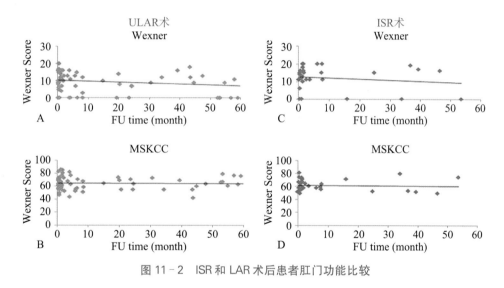

图 11-2　ISR 和 LAR 术后患者肛门功能比较

注：(A) ULAR 术后 Wexner 评分趋势；(B) ULAR 术后 MSKCC 评分趋势；(C) ISR 术后 Wexner 评分趋势；(D) ISR 术后 MSKCC 评分趋势。
引自：SAKR A，YANG SY，KANG JH，et al. Oncologic safety and bowel function after ultralow anterior resection with or without intersphincteric resection for low lying rectal cancer: Comparative cross sectional study [J]. J Surg Oncol，2020，121(2)：365-374.

(四) ISR 与 TaTME 术后功能比较

ISR 与 TaTME 手术均为经肛入路，两者有相似之处，其功能比较尚缺少相关研究。一项波兰的研究中比较了 14 例 ISR 和 25 例 TaTME，术后随访 6 个月，ISR 组所有患者都出现了重度 LARS，TaTME 组出现 4 例轻度 LARS、21 例重度 LARS。两组间 WIS 为 12(11～14) *vs* 11(8～12)、LARS 评分 34(32～34) *vs* 32(30～37)，差异均无统计学意义。但该研究样本量少、随访时间较短，尚有待更多的研究结果明确相关结论。

四、ISR 术后肛管直肠生理学变化

肛管直肠生理功能的改变与控便功能密切相关,多项研究显示,ISR 术后肛管直肠静息压、最大耐受容量、直肠顺应性均出现不同程度的下降,但随术后时间延长,上述指标可逐步改善。肛门控便功能的一个重要机制是肛管直肠抑制反射(RAIR),直肠扩张诱发 RAIR,肛门内括约肌舒张、肛管压力下降,肠内容物下行,与肛管上缘移形上皮区接触,感受器分辨出气体、液体还是固体,该过程称为抽样,完成抽样后内括约肌收缩,粪便逆向移动回到直肠,该反射对维持肛门自制有重要意义。ISR 影响了该反射的诸多环节,如内括约肌、肛管移形上皮区黏膜、肛管直肠内脏神经等,因此明确术后该反射的变化规律对理解 ISR 术后肛门功能有重要意义。笔者团队发表于 *Colorectal Disease* 的研究首次报道了 ISR 术后 3 个月,60%以上的患者 RAIR 反射消失,随时间推移反射可以逐渐恢复,术后 12 个月 60% 的患者可检出 RAIR 反射(图 11 - 3)。同时,该反射是否存在与肛门功能密切相关,RAIR 消

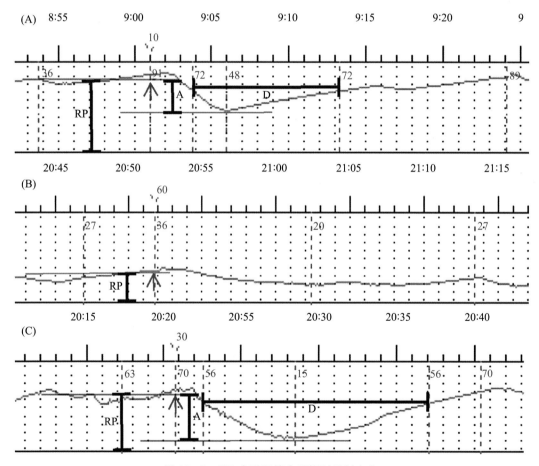

图 11 - 3　ISR 术后肛管直肠抑制反射变化

注:(A) ISR 术前正常 RAIR 曲线;(B)ISR 术后 3 个月,RAIR 消失;(C)ISR 术后 12 个月,RAIR 恢复。
引自: ZHANG B, ZHAO K, ZHAO YJ, et al. Variation in rectoanal inhibitory reflex after laparoscopic intersphincteric resection for ultralow rectal cancer [J]. Colorectal Dis, 2021, 23(2):424 - 433.

失患者的夜间控便功能较差。因此,ISR 术后 RAIR 的消失对患者术后肛门功能有显著影响,但随时间延长可逐渐恢复,通过术后康复治疗,促进该反射的早期恢复,有助于患者术后控便功能康复。

五、ISR 术后生活质量

关于 ISR 术后生活质量的研究尚不多,笔者的研究显示,QLQ－C30/CR38 评分与国际上其他研究相仿,QLQ－C30 评分在 3 种类型 ISR 间无差异,但这两种量表对评估 ISR 术后 QoL 并不敏感。Konanz 等配对分析了 131 例患者 ISR、LAR 及 APR 术后 QoL,APR 组并发症发生率显著高于 ISR 组,但 QoL 在 ISR 组及 APR 组间无差异,其他研究也有同样结果。但 Molnar 等比较了 72 例 ISR 及 APR 患者,术后 5 年 OS 无差异,ISR 组 QoL 更优。Maguire 等荟萃分析 7 项比较 APR 及结-肛吻合组(colo-anal anastomosis,CAA)的 QoL 队列研究,共 527 名患者,CAA 组在躯体功能和身体形象指标方面显著优于 APR 组。APR 组更容易疲劳、食欲下降,CAA 组便秘、失禁更常见。提示在不影响肿瘤学结果的情况下,选择 CAA 更优、QoL 更佳,应尽量避免永久性造口。

六、影响 ISR 术后功能的危险因素

ISR 术后患者控便功能状态至关重要,不仅影响患者的生活质量,一定程度上也决定了手术的成败。对影响术后功能的危险因素的关注,应从术前开始,并覆盖术中、术后全过程。

(一)患者一般特征

高龄、全身状况差、术前括约肌功能差者,术后控便功能可能进一步下降,应谨慎考虑 ISR。男性、高 BMI、盆腔狭窄者,术后吻合口并发症发生率高,是功能不佳的危险因素。也有研究发现,术前括约肌功能佳、肛管静息压高的患者,术后因内括约肌切除,控便功能较术前变化大。而女性患者由于盆腔宽大,肛管较短、括约肌张力不高,术后并发症少,功能变化小,预后较好。

(二)放疗

围手术期放疗尤其是新辅助放化疗(nCRT)在直肠癌治疗中得到了广泛应用,nCRT 有助于直肠癌的降期降级、降低切缘阳性率、增加保肛率。然而多项研究显示,放疗对术后肛门功能有显著影响。Kim 等报道 nCRT 是 ISR 术后 1 年控便功能不佳的独立影响因素($OR=2.611$)。Ito 等也发现 nCRT 患者 WIS 显著升高,是 ISR 术后肛门功能不佳的独立预测因子($OR=10.3$)。笔者团队随访 2 年的结果显示,接受放疗患者肛门功能明显下降,排便频次>9 次/天的患者比例显著高于未放疗者(50% *vs* 11.5%, $P=0.016$)。

随着对 nCRT 利与弊的再认识,考虑到放疗导致神经变性、盆壁肌肉/肠管纤维化、吻合口血运/氧供受损、排尿/性功能障碍、不改善 OS 等问题,越来越多的学者对 T_3 期患者开始选择性应用 nCRT,对术前评估为直肠系膜筋膜(MRF)、肠壁外血管浸润(EMVI)阴性、未侵犯外括约肌及耻骨直肠肌的低位 cT_3 期患者,可以直接行 TME 手术。Baek 等报道了

125 例 T_3 期直肠癌患者未行 nCRT 直接手术，随访 4 年累计局部复发率为 5.6％。笔者单位开展 ISR 过程中逐渐采用了选择性 nCRT 策略，仅对术前预估环周切缘阳性的 $T_{3\sim4}$ 患者进行 nCRT，或仅进行新辅助化疗，最大限度免除放疗，前期统计 153 例随访 40 个月局部复发率为 3.9％。

（三）吻合口并发症

由于 ISR 解剖上的特殊性，吻合口并发症发生率高于传统前切除术，且对肛门功能影响更大。Yokota 等报道 ISR 术后吻合口漏发生率为 17％(59/341)，其中 13 例吻合口分离，36 例严重吻合口漏。严重吻合口漏患者术后早期控便功能不佳，而吻合口分离患者术后 2 年仍存在较重的失禁症状，WIS＞16 分患者达 40％。笔者所在单位的研究也发现，ISR 术后出现吻合口狭窄患者的肛门功能明显劣于无狭窄者，WIS 为 18(9～20) *vs* 6(0～18)($P=$ 0.0001)，Kirwan 评分 3(2～4) *vs* 2(1～4)($P=0.0022$)。而高 BMI、盆腔狭窄是 ISR 术后吻合口并发症的独立危险因素。

此外，还存在少数患者因吻合口并发症，无法按计划还纳预防性回肠造口，或者再次行永久性结肠造口，造成实际上保肛失败。笔者团队发表于 *Dis Colon Rectum* 的研究显示，约 10％的患者因吻合口狭窄、闭塞而无法还纳造口，其最主要的原因为术后吻合口缺血、围手术期放疗等原因导致的吻合口并发症，真正因控便功能差而行永久性造口的仅 1 例。为此，后期笔者团队术中常规进行保留左结肠血管联合 No.253 淋巴结清扫，最大限度保证吻合口血供，兼顾高位淋巴结清扫。对左结肠血管分出位置较低者，因系膜张力必须于根部离断 IMA 者，采用 ICG 荧光腹腔镜确定近端肠管血供及离断位置，必要时游离脾曲，以确保吻合口血供(图 11-4)。同时尽量减少患者的放疗暴露。通过以上方法，显著减少了吻合口并发症，有效减少了重度控便功能下降的发生。

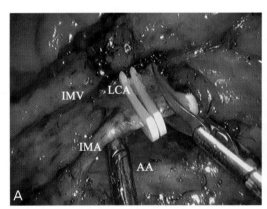 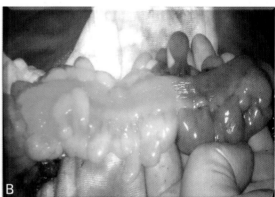

图 11-4　ISR 术中确保吻合口血供

注：(A)保留左结肠血管、高位清扫淋巴结；(B)荧光导航下确定肠管离断位置(图片来自笔者单位)。

（四）吻合方式

1. 手工吻合与吻合器吻合　经典的 ISR 为经腹经肛联合入路，手工结肛吻合。由于腹腔镜广泛应用,腔镜下盆底解剖结构的精细游离成为可能。近年来全腹腔镜下 pISR 开展越来越多,腔镜下经括约肌间隙游离后,离断直肠,双吻合器完成吻合。经腹经肛联合入路者,部分患者肛侧荷包缝合后,也可实现双吻合器吻合。池畔等的研究表明,吻合器吻合者狭窄发生率较低。理论上该类患者肛门功能可能较好,但有待更多的数据验证。另一方面,从吻合口高度角度,联合入路的患者肿瘤位置总体更低,吻合口更接近肛门口,功能影响更显著。

2. 储袋吻合与直接端端吻合 目前,国际上大多数 ISR 研究采用结肛直接吻合,部分学者采用结肠 J 型储袋以改善术后控便功能。研究显示,ISR 术中采用结肠 J 型储袋吻合,术后肛门功能较直接吻合具有优势,尤其在术后 1 年内,但术后 2 年两者控便功能无显著差异。由于 ISR 控便功能问题在术后 1 年内更为明显,因此,构建结肠储袋以度过该困难时期、改善生活质量具有实际应用价值。然而,J 型结肠储袋技术存在一些不足,首先要求具备较长的血供良好的近端结肠以构建储袋;其次,宽大的储袋位于肛门括约肌环中,容易受到肌张力的挤压继发血供障碍。而部分肥胖、结肠系膜肥厚、盆腔狭窄的男性可能无法构建 J 型储袋。笔者 1 例 ISR 行 J 型储袋吻合,发生吻合口漏继发储袋缺血、坏死,后再次手术切除储袋并行永久性造口。Akasu 等也报道结肠 J 型储袋是 ISR 术后发生严重吻合口漏的独立危险因素,发生率达 21%(5/24)。

结肠成形术(又称结肠横行储袋)是另一种储袋技术,笔者实践经验发现,该方法较 J 型储袋更适合于 ISR。结肠成形术于吻合口近端 5~8 cm,行结肠壁纵切横缝构建储袋,该方法对近端肠管的长度要求不高,且构建的储袋位于括约肌环上方,避免了受括约肌环肌张力挤压缺血的风险。与传统端端吻合术相比,结肠成形术可增加 40% 的直肠容积,且肠管纵切横缝阻断肠道末端正向蠕动,可有效减少排便次数、改善患者术后肛门功能(图 11-5)。笔者团队前期对 20 例结肠成形吻合患者按 1:2 配对,与 40 例直接端端吻合 ISR 患者进行了比较,结果显示回肠造口还纳术后 3、6、12 个月,结肠成形组 LARS、WIS 均低于对照组,VAS 评分均高于对照组($P<0.05$)。回肠造口还纳术后 3 个月,结肠成形组直肠静息压小于对照组,肛管静息压、肛管最大收缩压、直肠最大耐受容量大于对照组(均 $P<0.05$),两组直肠初始感觉阈值比较差异无统计学意义($P>0.05$)。说明 ISR 联合结肠成形术能够改善术后患者的肛门功能。2017 年,日本 Toiyama 报道了 8 例 ISR 联合结肠成形术患者,其中 6 例患者术后 WIS<10 分,4 例<7 分,显示了较好的术后肛门功能。

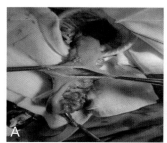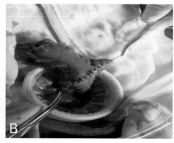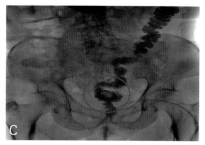

图 11-5 ISR 术中结肠成形技术

注:(A、B)肠壁纵切横缝;(C)术后造影显示储袋(图片来自笔者单位)。

（五）重视术后早期随访

ISR 术后早期随访，对防止吻合口并发症、避免由此导致的肛门功能损害尤其重要。目前，国际上 ISR 普遍行预防性末端回肠造口，以防止术后吻合漏带来的危害。术后 3 个月吻合口愈合良好即可还纳造口。由于吻合口位于肛门括约肌环内，因括约肌张力作用，吻合口处于闭合状态，对侧黏膜贴合，容易纤维生长导致吻合口瘢痕狭窄、闭合。因此，应嘱咐患者术后 1 个月至门诊随访，行直肠指诊予扩肛，使吻合口正常愈合。笔者遇到过不少患者由于未能按时复诊，术后 3 个月甚至更长时间后复诊拟造口还纳时，发现吻合口完全闭合，需要手术分离瘢痕，恢复吻合口通畅，部分患者也因此出现不同程度吻合口狭窄，影响术后控便功能（图 11-6）。此外，对于已出现吻合口并发症的患者，出院后随访、动态观察吻合口恢复情况并及时处置，对未来的肛门功能同样有重要意义。

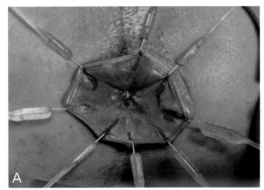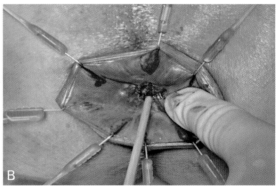

图 11-6　ISR 术后吻合口狭窄

注：（A）吻合口闭合；（B）麻醉后电刀切开（图片来自笔者单位）。

第二节 · ISR 术后功能调控

ISR 术后患者出现不同程度的肛门控便功能下降，需要医师对患者进行专业的指导，通过调整饮食及生活方式、重建排便习惯、药物辅助、盆底康复及专业的器械训练等方法，可以有效改善患者控便功能，促进康复。Martellucci 等针对直肠癌术后前切除综合征提出了侵袭性由小到大的升阶梯治疗策略，欧洲诊疗指南将这种"倒金字塔"式处置流程推荐用于LARS 临床治疗（图 11-7），对 ISR 术后功能康复同样具有参考意义。

一、一般治疗

术后患者饮食以易消化食物为主，保证蔬菜、水果、粗纤维的摄入，以增加成形便，有助于控便。症状较重的患者表现为便次显著增多、里急后重，尤其术后短期内，严重者排便达

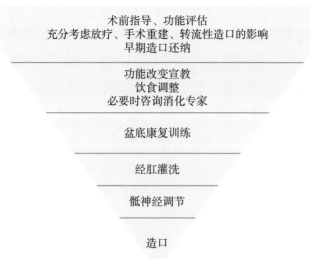

图 11-7 低位直肠前切除综合征处理流程

引自：CHRISTENSEN P, IM BAETEN C, ESPÍN-BASANY E, et al. MANUEL Project Working Group. Management guidelines for low anterior resection syndrome — the MANUEL project [J]. Colorectal Dis, 2021, 23(2):461-475.

20 余次/天，显著影响生活质量。其主要原因在于新直肠排空不畅，而非括约肌功能差。需要患者根据个人情况调整排便节律。如一些患者的主要困惑是夜间不断起床排便，可以建议患者在晚间睡觉前 2 小时，采用甘油灌肠剂肛门注入，或者口服乳果糖等缓泻剂，促进直肠排空，数次排便后即可完成排空，可有效改善睡眠。如在早上完成上述措施，可有效保证白天的工作、生活。对于便稀、次数多的患者，可以采用蒙脱石、盐酸洛哌丁胺胶囊（易蒙停）等止泻药。通过调整生活方式、结合上述措施，逐步建立规律的排便习惯，大多数患者的症状可得到显著改善。

二、经肛门灌洗

经肛门灌洗（transanal irrigation，TAI）是患者可自主进行的一种治疗方式。该方法采用专用的肛门灌洗装置，原理是促进结直肠排空，国内目前应用尚少。笔者团队临床实践中建议患者单次或多次甘油灌肠剂肛门注入，操作简单、安全可控、效果良好。研究表明，该方法可以降低患者的肛门静息压，减少大便的急迫感，改善肛门功能。有学者推荐对 LARS 评分＞30 分的患者，经肛门灌洗可作为一线治疗方案，疗效良好。2019 年一项多中心 RCT 研究显示，接受 TAI 治疗 1 个月和 3 个月后，治疗组排便状况显著优于对照组。TAI 开始的推荐时间尚不明确，2011 年一项瑞典的研究显示，TAI 应在 LARS 持续 19 个月后开始实施。但 2018 年意大利的一项研究建议术后 40～50 天即开始 TAI 治疗，有助于早期改善症状。

三、家庭盆底康复训练

即患者在家自行开展的凯格尔盆底肌肉训练，是通过患者主动收缩盆底肌肉，改善术后肛门括约肌功能。Lin 等进行的一项大样本量 RCT 研究显示，LAR 术后开展家庭盆底康复训练，对术后早期的大便失禁症状有较好疗效，可改善术后盆底肌功能失调，并改善预防性造口还纳后的盆底功能。因其操作简易，不需要特别设备辅助，适用于家庭常规开展。

四、生物反馈与电刺激治疗

生物反馈作为一种非侵袭性治疗方法，将视觉和听觉信号以生理学事件形式反馈给患者，通过肌肉电活动轨迹指导肛门括约肌收缩、松弛训练，从而调节直肠对扩张刺激的感受阈值，并提高肛门括约肌协同自主收缩的能力。电刺激治疗于 1958 年由 Galdwell 首先提出，于 20 世纪 70 年代中期以后应用于临床，是通过电流刺激代替中枢神经发出的冲动，使肌肉发生收缩的一种训练方法。盆底电刺激一方面直接兴奋盆底肌组织，以增强盆底肌的控便功能，另一方面也通过神经反射通路兴奋盆底肌，长期刺激可以增加盆底肌中的抗疲劳肌纤维比例。对于功能锻炼、饮食限制、药物治疗、逆行性灌肠等保守治疗效果欠佳的控便功能障碍患者，生物反馈与电刺激治疗作为重要的治疗手段，能够有效改善术后 LARS。尽管现有的相关临床研究尚少，但初步应用疗效较好。生物反馈在产后修复、肛门外伤的治疗中有效率为 50%～90%。

2015 年，Kuo 等尝试将生物反馈与电刺激用于治疗 ISR 术后肛门失禁，通过回顾性观察研究发现其能够改善患者的肛门收缩压、WIS 及生活质量。然而，另一项小样本回顾性研究提示，尽管治疗后止泻药依赖、排便频次、粪便性状显著好转，但患者 WIS 与新直肠生理功能并无显著改善。Wang 等的回顾性研究报道该方法能够有效改善完全 ISR 术后早期失禁患者的肛门生理功能与 WIS。Liang 等对 109 例患者进行了回顾性研究，结果显示接受生物反馈治疗后患者 WIS(10.3 ± 2.0 vs 7.8 ± 2.6)、排便频率(8.7 ± 3.3 vs 6.2 ± 3.8)均有显著改善。同时肛肠测压显示，治疗组除直肠敏感性指标外，其他所有测压指标均显著改善。该方法能够显著降低排便次数、改善术后 WIS、提高新直肠生理功能。Visser 等通过系统评价纳入 3 项临床研究，结果发现生物反馈与电刺激治疗能够明显改善 WIS，然而肛门生理功能指标无明显改善。无创是生物反馈及电刺激的最大优势，Ridolfi 等认为"生物反馈可作为 LARS 的最佳治疗方案之一"。但是总体来说，现有的研究多为回顾性，证据等级偏低、样本量较小、功能评价标准也不统一。

笔者所在单位前期研究结果提示，低位直肠癌 ISR 术后新直肠测压生理功能指标在预防性造口还纳前与还纳后 3 个月无明显统计学差异，解释了预防性造口还纳初期 LARS 症状最显著、生活质量影响最明显的临床现象，因此将生物反馈与电刺激治疗的角色从补救性治疗转换为预防性治疗，在 ISR 术后早期进行主动干预。初步结果显示，干预组患者造口还纳术后 LARS 评分、WIS 及生活质量评分均优于对照组。

近期，由火箭军特色医学中心、复旦大学附属华山医院、武汉大学中南医院承担的国家自然科学基金项目正在开展，旨在以多中心、前瞻性、真实世界研究方法，探索 ISR 术后生物反馈与电刺激早期干预治疗对于新直肠生理功能的影响和临床疗效，为改善 ISR 术后 LARS 症状、提高生活质量、降低永久性肠造口率提供理论基础及循证依据。

生物反馈与电刺激采用的具体设备和实施方案目前国际上尚无统一标准。以笔者所在单位为例,主要流程如下:①治疗前了解病史、手术相关情况、目前症状评分、吻合口愈合情况及其距肛缘距离,排除肿瘤复发、盆腔转移及吻合口瘘的患者。②肛门直肠指诊,评估肛门括约肌肌力及肌张力,模拟排便动作下括约肌功能,并感受腹肌的运动是否协调。③肛门直肠测压、盆底表面肌电评估。④根据患者具体情况选择神经肌肉电刺激(NMES)、肌电触发电刺激(ETS)、经皮神经电刺激(TENS)3 种模式。通常每周治疗 2～3 次。⑤生物反馈采用肌电介导模式,流程包括制订治疗方案、定位要训练的目标肌肉、特异性训练、凯格尔模板训练、放松训练、家庭凯格尔训练等,1 次/1～2 天,12 次为一个疗程,一个疗程后评估患者盆底功能。由于患者个体差异较大,各中心采用设备、方案不同,需要治疗师根据本中心经验探索最佳治疗策略。

五、盲肠顺行灌洗

盲肠顺行灌洗是一种微创治疗手段,通过盲肠造口行顺行灌洗,定时排空肠腔,从而改善控便功能不佳。该方法目前应用较少,文献报道也不多,但可作为以上保守治疗不佳患者的一种治疗选择。法国 Rullier 团队提出,经皮内镜结肠造口可作为顽固性 LARS 或失禁患者避免永久造口的最后选择,经造口顺行性灌洗能够显著改善肛门功能与生活质量,患者满意度高,并将确定性造口比例降至 12%。也有学者对接受新辅助治疗后 ISR 患者术中即预制阑尾造口,术后常规顺行灌洗治疗。结果显示,顺行灌肠组 LARS 评分、WIS 均优于无灌肠组($P=0.030$),生活质量方面,顺行灌肠组也有显著优势($P=0.023$)。

六、骶神经调节术(sacral neuromodulation，SNM)

通常,ISR 术后肛门功能恢复需要 2 年时间,通过各种术后康复措施,70% 的患者远期功能明显改善,WIS≤10 分,但仍有 7% 的患者存在严重失禁,甚至需要永久性造口,SNM 是目前推荐的永久性造口前可尝试的最后治疗措施。骶神经调节术最早用于治疗神经源性尿失禁,随后发现其对于大便失禁也有较好疗效,并逐步开始应用于 LARS 的治疗。该技术在 X 线引导下于 S_3、S_4 水平植入电极,根据肛门括约肌及盆底肌收缩明确电极定位,然后通过体外临时神经起搏器测试观察疗效。经过 2 周的观察期,如每周排便次数减少≥50% 或每周便失禁时间减少≥50%,视为疗效满意,即可考虑植入永久性起搏器(图 11－8)。

2015 年的一项系统性评价研究显示,SNM 对 LARS 症状改善的有效率超过 90%。2020 年一项荟萃分析回顾了 2000—2018 年的 434 篇文献,入选 13 项研究共 114 例患者,采用 SNM 治疗 LARS,总有效率为 83.30%,WIS 为 10.78,静息压评价改善 6.37 mmHg（95% CI:2.67～10.07，$P=0.0007$）,最大收缩压平均改善 17.99 mmHg（95% CI:17.42～18.56，$P<0.0001$）,最大耐受容量平均改善 22.74 mL（95% CI:10.65～34.83，$P=0.0002$）,生活质量评分也显著改善。Meyere 等对 62 例肛门失禁和/或 LARS 患者行永久性 SNM 植入,在基线、术后 3 周及第 1,2,3,4,5 年,失禁患者的平均 WIS 为 18,2,4.5,5,5,4,4.5,LARS 患者为 18,4,5.5,5,4,3,4。显示 SNM 对肛门失禁及 LARS 患者均有较好疗效,但 LARS 患者需要更多次的程控调节。

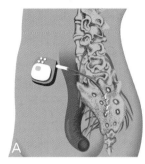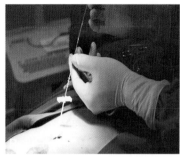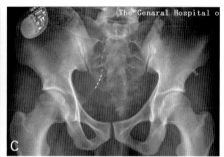

图 11-8　SNM 术中操作及术后 X 线表现

注：(A)SNM 示意图；(B)电极植入；(C)术后 X 线所见(图片来自笔者单位)。

由于 SNM 在治疗 LARS 方面的有效性，有学者对 ISR 术后严重功能损害的患者采用 SNM 治疗。日本的一项研究入组了 10 例 ISR 术后严重失禁患者，中位 WIS 15(13～20)分，LARS 评分 41(36～41)分。所有患者均接受 SNM 植入，中位随访 36.3(10.5～63.2)个月，术后 LARS 评分及 FIQL 生活质量评分显著改善($P=0.02$；$P=0.01$)，WIS 虽有改善，但未显示统计学意义($P=0.06$)。总体良好反应率 40%(每天排便次数或每周失禁次数减少 50%以上)。70%的患者避免了永久性造口，3 例患者因疗效不佳行永久性造口。同时，该研究发现医师往往高估便失禁的影响，而低估了排便急迫感及成簇排便的影响。实际上，排便急迫感及成簇排便是最困扰患者的症状，而 SNM 能较好地改善上述症状，对提高患者生活质量有重要作用。由于 SNM 具有一定的侵入性，且需要昂贵的专用设备，所以通常将其作为其他方法疗效不佳、需要行永久性造口前的最后治疗方案。

七、小结

通过近年来的探索，ISR 在肿瘤根治性方面已经获得了充分的循证数据，选择合适的适应证，ISR 是目前当之无愧的极限保肛术式。未来 ISR 研究方向在于进一步提高患者术后的肛门功能，生物反馈、电刺激、骶神经刺激、括约肌折叠等多种技术正在尝试开展，并取得了初步成效。相信随着医学技术的发展，ISR 术后肛门功能一定会得到进一步提升，ISR 也必将造福更多的患者。

(丁健华)

第十二章
ISR 的未来与展望

    1908 年 Miles 发表在 *Lancet* 杂志上的学术论文奠定了现代直肠癌外科学的基础,这一基于局部解剖学和肿瘤生物学的手术理念目前仍然被广泛认可和遵循,但正受到不断的挑战和突破。Williams 等的研究将直肠癌远切缘安全阈值从 5 cm 降至 2 cm,越来越多的证据显示甚至远切缘 1 cm 同样是安全的,这使得许多低位直肠癌患者有机会行 ISR 以保留肛门。

    低位直肠癌保肛手术的关键问题在于远期肿瘤学结局和术后肛门功能状态。尽管由于伦理学的限制,临床无法进行 ISR 与 APR 的前瞻性随机对照研究,但回顾性倾向评分匹配研究认为,即使对于局部晚期($\geq T_3$,N+)低位直肠癌,如果能够保证环周切缘 1 mm,远切缘 1 cm,经新辅助放化疗后 ISR 仍然是安全可行的,两组肿瘤学结果没有差异。ISR 经过近 30 年的临床实践和验证,正逐渐取代部分 APR,是目前理想的极低位保肛手术,既不影响肿瘤学的根治效果,又保留了患者肛门。专业的结直肠外科团队目前面临的主要挑战是 ISR 患者术后的功能考量,而非肿瘤学的风险。不可否认,ISR 术式并不是尽善尽美的选择,如术后不可避免的肛门功能受损、适应证的局限性等,目前结直肠专业临床医师仍致力于探寻获得直肠癌根治效果的同时又可保留肛门功能的新策略。

—— 第一节 · 放化疗、免疫治疗等或许可成为替代 ISR 的新范式 ——

    随着治疗理念的革新,中低位局部进展期直肠癌新辅助治疗模式也在不断发展中,新辅助放化疗、全程新辅助治疗等策略已被证实可显著改善患者的肿瘤局部控制,并提高病理完全缓解率(pCR),为部分患者实施"观察-等待"创造条件,并有可能因此豁免手术、保留直肠肛门器官和功能。近年来,免疫检查点抑制剂已成为结直肠癌领域研究的热点。直肠癌患者中 5%～10% 为错配修复缺陷(dMMR)或高度微卫星不稳定(MSI-H)的类型。Cercek 等的研究(NCT04165772)结果显示,12 例错配修复缺陷、局部进展期直肠腺癌患者,接受 6 个月(9 个周期)PD-1 抑制剂 Dostarlimab 新辅助治疗后,所有患者(12/12,100%)均达到临床完全缓解。中山大学肿瘤防治中心徐瑞华团队研究发现,接受新辅助信迪利单抗单药治疗后,16 例 dMMR 或 MSI-H 的 II、III 期直肠癌患者中 12 例达到完全缓解。中位随访

17.2 个月后，所有患者都存活且没有肿瘤复发征象。仅 1 例发生 3～4 级不良事件。这些研究初步证实，PD－1 抑制剂单药治疗对 dMMR 或者 MSI－H 局部晚期直肠癌患者有效且耐受性良好，可能使这些患者免于根治性手术。

实际上，大部分直肠癌属于单独免疫治疗效果不佳的 MSS/pMMR"冷肿瘤"，免疫治疗联合放化疗或者联合小分子 TKI 药物及不同免疫检查点的联合治疗模式可提升免疫治疗的灵敏度，但对联合治疗的方案优化措施（如同步或序贯免疫治疗）尚待进一步探索。目前，张忠涛、张卫团队等正分别开展新辅助放化疗联合免疫治疗对 MSS 型（极）低位直肠癌的前瞻性、多中心、随机对照临床研究，期待取得令人满意的结果。

总体来说，免疫治疗在中低位直肠癌新辅助治疗领域的应用前景值得期待，其根本出路在于深入阐明肿瘤免疫逃逸及免疫治疗的细胞和分子机制，多中心的 RCT 研究将验证新辅助免疫治疗方案的有效性和安全性，为新辅助免疫治疗的推广应用提供更为坚实的循证医学支持。目前，Habr-Gama 提出的"观察-等待"理念越来越受到广泛的关注，结合崭新的新辅助治疗策略及层出不穷的研发新药，随着分子机制、免疫微环境及基因测序等的深入研究，预计将会有越来越多的患者加入"观察-等待"的行列，不仅能够保留肛门，而且能够保直肠，将极大改善患者术后的功能状态。"观察-等待"策略或许成为未来直肠癌治疗的新范式。

第二节 · 极限保肛技术能否更进一步

王振军是国内最先开展 ISR 并进行改良的先行者。张卫等在此基础上提出低位直肠癌的适型切除理念，在肿瘤学安全的基础上，尽可能保留齿状线附近黏膜组织，最大程度保全器官功能，经过近 10 年的实践、积累及验证，以及开展多中心比对研究，取得了初步理想的结果。2021 年，该手术方法被中华医学会外科学分会结直肠外科学组和腹腔镜与内镜外科学组制订的《中低位直肠癌手术消化道重建中国专家共识》所推荐。适型切除手术的要点是在远端直肠系膜游离时，肿瘤侧尽量多游离而保留对侧括约肌间隙完整，直视下按照肿瘤位置、形状设计远切缘的切除线，从距肿瘤下缘 1 cm 开始斜行向上，保留更多的周围及对侧内括约肌和齿状线，根据保留直肠残端肠壁决定采用手工吻合或吻合器吻合。多中心研究提示，适型切除的肿瘤学效果可与经典 ISR 相媲美，功能学指标优于后者，值得临床应用推荐。

日本 Saito 等提出的 ISR 分型中，完全 ISR 远端切除线在肛管白线处，如何逾越最后 1 cm 的障碍及能否继续将远端切除线下移至肛缘甚至肛周皮肤等问题有待临床解决。笔者团队在应用解剖的基础上，提出适型括约肌切除术（conformal sphincteric resection，CSR）的理念，肿瘤侧远端切缘在肛缘处，切除患侧全部内括约肌、外括约肌皮下部和部分浅部，保留对侧部分内括约肌和全部外括约肌，手工吻合重建消化道，并行预防性造口（图 12－1）（扫码观看手术视频），适合于肿瘤下缘位于齿状线以下的早期直肠癌和肛管鳞癌患者,初步临床数据验证了该手术的安全性及良好的肿瘤学结局和肛门功能的可接受性。CSR 手术是 ISR 基础上的进一步拓展,真正达到了极限保肛的境界。

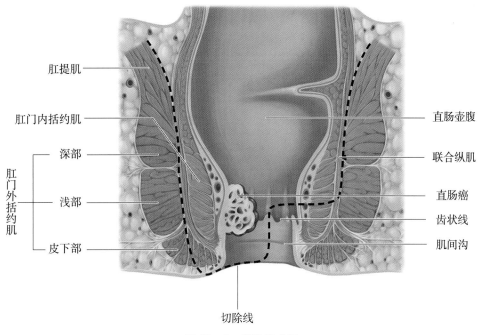

图 12-1　CSR 模式图

低位直肠癌的保肛手术始终充满挑战和期待,随着新的技术与策略不断涌现,如 TaTME、ISR、"观察-等待"策略、免疫治疗(包括 CAR-T)、全程新辅助治疗、3D、4K 腹腔镜、荧光功能腹腔镜、达芬奇机器人平台等将助力精准保肛的追求目标。作为极限保肛术式的 ISR,完美、成功地进行手术操作并不容易,除了术前周密评估和准备外,手术过程中的技术细节也非常重要,术后精细管理和护理亦不可或缺,任一环节疏漏都会影响患者顺利康复甚至造成治疗的失败。因此,需要进行 ISR 全程化管理,并建立一套完善的保肛技术体系。将来低位直肠癌的完美保肛或许不再是梦想,自体脂肪移植、自体干细胞移植、肠道微生态重塑、磁刺激技术的应用等尚处于实验阶段,构建 ISR 动物实验模型,再现临床 ISR 术后病理、病理生理及解剖功能改变,深入探讨并阐明复杂的盆底排便功能协调-代偿机制,将有助于临床采取因应策略并实现术后肛门功能快速康复。

(项建斌)

参 考 文 献

［1］ Aaronson NK, Ahmedzai S, Bergman B, et al. The European Organization for Research and Treatment of Cancer QLQ-C30: a quality-of-life instrument for use in international clinical trials in oncology ［J］. J Natl Cancer Inst, 1993,85(5):365-376.

［2］ Adam J P, Denost Q, Capdepont M, et al. Prospective and longitudinal study of urogenital dysfunction after proctectomy for rectal cancer ［J］. Dis Colon Rectum, 2016,59(9):822-830.

［3］ Aigner F, Trieb T, Ofner D, et al. Anatomical considerations in TNM staging and therapeutical procedures for low rectal cancer ［J］. Int J Colorectal Dis, 2007,22(11):1339-1346.

［4］ Akagi Y, Kinugasa T, Shirouzu K. Intersphincteric resection for very low rectal cancer: a systematic review ［J］. Surg Today, 2013,43(8):838-847.

［5］ Akasu T, Takawa M, Yamamoto S, et al. Intersphincteric resection for very low rectal adenocarcinoma: univariate and multivariate analyses of risk factors for recurrence ［J］. Ann Surg Oncol, 2008,15(10):2668-2676.

［6］ Akiyoshi T, Shinozaki E, Taguchi S, et al. Non-operative management after chemoradiotherapy plus consolidation or sandwich (induction with bevacizumab and consolidation) chemotherapy in patients with locally advanced rectal cancer: a multicentre, randomised phase II trial (NOMINATE trial) ［J］. BMJ Open, 2022,12(3):e055140

［7］ Aliyev V, Piozzi GN, Bulut A, et al. Robotic vs. laparoscopic intersphincteric resection for low rectal cancer: a case matched study reporting a median of 7-year long-term oncological and functional outcomes ［J］. Updates Surg, 2022,74(6):1851-1860.

［8］ Altomare DF, Delrio P, Shelgyn Y, et al. Transanal reinforcement of low rectal anastomosis versus protective ileostomy after TME for RC. Preliminary results of a RCT ［J］. Colorectal Dis, 2021, 23: 1814-1823.

［9］ Alvandipour M, Karami MY, Azadfar M, et al. Intersphincter rectal resection with and without Malone ante grade continence enema in cases with low rectal cancer: A randomized, prospective, single-blind, clinical trial ［J］. Caspian J Int Med, 2022,13(3):546-554.

［10］ Arakawa T, Murakami G, Nakajima F, et al. Morphologies of the interfaces between the levator ani muscle and pelvic viscera, with special reference to muscle insertion into the anorectum in elderly Japanese ［J］. Anat Sci Int, 2004,79(2):72-81.

［11］ Asnong A, D'Hoore A, Van Kampen M, et al. The role of pelvic floor muscle training on low anterior resection syndrome: A multicenter randomized controlled trial ［J］. Ann Surg, 2022,276(5):761-768.

［12］ Austin KK, Herd AJ, Solomon MJ, et al. Outcomes of pelvic exenteration with en bloc partial or complete pubic bone excision for locally advanced primary or recurrent pelvic cancer ［J］. Dis Colon

Rectum, 2016,59(9):831 - 835.

[13] Bamba Y, Itabashi M, Kameoka S. Preoperative evaluation of the depth of anal canal invasion in very low rectal cancer by magnetic resonance imaging and surgical indications for intersphincteric resection [J]. Surg Today, 2012,42(4):328 - 333.

[14] Battersby NJ, How P, Moran B, et al. Prospective validation of a low rectal cancer magnetic resonance imaging staging system and development of a local recurrence risk stratification model: The MERCURY II study [J]. Ann Surg, 2016,263(4):751 - 760.

[15] Benson AB, Venook AP, Al-Hawary MM, et al. Rectal Cancer, Version 2.2022, NCCN Clinical Practice Guidelines in Oncology [J]. J Natl Compr Canc Netw, 2022,20(10):1139 - 1167.

[16] Bernstein TE, Endreseth BH, Romundstad P, et al. Norwegian Colorectal Cancer, R. What is a safe distal resection margin in rectal cancer patients treated by low anterior resection without preoperative radiotherapy[J]. Colorectal Dis, 2012,14(2),e48 - e55.

[17] Zhang B, Zhuo GZ, Zhao Y, et al. Quality of life and functional outcomes after intersphincteric resection for ultralow rectal cancer: A prospective observational study [J]. Dis Colon Rectum, 2023 Jan 4. DOI: 10.1097/DCR.0000000000002615.

[18] Biswas A, Manivannan M, Srinivasan MA. Vibrotactile sensitivity threshold: nonlinear stochastic mechanotransduction model of the Pacinian Corpuscle [J]. IEEE Trans Haptics, 2015,8(1):102 - 113.

[19] Blondeau M, Labiad C, Melka D, et al. Postoperative rectovaginal fistula: Can colonic pull-through delayed coloanal anastomosis avoid the need for definitive stoma? An experience of 28 consecutives cases [J]. Colorectal Dis, 2022,24(8):1000 - 1006.

[20] Braun J, Treutner KH, Winkeltau G, et al. Results of intersphincteric resection of the rectum with direct coloanal anastomosis for rectal carcinoma [J]. Am J Surg, 1992,163(4):407 - 412.

[21] Bryant CL, Lunniss PJ, Knowles CH, et al. Anterior resection syndrome [J]. Lancet Oncol, 2012,13 (9):e403 - 408.

[22] Butiurca VO, Molnar C, Constantin C, et al. Long term results of modified intersphincteric resections for low rectal cancer: A single center experience [J]. Medicina, 2019,55(12),764.

[23] Cercek A, Lumish M, Sinopoli J, et al. PD - 1 blockade in mismatch repair-deficient, locally advanced rectal cancer [J]. N Engl J Med, 2022,386(25):2363 - 2376.

[24] Cercek A, Roxburgh C, Strombom P, et al. Adoption of total neoadjuvant therapy for locally advanced rectal cancer [J]. JAMA Oncol, 2018,4(6):e180071.

[25] Chamlou R, Parc Y, Simon T, et al. Long-term results of intersphincteric resection for low rectal cancer [J]. Ann Surg, 2007,246(6):916 - 921; discussion 921 - 922.

[26] Chen G, Jin Y, Guan WL, et al. Neoadjuvant PD - 1 blockade with sintilimab in mismatch-repair deficient, locally advanced rectal cancer: an open-label, single-centre phase 2 study [J]. Lancet Gastroenterol Hepatol, 2023,1:S2468 - 1253(22)00439 - 3.

[27] Chi P, Huang SH, Lin HM, et al. Laparoscopic transabdominal approach partial intersphincteric resection for low rectal cancer: surgical feasibility and intermediate-term outcome [J]. Ann Surg Oncol, 2015,22(3):944 - 951.

[28] Choi SH, Chang JS, Yoon HI, et al. Mapping of lateral pelvic lymph node recurrences in rectal cancer: a radiation oncologist's perspective [J]. J Cancer Res Clin Oncol, 2018,144(6):1119 - 1128.

[29] Christensen P, Im Baeten C, Espín-Basany E, et al. MANUEL Project Working Group. Management guidelines for low anterior resection syndrome — the MANUEL project [J]. Colorectal Dis, 2021,23 (2):461 - 475.

[30] Christensen P, Olsen N, Krogh K, et al. Scintigraphic assessment of retrograde colonic washout in fecal

incontinence and constipation [J]. Dis Colon Rectum, 2003,46(1):68-76.

[31] Coffey JC, O'Leary DP. The mesentery: structure, function, and role in disease [J]. Lancet Gastroenterol Hepatol, 2016,1(3):238-247.

[32] Cong JC, Chen CS, Ma MX, et al. Laparoscopic intersphincteric resection for low rectal cancer: Comparison of stapled and manual coloanal anastomosis [J]. Colorectal Dis, 2014,16(5):353-358.

[33] Conroy T, Bosset JF, Etienne PL, et al. Neoadjuvant chemotherapy with FOLFIRINOX and preoperative chemoradiotherapy for patients with locally advanced rectal cancer (UNICANCER-PRODIGE 23): a multicentre, randomised, open-label, phase 3 trial [J]. Lancet Oncol, 2021,22(5):702-715.

[34] Cosma S, Ferraioli D, Mitidieri M, et al. A simplified fascial model of pelvic anatomical surgery: going beyond parametrium-centered surgical anatomy [J]. Anat Sci Int, 2021,96(1):20-29.

[35] Cotti GC, Pandini RV, Braghiroli OFM, et al. Outcomes of patients with local regrowth after nonoperative management of rectal cancer after neoadjuvant chemoradiotherapy [J]. Dis Colon Rectum, 2022,65(3):333-339.

[36] Croese AD, Lonie JM, Trollope AF, et al. A meta-analysis of the prevalence of low anterior resection syndrome and systematic review of risk factors [J]. Int J Surg, 2018,56:234-241.

[37] Cuicchi D, Di Fabio F, Guido A, et al. Randomized pilot trial of percutaneous posterior tibial nerve stimulation versus medical therapy for the treatment of low anterior resection syndrome: One-year follow-up [J]. Dis Colon Rectum, 2020,63(12):1602-1609.

[38] Cyr DP, Zih FSW, Wells BJ, et al. Long-term outcomes following salvage surgery for locally recurrent rectal cancer: A 15-year follow-up study [J]. EJSO, 2020,46(6):1131-1137.

[39] Da Silva GM, Berho M, Wexner SD, et al. Histologic analysis of the irradiated anal sphincter [J]. Dis Colon Rectum, 2003,46(11):1492-1497.

[40] De Meyere C, Nuytens F, Parmentier I, et al. Five-year single center experience of sacral neuromodulation for isolated fecal incontinence or fecal incontinence combined with low anterior resection syndrome [J]. Techniques in Coloproctology, 2020,24(9):947-958.

[41] Deng Y, Chi P, Lan P, et al. Neoadjuvant Modified FOLFOX6 With or Without Radiation Versus Fluorouracil Plus Radiation for Locally Advanced Rectal Cancer: Final Results of the Chinese FOWARC Trial [J]. J Clin Oncol, 2019,37(34):3223-3233.

[42] Denost Q, Adam JP, Rullier A, et al. Perineal transanal approach: a new standard for laparoscopic sphincter-saving resection in low rectal cancer, a randomized trial [J]. Ann Surg, 2014,260(6):993-999.

[43] Denost Q, Laurent C, Capdepont M, et al. Risk factors for fecal incontinence after intersphincteric resection for rectal cancer [J]. Dis Colon Rectum, 2011,54(8):963-968.

[44] Denost Q, Moreau JB, Vendrely V, et al. Intersphincteric resection for low rectal cancer: the risk is functional rather than oncological. A 25-year experience from Bordeaux [J]. Colorectal Dis, 2020,22(11):1603-1613.

[45] Didailler R, Denost Q, Loughlin P, et al. Antegrade enema after total mesorectal excision for rectal cancer: the last chance to avoid definitive colostomy for refractory low anterior resection syndrome and fecal incontinence [J]. Dis Colon Rectum, 2018,61(6):667-672.

[46] Dindo D, Demartines N, Clavien P. Classifcation of surgical complications: a new proposal with evaluation in a cohort of 6336 patients and results of a survey [J]. Ann Surg, 2004,240(2):205-213.

[47] Dinnewitzer A, Jager T, Nawara C, et al. Cumulative incidence of permanent stoma after sphincter preserving low anterior resection of mid and low rectal cancer [J]. Dis Colon Rectum, 2013,56(10):

1134 − 1142.

[48] Dozois EJ, Privitera A, Holubar SD, et al. High sacrectomy for locally recurrent rectal cancer: Can long-term survival be achieved [J]. J Surg Oncol, 2011,103(2):105 − 109.

[49] Dulskas A, Kavaliauskas P, Pilipavicius L, et al. Long-term bowel dysfunction following low anterior resection [J]. Sci Rep, 2020,10(1):11882.

[50] Elshazly WG, Farouk M, Samy M. Preoperative concomitant radiotherapy with oral capecitabine in advanced rectal cancer within 6 cm from anal verge [J]. Int J Colorectal Dis, 2009,24(4):401 − 407.

[51] Emmertsen KJ, Laurberg S. Low anterior resection syndrome Score: development and validation of a symptom-based scoring system for bowel dysfunction after low anterior resection for rectal cancer [J]. Ann Surg, 2012,255(5):922 − 928.

[52] Enomoto H, Nishizawal Y, Inamoril K, et al. Sacral neuromodulation for the prevention of a permanent stoma in patients with severe defecation disorder following intersphincteric resection [J]. Surgery Today, 2021,51(8):1379 − 1386.

[53] Fa-Si-Oen P, Roumen R, Buitenweg J, et al. Mechanical bowel preparation or not? Outcome of a multicenter, randomized trial in elective open colon surgery [J]. Dis Colon Rectum, 2005,48(8):1509 − 1516.

[54] Fordtran JS, Hofmann AF. Seventy years of polyethylene glycols in gastroenterology: the journey of PEG 4000 and 3350 from nonabsorbable marker to colonoscopy preparation to osmotic laxative [J]. Gastroenterology, 2017,152(4):675 − 680.

[55] Fu CG, Gao XH, Wang H, et al. Treatment for early ultralow rectal cancer: pull-through intersphincteric stapled transection and anastomosis (PISTA) versus low anterior resection [J]. Tech Coloproctol, 2013,17(3):283 − 291.

[56] Fucini C, Elbetti C, Messerini L. Anatomic plane of separation between external anal sphincter and puborectalis muscle: clinical implications [J]. Dis Colon Rectum, 1999,42(3):374 − 379.

[57] Fujita S, Mizusawa J, Kanemitsu Y, et al. Mesorectal excision with or without lateral lymph node dissection for clinical stage II/III lower rectal cancer (JCOG0212): A multicenter, randomized controlled, noninferiority trial [J]. Ann Surg, 2017,266(2):201 − 207.

[58] Fukui R, Nozawa H, Hirata Y, et al. Low preoperative maximum squeezing pressure evaluated by anorectal manometry is a risk factor for non-reversal of diverting stoma [J]. Langenbecks Arch Surg, 2021,406(1):131 − 139.

[59] Gaertner WB, Burgess PL, Davids JS, et al. Clinical Practice Guidelines Committee of the American Society of Colon and Rectal Surgeons. The American Society of Colon and Rectal Surgeons Clinical Practice Guidelines for the management of anorectal abscess, fistula-in-ano, and rectovaginal fistula [J]. Dis Colon Rectum, 2022,65(8):964 − 985.

[60] Glynne-Jones R, Wyrwicz L, Tiret E, et al. Rectal cancer: ESMO Clinical Practice Guidelines for diagnosis, treatment and follow-up [J]. Ann Oncol, 2018,29(Suppl 4):iv263.

[61] Gröne J, Loch FN, Taupitz M, et al. Accuracy of various lymph node staging criteria in rectal cancer with magnetic resonance imaging [J]. J Gastrointest Surg, 2018,22(1):146 − 153.

[62] Guo M, Gao C, Li D, et al. MRI anatomy of the anal region [J]. Dis Colon Rectum, 2010,53(11):1542 − 1548.

[63] Guo M, Li D. Pelvic floor images: anatomy of the levator ani muscle [J]. Dis Colon Rectum, 2007,50(10):1647 − 1655.

[64] Hamada M, Matsumura T, Matsumoto T, et al. Video. Advantages of the laparoscopic approach for intersphincteric resection [J]. Surg Endosc, 2011,25(5)1661 − 1663.

[65] Hamamoto H, Okuda J, Yamamoto M, et al. Preventing anastomotic leakage after laparoscopic intersphincteric resection without a diverting stoma："pull-through/reborn"[J]. Asian J Endosc Surg, 2021,14(2):314-317.

[66] Han JG, Wei GH, Gao ZG, et al. Intersphincteric resection with direct coloanal anastomosis for ultralow rectal cancer：the experience of People's Republic of China [J]. Dis Colon Rectum, 2009,52 (5):950-957.

[67] Harji D, Fernandez B, Boissieras L, et al. A novel bowel rehabilitation programme after total mesorectal excision for rectal cancer：The boreal pilot study [J]. Colorectal Dis, 2021,23(10):2619-2626.

[68] Harvie A, Lopez MPJ, Onglao MAS. Neorectum prolapse after rectal cancer surgery corrected with perineal stapled prolapse resection [J]. BMJ Case Rep, 2022,15(1):e246356.

[69] Harvie HS, Amundsen CL, Neuwahl SJ, et al. Cost-effectiveness of sacral neuromodulation versus onabotulinumtoxina for refractory urgency urinary incontinence：Results of the rosetta randomized trial [J]. J Urol, 2020,203(5):969-977.

[70] Hasegawa H, Tsukada Y, Wakabayashi M, et al. Impact of intraoperative indocyanine green fluorescence angiography on anastomotic leakage after laparoscopic sphincter-sparing surgery for malignant rectal tumors [J]. Int J Colorectal Dis, 2020,35(3):471-480.

[71] Hasegawa H, Tsukada Y, Wakabayashi M, et al. Impact of near-infrared fluorescence imaging with ICG on structural sequelae of AL after laparoscopic ISR of malignant rectal tumors [J]. Tech Coloproctol, 2022,26(7):561-570.

[72] Hasegawa S, Kajitani R, Matsumoto Y, et al. Combined laparoscopic and transperineal endoscopic total pelvic exenteration for local recurrence of rectal cancer [J]. Techniques in Coloproctology, 2020,24(6):599-601.

[73] Haskins IN, Fleshman JW, Amdur RL, et al. The impact of bowel preparation on the severity of anastomotic leak in colon cancer patients [J]. J Surg Oncol, 2016,114(7):810-813.

[74] Hazen SJA, Sluckin TC, Konishi T, et al. Lateral lymph node dissection in rectal cancer：State of the art review [J]. Eur J Surg Oncol, 2022,48(11):2315-2322.

[75] Heald RJ, Husband EM, Ryall RD. The mesorectum in rectal cancer surgery — the clue to pelvic recurrence [J]. Br J Surg, 1982,69(10):613-616.

[76] Hieda K, Cho KH, Arakawa T, et al. Nerves in the intersphincteric space of the human anal canal with special reference to their continuation to the enteric nerve plexus of the rectum [J]. Clin Anat, 2013,26 (7):843-854.

[77] Horvat N, Carlos Tavares Rocha C, Clemente Oliveira B, et al. MRI of rectal cancer: tumor staging, imaging techniques, and management [J]. Radiographics, 2019,39(2):367-387.

[78] Hou X, Pang D, Lu Q, et al. Validation of the Chinese version of the low anterior resection syndrome score for measuring bowel dysfunction after sphincter-preserving surgery among rectal cancer patients [J]. Eur J Oncol Nurs, 2015,19(5):495-501.

[79] Huang MJ, Ye DX, Lin Y, et al. A nomogram for predicting rectovaginal fistula after low anterior resection for rectal cancer [J]. Surg Today, 2020,50:1206-1212.

[80] Huang M, Lin J, Yu X, et al. Erectile and urinary function in men with rectal cancer treated by neoadjuvant chemoradiotherapy and neoadjuvant chemotherapy alone: a randomized trial report [J]. Int J Colorectal Dis, 2016,31(7):1349-1357.

[81] Huang Y, Koh CE. Sacral nerve stimulation for bowel dysfunction following low anterior resection: A systematic review and meta-analysis [J]. Colorectal Dis, 2019,21(11):1240-1248.

[82] Ishizaki T, Katsumata K, Enomoto M, et al. Predictors of lateral pelvic lymph node metastasis in advanced low rectal cancer treated with neoadjuvant chemotherapy [J]. Anticancer Res, 2022,42(4): 2113 - 2121.

[83] Itagaki R, Koda K, Yamazaki M, et al. Serotonin (5 - HT3) receptor antagonists for the reduction of symptoms of low anterior resection syndrome [J]. Clin Exp Gastroenterol, 2014,7:47 - 52.

[84] Ito M, Saito N, Sugito M, et al. Analysis of clinical factors associated with anal function after intersphincteric resection for very low rectal cancer [J]. Dis Colon Rectum, 2009,52(1):64 - 70.

[85] Iwamoto M, Kawada K, Hida K, et al. Delayed anastomotic leakage following laparoscopic intersphincteric resection for lower rectal cancer: report of four cases and literature review [J]. World J Surg Oncol, 2017,15(1):143.

[86] Jafari MD, Pigazzi A, McLemore EC, et al. Perfusion assessment in left-sided/low anterior resection (PILLAR III): A randomized, controlled, parallel, multicenter study assessing perfusion outcomes With PINPOINT near-infrared fluorescence imaging in low anterior resection [J]. Dis Colon Rectum, 2021,64(8):995 - 1002.

[87] Jiang HH, Liu HL, Li AJ, et al. Laparoscopic lateral lymph node dissection in two fascial spaces for locally advanced lower rectal cancer [J]. World J Gastroenterol, 2021,27(24):3654 - 3667.

[88] Jin ZW, Hata F, Jin Y, et al. The anococcygeal ligaments: Cadaveric study with application to our understanding of incontinence in the elderly [J]. Clin Anat, 2015,28(8):1039 - 1047.

[89] Kanemitsu Y, Komori K, Shida D, et al. Potential impact of lateral lymph node dissection (LLND) for low rectal cancer on prognoses and local control: A comparison of 2 high-volume centers in Japan that employ different policies concerning LLND [J]. Surgery, 2017,162(2):303 - 314.

[90] Kanso F, Maggiori L, Debove C, et al. Perineal or abdominal approach first during intersphincteric resection for low rectal cancer: which is the best strategy [J]. Dis Colon Rectum, 2015, 58 (7): 637 - 644.

[91] Kawada K, Hida K, Hasegawa S, et al. A comparison of the long-term anorectal function between laparoscopic intersphincteric resection and low anterior resection for low rectal cancer [J]. Surgery Today, 2018,48(10):921 - 927.

[92] Kawai K, Shiomi A, Miura T, et al. Optimal diagnostic criteria for lateral lymph node dissection using magnetic resonance imaging: a multicenter prospective study [J]. ANZ J Surg, 2023,93(1 - 2):206 - 213.

[93] Kazi M, Jajoo B, Rohila J, et al. Functional outcomes after robotic or laparoscopic intersphincteric resection — An inverse probability weighting analysis [J]. Eur J Surg Oncol, 2023,49(1):196 - 201.

[94] Keane C, Fearnhead NS, Bordeianou LG, et al. International consensus definition of low anterior resection syndrome [J]. Dis Colon Rectum, 2020,63(3):274 - 284.

[95] Keef KD, Cobine C A. Control of Motility in the Internal Anal Sphincter [J]. J Neurogastroenterol Motil, 2019,25(2):189 - 204.

[96] Keller DS, Reif de Paula T, Kiran RP. Ready for the national accreditation programs for rectal cancer? Auditing rectal cancer outcomes in the United States [J]. Colorectal Dis, 2019,21(10):1213 - 1215.

[97] Kim HJ, Song JH, Ahn HS, et al. Wait and see approach for rectal cancer with a clinically complete response after neoadjuvant concurrent chemoradiotherapy [J]. Int J Colorectal Dis, 2017,32(5):723 - 727.

[98] Kim JC, Kim CW, Lee JL, et al. Complete intersphincteric longitudinal muscle excision May Be key to reducing local recurrence during intersphincteric resection [J]. Eur J Surg Oncol, 2021,47(7):1629 - 1636.

［99］ Kim JC, Lee JL, Alotaibi AM, et al. Robot-assisted intersphincteric resection facilitates an efficient sphincter-saving in patients with low rectal cancer ［J］. Int J Colorectal Dis, 2017,32(8):1137 - 1145.

［100］ Kim JC, Lee JL, Bong JW, et al. Oncological and anorectal functional outcomes of robot-assisted intersphincteric resection in lower rectal cancer, particularly the extent of sphincter resection and sphincter saving ［J］. Surg Endosc, 2020,34(5):2082 - 2094.

［101］ Kim JC, Lee JL, Kim CW, et al. Technical, functional, and oncological validity of robot-assisted total-intersphincteric resection (T-ISR) for lower rectal cancer ［J］. Eur J Surg Oncol, 2023,49(1): 188 - 195.

［102］ Kim JC, Lim SB, Yoon YS, et al. Completely abdominal intersphincteric resection for lower rectal cancer: feasibility and comparison of robot-assisted and open surgery ［J］. Surg Endosc, 2014,28(9): 2734 - 2744.

［103］ Kim M, Oh BY, Lee JS, et al. A systematic review of translation and experimental studies on internal anal sphincter for fecal incontinence ［J］. Ann Coloproctol, 2022,38(3):183 - 196.

［104］ Kim NK, Aahn TW, Park JK, et al. Assessment of sexual and voiding function after total mesorectal excision with pelvic autonomic nerve preservation in males with rectal cancer ［J］. Dis Colon Rectum, 2002,45(9):1178 - 1185.

［105］ Kinugasa T, Nagasu S, Murotani K, et al. Analysis of risk factors for AL after lower rectal Cancer resection, including drain type: a retrospective single-center study ［J］. BMC Gastroenterol, 2020,20 (1):315.

［106］ Kinugasa Y, Arakawa T, Abe S, et al. Anatomical reevaluation of the anococcygeal ligament and its surgical relevance ［J］. Dis Colon Rectum, 2011,54(2):232 - 237.

［107］ Kinugasa Y, Arakawa T, Murakami G, et al. Nerve supply to the internal anal sphincter differs from that to the distal rectum: an immunohistochemical study of cadavers ［J］. Int J Colorectal Dis, 2014,29 (4):429 - 436.

［108］ Kinugasa Y, Murakami G, Suzuki D, et al. Histological identification of fascial structures posterolateral to the rectum ［J］. Br J Surg, 2007,94(5):620 - 626.

［109］ Kitaguchi D, Nishizawa Y, Sasaki T, et al, Clinical benefit of high resolution anorectal manometry for the evaluation of anal function after intersphincteric resection ［J］. Colorectal Disease, 2019,21(3): 335 - 341.

［110］ Kitaguchi D, Nishizawa Y, Sasaki T, et al. Recurrence of rectal anastomotic leakage following stoma closure: assessment of risk factors ［J］. Colorectal Dis, 2019,21(11):1304 - 1311.

［111］ Klose J, Tarantino I, Kulu Y, et al. Sphincter-Preserving Surgery for Low Rectal Cancer: Do We Overshoot the Mark ［J］. J Gastrointest Surg, 2017,21(5):885 - 891.

［112］ Kneist W, Stein H, Rheinwald M. Da Vinci Single-Port robot-assisted transanal mesorectal excision: a promising preclinical experience ［J］. Surg Endosc, 2020,34(7):3232 - 3235.

［113］ Kobayashi Y, Yagi M, liai T, et al. Comparison of a colonic J-pouch and transverse coloplasty pouch in patients with rectal cancer after an ultralow anterior resection using fecoflowmetric profiles ［J］. Int J Colorectal Dis, 2009,24(11):1321 - 1326.

［114］ Koedam T, Veltcamp Helbach M, van de Ven P, et al. Transanal total mesorectal excision for rectal cancer: evaluation of the learning curve ［J］. Tech Coloproctol, 2018,22(4):279 - 287.

［115］ Kojima T, Hino H, Shiomi A, et al. Comparison between robotic-assisted and laparoscopic sphincter-preserving operations for ultra-low rectal cancer ［J］. Ann Gastroenterol Surg, 2022,6(5):643 - 650.

［116］ Konanz J, Herrle F, Weiss C, et al. Quality of life of patients after low anterior, intersphincteric, and abdominoperineal resection for rectal cancer — a matched-pair analysis ［J］. Int J Colorectal Dis, 2013,

28(5):679－688.

[117] Kondo A, Kumamoto K, Asano E, et al. Indocyanine green fluorescence imaging during laparoscopic rectal cancer surgery could reduce the incidence of anastomotic leakage: a single institutional retrospective cohort study [J]. World J Surg Oncol, 2022,20(1):397.

[118] Korngold EK, Moreno C, Kim DH, et al. ACR Appropriateness Criteria® Staging of Colorectal Cancer: 2021 Update [J]. J Am Coll Radiol, 2022,19(5S):S208－S222.

[119] Koyama M, Murata A, Sakamoto Y. et al. Long-term clinical and functional results of intersphincteric resection for lower rectal cancer [J]. Ann Surg Oncol, 2014,21 Suppl 3:S422－428.

[120] Koyama M, Murata A, Sakamoto Y, et al. Risk factors for anastomotic leakage after intersphincteric resection without a protective defunctioning stoma for lower rectal cancer [J]. Ann Surg Oncol, 2016, 23:S249－256.

[121] Krand O, Yalti T, Tellioglu G, et al. Use of smooth muscle plasty after intersphincteric rectal resection to replace a partially resected internal anal sphincter: long-term follow-up [J]. Dis Colon Rectum, 2009,52(11):1895－1901.

[122] Kroon HM, Dudi-Venkata NN, Bedrikovetski S, et al. Malignant features in pretreatment metastatic lateral lymph nodes in locally advanced low rectal cancer predict distant metastases [J]. Ann Surg Oncol, 2022,29(2):1194－1203.

[123] Kuo L, Lin Y, Lai C, et al. Improvement of fecal incontinence and quality of life by electrical stimulation and biofeedback for patients with low rectal cancer after intersphincteric resection [J]. Arch Phys Med Rehabil, 2015,96(8):1442－1447.

[124] Lange MM, Rutten HJ, van de Velde CJ. One hundred years of curative surgery for rectal cancer: 1908－2008 [J]. Eur J Surg Oncol, 2009,35(5):456－463.

[125] Langman G, Patel A, Bowley DM. Size and distribution of lymph nodes in rectal cancer resection specimens [J]. Dis Colon Rectum, 2015,58(4):406－414.

[126] Larach S, Albert M, Atallah S. Transanal total mesorectal excision for rectal cancer: early outcomes in 50 consecutive patients [J]. Colorectal Dis, 2016,18(6):570－577.

[127] Laurberg JR, Laurberg VR, Elfeki H, et al. Male erectile function after treatment for colorectal cancer: a population-based cross-sectional study [J]. Colorectal Dis, 2021,23(2):367－375.

[128] Lee JT, Madoff RD, Rockwood TH. Quality-of-life measures in fecal incontinence: is validation valid [J]. Dis Colon Rectum, 2015,58(3):352－357.

[129] Lee L, Kelly J, Nassif G, et al. Defining the learning curve for transanal total mesorectal excision for rectal adenocarcinoma [J]. Surg Endosc, 2020,34(4):1534－1542.

[130] Lee SH, Kim DH, Lim SW. Robotic versus laparoscopic intersphincteric resection for low rectal cancer: a systematic review and meta-analysis [J]. Int J Colorectal Dis, 2018,33(12):1741－1753.

[131] Lee SY, Jo JS, Kim HJ, et al. Prognostic factors for low rectal cancer patients undergoing intersphincteric resection after neoadjuvant chemoradiation [J]. J Surg Oncol, 2015,111(8):1054－1058.

[132] Lee SY, Kim CH, Kim YJ, et al. Anastomotic stricture after ultralow anterior resection or intersphincteric resection for very low-lying rectal cancer [J]. Surg Endosc, 2018,32(2):660－666.

[133] Leong QM, Son DN, Cho JS, et al. Robot-assisted intersphincteric resection for low rectal cancer: technique and short-term outcome for 29 consecutive patients [J]. Surg Endosc, 2011,25(9):2987－2992.

[134] Liang Z, Ding W, Chen W, et al. Therapeutic evaluation of biofeedback therapy in the treatment of anterior resection syndrome after sphincter-saving surgery for rectal cancer [J]. Clin Colorectal

Cancer, 2015,15(3):101-107.

[135] Lindner S, Eitelbuss S, Hetjens S, et al. Less is more-the best test for anastomotic leaks in rectal cancer patients prior to ileostomy reversal [J]. Int J Colorectal Dis, 2021,36(11):2387-2398.

[136] Lin H, Wang L, Zhong X, et al. Meta-analysis of neoadjuvant chemotherapy versus neoadjuvant chemoradiotherapy for locally advanced rectal cancer [J]. World J Surg Oncol, 2021,19(1):141.

[137] Lin Y, Yang H, Hung S, et al. Effects of pelvic floor muscle exercise on faecal incontinence in rectal cancer patients after stoma closure [J]. Eur J Cancer Care, 2015,25(3):449-457.

[138] Liu H, Chang Y, Li A, et al. Laparoscopic total mesorectal excision with urogenital fascia preservation for mid-low rectal cancer: Anatomical basis and clinical effect-Experimental research [J]. Int J Surg, 2022,99:106263.

[139] Liu J, Zheng L, Ren S, et al. Nomogram for predicting the probability of permanent stoma after laparoscopic intersphincteric resection [J]. Gastrointest Surg, 2021,25(12):3218-3229.

[140] Liu ZH, Zeng ZW, Jie HQ, et al. Transanal total mesorectal excision combined with intersphincteric resection has similar long-term oncological outcomes to laparoscopic abdominoperineal resection in low rectal cancer: a propensity score-matched cohort study [J]. Gastroenterol Rep (Oxf), 2022, 10: goac026.

[141] Li Z, Zhou Y, Tian G, et al. Meta-analysis on the efficacy of indocyanine green fluorescence angiography for reduction of anastomotic leakage after rectal cancer surgery [J]. Am Surg, 2021,87(12):1910-1919.

[142] Lohsiriwat V, Jitmungngan R. Rectovaginal fistula after low anterior resection: Prevention and management [J]. World J Gastrointest Surg, 2021,13(8):764-771.

[143] Lord AC, D'Souza N, Shaw A, et al. MRI-diagnosed tumor deposits and EMVI status have superior prognostic accuracy to current clinical TNM staging in rectal cancer [J]. Ann Surg, 2022,276(2):334-344.

[144] Low G, Tho LM, Leen E, et al. The role of imaging in the pre-operative staging and post-operative follow-up of rectal cancer [J]. Surgeon, 2008,6(4):222-231.

[145] Luca F, Valvo M, Guerra-Cogorno M, et al. Functional results of robotic total intersphincteric resection with hand-sewn coloanal anastomosis [J]. Eur J Surg Oncol, 2016,42(6):841-847.

[146] Lyttle JA, Parks AG. Intersphincteric excision of the rectum [J]. Br J Surg, 1977,64(6):413-416.

[147] Macchi V, Porzionato A, Stecco C, et al. Histo-topographic study of the longitudinal anal muscle [J]. Clin Anat, 2008,21(5):447-52.

[148] Maguire1 B, Clancy C, Connelly TM, et al. Quality of life meta-analysis following coloanal anastomosis versus abdominoperineal resection for low rectal cancer [J]. Colorectal Disease, 2022,24(7):811-820.

[149] Maldonado ME, Planellas GP, Gil GJ, et al. Altemeier procedure for rectal prolapse after intersphincteric low anterior resection with transanal TME [J]. Cir Esp (Engl Ed), 2021, 99: 389-391.

[150] Mari GM, Crippa J, Cocozza E, et al. Low ligation of inferior mesenteric artery in laparoscopic anterior resection for rectal cancer reduces genitourinary dysfunction: Results from a randomized controlled trial (highlow trial) [J]. Ann Surg, 2019,269(6):1018-1024.

[151] Marinello FG, Jimenez LM, Talavera E, et al. Percutaneous tibial nerve stimulation in patients with severe low anterior resection syndrome: Randomized clinical trial [J]. Br J Surg, 2021,108(4):380-387.

[152] Martellucci J. Low Anterior Resection Syndrome: A treatment algorithm [J]. Dis Colon Rectum,

2016,59(1):79 – 82.

[153] Martellucci J, Sturiale A, Bergamini C, et al. Role of transanal irrigation in the treatment of anterior resection syndrome [J]. Tech Coloproctol, 2018,22(7):519 – 527.

[154] Martin ST, Heneghan HM, Winter DC. Systematic review and meta-analysis of outcomes following pathological complete response to neoadjuvant chemoradiotherapy for rectal cancer [J]. Br J Surg, 2012,99(7):918 – 928.

[155] Martin ST, Heneghan HM, Winter DC. Systematic review of outcomes after intersphincteric resection for low rectal cancer [J]. Br J Surg, 2012,99(5):603 – 612.

[156] Marti WR, Curti G, Wehrli H, et al. Clinical outcome after rectal replacement with side-to-end, colon-j-pouch, or straight colorectal anastomosis following total mesorectal excision: A swiss prospective, randomized, multicenter trial (SAKK 40/04) [J]. Ann Surg, 2019,269(5):827 – 835.

[157] Marwan K, Staples MP, Thursfield V, et al. The rate of abdominoperineal resections for rectal cancer in the state of Victoria, Australia: a population-based study [J]. Dis Colon Rectum, 2010,53(12): 1645 – 1651.

[158] Matsuda T, Yamashita K, Hasegawa H, et al. Intersphincteric resection for rectal cancer using a transanal minimally invasive approach [J]. Dis Colon Rectum, 2022,65(3):e175.

[159] Matsui H, Ichikawa N, Homma S, et al. Combined laparoscopic and transperineal endoscopic pelvic tumor resection with sacrectomy forlocally recurrent rectal cancer [J]. J Anus Rectum Colon, 2021,5 (3):327 – 333.

[160] Matsunaga R, Kojima M, Nishizawa Y, et al. The utility of longitudinal slicing method for rectal specimen: pathological analysis of circumferential resection margin of intersphincteric resection for low-lying rectal cancer [J]. Pathol Int, 2019,69(5):272 – 281.

[161] Matthiessen P, Hansson L, Sjodahl R, et al. Anastomotic-vaginal fistula (AVF) after anterior resection of the rectum for cancer — occurrence and risk factors [J]. Colorectal Dis, 2010,12(4): 351 – 357.

[162] Maurer C A, Renzulli P, Kull C, et al. The impact of the introduction of total mesorectal excision on local recurrence rate and survival in rectal cancer: long-term results [J]. Ann Surg Oncol, 2011,18 (7):1899 – 1906.

[163] McLemore E, Harnsberger C, Broderick R, et al. Transanal total mesorectal excision (taTME) for rectal cancer: a training pathway [J]. Surg Endosc, 2016,30(9):4130 – 4135.

[164] Mekhael M, Kristensen HO, Larsen HM, et al. Transanal irrigation for neurogenic bowel disease, low anterior resection syndrome, faecal incontinence and chronic constipation: A systematic review [J]. J Clin Med, 2021,10(4):753.

[165] Memon S, Lynch AC, Bressel M, et al. Systematic review and meta-analysis of the accuracy of MRI and endorectal ultrasound in the restaging and response assessment of rectal cancer following neoadjuvant therapy [J]. Colorectal Dis, 2015,17(9):748 – 761.

[166] Migaly J, Bafford AC, Francone TD, et al. The American society of colon and rectal surgeons clinical practice guidelines for the use of bowel preparation in elective colon and rectal surgery [J]. Dis Colon Rectum, 2019,62(1):3 – 8.

[167] Mike M, Kano N. Laparoscopic-assisted low anterior resection of the rectum — a review of the fascial composition in the pelvic space [J]. Int J Colorectal Dis, 2011,26(4):405 – 414.

[168] Miles WE. The present position of the radical abdomino-perineal operation for cancer of the rectum in regard to mortality and post-operative recurrence [J]. Proc R Soc Med, 1931,24(7):989 – 991.

[169] MilneT, Solomon MJ, Lee P, et al. Assessing the impact of a sacral resection on morbidity and

survival after extended radical surgery for locally recurrentrectal cancer [J]. Ann Surg, 2013,258(6): 1007 - 1013.

[170] Molnar C, Nicolescu C, Grigorescu BL, et al. Comparative oncological outcomes and survival following surgery for low rectal cancer — a single center experience [J]. Rom J Morphol Embryol, 2019,60(3): 847 - 852.

[171] Muro S, Yamaguchi K, Nakajima Y, et al. Dynamic intersection of the longitudinal muscle and external anal sphincter in the layered structure of the anal canal posterior wall [J]. Surg Radiol Anat, 2014,36(6):551 - 559.

[172] Nagayama S, Al-Kubati W, Sakai Y. What is the place of intersphincteric resection when operating on low rectal cancer [J]. ISRN Surg, 2012(2012):585484.

[173] Nakajima Y, Muro S, Nasu H, et al. Morphology of the region anterior to the anal canal in males: visualization of the anterior bundle of the longitudinal muscle by transanal ultrasonography [J]. Surg Radiol Anat, 2017,39(9):967 - 973.

[174] Narihiro S, Miura N, Nishizawa Y, et al. Delorme surgery for colonic mucosal prolapse after intersphincteric resection [J]. Surg Today, 2021,51(6):916 - 922.

[175] Nishigori H, Ishii M, Kokado Y, et al. Effectiveness of pelvic floor rehabilitation for bowel dysfunction after intersphincteric resection for lower rectal cancer [J]. World J Surg, 2018,42(10): 3415 - 3421.

[176] Nishizawa Y, Fujii S, Saito N, et al. Differences in tissue degeneration between preoperative chemotherapy and preoperative chemoradiotherapy for colorectal cancer [J]. Int J Colorectal Dis, 2012,27(8):1047 - 1053.

[177] Nishizawa Y, Fujii S, Saito N, et al. The association between anal function and neural degeneration after preoperative chemoradiotherapy followed by intersphincteric resection [J]. Dis Colon Rectum, 2011,54(11):1423 - 1429.

[178] Nougaret S, Reinhold C, Mikhael HW, et al. The use of MR imaging in treatment planning for patients with rectal carcinoma: have you checked the "DISTANCE" [J]. Radiology, 2013,268(2): 330 - 344.

[179] Ogura A, Konishi T, Beets GL, et al. Lateral nodal features on restaging magnetic resonance imaging associated with lateral local recurrence in low rectal cancer after neoadjuvant chemoradiotherapy or radiotherapy [J]. JAMA Surg, 2019,154(9):e192172.

[180] Ohman KA, Wan L, Guthrie T, et al. Combination of oral antibiotics and mechanical bowel preparation reduces surgical site infection in colorectal surgery [J]. J Am Coll Surg, 2017,225(4): 465 - 471.

[181] Okamura R, Hida K, Yamaguchi T, et al. Local control of sphincter-preserving procedures and abdominoperineal resection for locally advanced low rectal cancer: Propensity score matched analysis [J]. Ann Gastroenterol Surg, 2017,1(3):199 - 207.

[182] Olkina A, Karachun A, Bagnenko S, et al. Mechanical bowel preparation with or without oral antibiotics for rectal resection for cancer (REPCA trial): a study protocol for a multicenter randomized controlled trial [J]. Tech Coloproctol, 2023,27(5):389 - 396.

[183] Ou W, Wu X, Zhuang J, et al. Clinical efficacy of different approaches for laparoscopic intersphincteric resection of low rectal cancer: a comparison study [J]. World J Surg Oncol, 2022,20(1):43.

[184] Panzironi G, Guerrieri D, De Cristofaro F, et al. Endorectal ultrasonography performance in staging rectal cancer before and after neoadjuvant chemoradiotherapy [J]. Ann Ital Chir, 2014, 85 (6): 569 - 575.

[185] Park JS, Choi GS, Jun SH, et al. Laparoscopic versus open intersphincteric resection and coloanal anastomosis for low rectal cancer: intermediate-term oncologic outcomes [J]. Ann Surg, 2011, 254 (6):941 – 946.

[186] Park JS, Kim NK, Kim SH, et al. Multicentre study of robotic intersphincteric resection for low rectal cancer [J]. Br J Surg, 2015, 102(12):1567 – 1573.

[187] Park JS, Park SY, Kim HJ, et al. Long-term oncologic outcomes after neoadjuvant chemoradiation followed by intersphincteric resection with coloanal anastomosis for locally advanced low rectal cancer [J]. Dis Colon Rectum, 2019, 62(4):408 – 416.

[188] Park SY, Choi GS, Park JS, et al. Robotic-assisted transabdominal intersphincteric resection: a technique involving a completely abdominal approach and coloanal anastomosis [J]. Surg Laparosc Endosc Percutan Tech, 2013, 23(1):e5 – 10.

[189] Park SY, Choi GS, Park JS, et al. Short-term clinical outcome of robot-assisted intersphincteric resection for low rectal cancer: a retrospective comparison with conventional laparoscopy [J]. Surg Endosc, 2013, 27(1):48 – 55.

[190] Peng B, Lu J, Wu Z, et al. Intersphincteric resection versus abdominoperineal resection for low rectal cancer: A meta-analysis [J]. Surg Innov, 2020, 27(4):392 – 401.

[191] Peschers UM, DeLancey JO, Schaer GN, et al. Exoanal ultrasound of the anal sphincter: normal anatomy and sphincter defects [J]. Br J Obstet Gynaecol, 1997, 104(9):999 – 1003.

[192] Piozzi G, Kim J, Choo J, et al. Da Vinci SP robotic approach to colorectal surgery: two specific indications and short-term results [J]. Tech Coloproctol, 2022, 26(6):461 – 470.

[193] Piozzi GN, Lee TH, Kwak JM, et al. Robotic-assisted resection for beyond TME rectal cancer: a novel classification and analysis from a specialized center [J]. Updates Surg, 2021, 73(3):1103 – 1114.

[194] Piozzi GN, Park H, Kim JS, et al. Anatomic landmarks for transabdominal robotic-assisted intersphincteric dissection for ultralow anterior resection [J]. Dis Colon Rectum, 2021, 64(5):e87 – e88.

[195] Piozzi GN, Park H, Lee TH, et al. Risk factors for local recurrence and long term survival after minimally invasive intersphincteric resection for very low rectal cancer: Multivariate analysis in 161 patients [J]. Eur J Surg Oncol, 2021, 47(8):2069 – 2077.

[196] Pollett WG, Nicholls RJ. The relationship between the extent of distal clearance and survival and local recurrence rates after curative anterior resection for carcinoma of the rectum [J]. Ann Surg, 1983, 198 (2):159 – 163.

[197] Pomerri F, Pucciarelli S, Maretto I, et al. Prospective assessment of imaging after preoperative chemoradiotherapy for rectal cancer [J]. Surgery, 2011, 149(1):56 – 64.

[198] Quezada-diaz FF, Elfeki H, Emmertsen KJ, et al. Comparative analysis of the memorial sloan kettering bowel function instrument and the low anterior resection syndrome questionnaire for assessment of bowel dysfunction in rectal cancer patients after low anterior resection [J]. Colorectal Dis, 2021, 23(2):451 – 460.

[199] Rahbari NN, Weitz J, Hohenberger W, et al. Definition and grading of anastomotic leakage following anterior resection of the rectum: A proposal by the international study group of rectal cancer [J]. Surgery, 2010, 147(3):339 – 351.

[200] Ramage L, Qiu S, Kontovounisios C, et al. A systematic review of sacral nerve stimulation for low anterior resection syndrome [J]. Colorectal Dis, 2015, 17(9):762 – 771.

[201] Ram E, Meyer R, Carter D, et al. The efficacy of sacral neuromodulation in the treatment of low anterior resection syndrome: a systematic review and meta-analysis [J]. Tech Coloproctol, 2020, 24

(8):803 - 815.

[202] Ravizza D, Tamayo D, Fiori G, et al. Linear array ultrasonography to stage rectal neoplasias suitable for local treatment [J]. Dig Liver Dis, 2011,43(8):636 - 641.

[203] Regadas FS, Murad-Regadas SM, Lima DM, et al. Anal canal anatomy showed by three-dimensional anorectal ultrasonography [J]. Surg Endosc, 2007,21(12):2207 - 2211.

[204] Ribas Y, Aguilar F, Jovell-Fernández E, et al. Clinical Application of the Lars Score: Results From a Pilot Study [J]. Int J Colorectal Dis, 2016,32(3):409 - 418.

[205] Ridolfi TJ, Berger N, Ludwig KA. Low Anterior Resection Syndrome: Current Management and Future Directions [J]. Clin Colon Rectal Surg, 2016,29(3):239 - 245.

[206] Rollins KE, Javanmard-Emamghissi H, Acheson AG, et al. The Role of Oral Antibiotic Preparation in Elective Colorectal Surgery: A Meta-analysis [J]. Ann Surg, 2019,270(1):43 - 58.

[207] Rouanet P, Rivoire M, Gourgou S, et al. Sphincter-saving surgery for ultra-low rectal carcinoma initially indicated for abdominoperineal resection: Is it safe on a long-term follow-up [J]. J Surg Oncol, 2021,123(1):299 - 310.

[208] Rosen HR, Kneist W, Fürst A, et al. Randomized clinical trial of prophylactic transanal irrigation versus supportive therapy to prevent symptoms of low anterior resection syndrome after rectal resection [J]. Bjs Open, 2019,3(4):461 - 465.

[209] Rullier E, Denost Q, Vendrely V, et al. Low rectal cancer: classification and standardization of surgery [J]. Dis Colon Rectum, 2013,56(5):560 - 567.

[210] Rullier E, Laurent C, Bretagnol F, et al. Sphincter-saving resection for all rectal carcinomas: The end of the 2 cm distal rule [J]. Ann Surg, 2005,241(4):465 - 469.

[211] Rullier E, Sa Cunha A, Couderc P, et al. Laparoscopic intersphincteric resection with coloplasty and coloanal anastomosis for mid and low rectal cancer [J]. Br J Surg, 2003,90(4):445 - 451.

[212] Rullier E, Zerbib F, Laurent C, et al. Intersphincteric resection with excision of internal anal sphincter for conservative treatment of very low rectal cancer [J]. Dis Colon Rectum, 1999,42(9):1168 - 1175.

[213] Saito N, Ito M, Kobayashi A, et al. Long-term outcomes after intersphincteric resection for low-lying rectal cancer [J]. Ann surg oncol, 2014,21(11):3608 - 3615.

[214] Saito N, Moriya Y, Shirouzu K, et al. Intersphincteric resection in patients with very low rectal cancer: a review of the Japanese experience [J]. Dis Colon Rectum, 2006,49(10):S13 - S22.

[215] Saito N, Ono M, Sugito M, et al. Early results of intersphincteric resection for patients with very low rectal cancer: an active approach to avoid a permanent colostomy [J]. Dis Colon Rectum, 2004,47(4):459 - 466.

[216] Saito N, Sugito M, Ito M, et al. Oncologic outcome of intersphincteric resection for very low rectal cancer [J]. World J Surg, 2009,33(8):1750 - 1756.

[217] Sakr A, Yang SY, Kang JH, et al. Oncologic safety and bowel function after ultralow anterior resection with or without intersphincteric resection for low lying rectal cancer: Comparative cross sectional study [J]. J Surg Oncol, 2020,121(2):365 - 374.

[218] Santoro GA, Di Falco G,夏立建,等. 肛管直肠癌术前分期与治疗选择:肛管直肠内超声图谱[M]. 北京:人民卫生出版社,2006:47 - 56.

[219] Sato K, Shimoda H, Miura T, et al. Widespread anorectal lymphovascular networks and tissue drainage: analyses from submucosal India ink injection and indocyanine green fluorescence imaging [J]. Colorectal Dis, 2021;23(6):1334 - 1345.

[220] Schaap DP, Boogerd LSF, Konishi T, et al. Rectal cancer lateral lymph nodes: multicentre study of the impact of obturator and internal iliac nodes on oncological outcomes [J]. Br J Surg, 2021,108(2):

205 - 213.

[221] Schiessel R, Karner-Hanusch J, Herbst F, et al. Intersphincteric resection for low rectal tumours [J]. Br J Surg, 1994,81(9):1376 - 1378.

[222] Schiessel R, Novi G, Holzer B, et al. Technique and long-term results of intersphincteric resection for low rectal cancer [J]. Dis Colon Rectum, 2005,48(10):1858 - 1865; discussion 1865 - 1867.

[223] Seber T, Caglar E, Uylar T, et al. Diagnostic value of diffusion-weighted magnetic resonance imaging: differentiation of benign and malignant lymph nodes in different regions of the body [J]. Clin Imag, 2015,39(5):856 - 862.

[224] Shafik A. A new concept of the anatomy of the anal sphincter mechanism and the physiology of defecation. II. Anatomy of the levator ani muscle with special reference to puborectalis [J]. Invest Urol, 1975,13(3):175 - 182.

[225] Shafik A. A new concept of the anatomy of the anal sphincter mechanism and the physiology of defecation. III. The longitudinal anal muscle: anatomy and role in anal sphincter mechanism [J]. Invest Urol, 1976,13(4):271 - 277.

[226] Shafik A. A new concept of the anatomy of the anal sphincter mechanism and the physiology of defecation. The external anal sphincter: a triple-loop system [J]. Invest Urol, 1975,12(5):412 - 419.

[227] Shafik A. A new concept of the anatomy of the anal sphincter mechanism and the physiology of defecation. VIII. Levator hiatus and tunnel: anatomy and function [J]. Dis Colon Rectum, 1979,22 (8):539 - 549.

[228] Shafik A. Neuronal innervation of urethral and anal sphincters: surgical anatomy and clinical implications [J]. Curr Opin Obstet Gynecol, 2000,12(5):387 - 398.

[229] Shaibu Z, Chen ZH, Theophilus A, et al. Preservation of the arterial arc formed by left colic artery, proximal inferior mesenteric artery, and the first branch of sigmoid arteries in anus saving treatment of low rectal cancer [J]. Am Surg, 2021,87(12):1956 - 1964.

[230] Shelygin YA, Vorobiev GI, Pikunov DY, et al. Intersphincteric resection with partial removal of external anal sphincter for low rectal cancer [J]. Acta Chir Iugosl, 2008,55(3):45 - 53.

[231] Shin JK, Kim HC, Lee WY, et al. Minimally invasive versus open intersphincteric resection of low rectal cancer regardless of neoadjuvant chemoradiotherapy: long-term oncologic outcomes [J]. Sci Rep, 2021,11(1):11001.

[232] Shin JK, Kim HC, Lee WY, et al. Sphincter-saving surgery versus abdominoperineal resection in low rectal cancer following neoadjuvant treatment with propensity score analysis [J]. Surg Endosc, 2022, 36(4):2623 - 2630.

[233] Shin R, Jeong SY, Yoo HY, et al. Depth of mesorectal extension has prognostic significance in patients with T3 rectal cancer [J]. Dis Colon Rectum, 2012,55(12):1220 - 1228.

[234] Shirouzu K, Murakami N, Akagi Y. Intersphincteric resection for very low rectal cancer: A review of the updated literature [J]. Ann Gastroenterol Surg, 2017,25;1(1):24 - 32.

[235] Shon D, Kim S, Kang SI. Assessment of normal anal sphincter anatomy using transanal ultrasonography in healthy Korean volunteers: a retrospective observational study [J]. J Yeungnam Med Sci, 2022,39(3):230 - 234.

[236] Simillis C, Hompes R, Penna M, et al. A systematic review of transanal total mesorectal excision: is this the future of rectal cancer surgery [J]. Colorectal Dis, 2016,18(1):19 - 36.

[237] Simillis C, Lal N, Qiu S, et al. Sacral nerve stimulation versus percutaneous tibial nerve stimulation for faecal incontinence: A systematic review and meta-analysis [J]. Int J Colorectal Dis, 2018,33(5): 645 - 648.

[238] Song O, Kim KH, Lee SY, et al. Risk factors of stoma re-creation after closure of diverting ileostomy in patients with rectal cancer who underwent low anterior resection or intersphincteric resection with loop ileostomy [J]. Ann Surg Treat Res, 2018,94(4):203–208.

[239] Song PH, Yun SM, Kim JH, et al. Comparison of the erectile function in male patients with rectal cancer treated by preoperative radiotherapy followed by surgery and surgery alone [J]. Int J Colorectal Dis, 2010,25(5):619–624.

[240] Son IT, Lee HS, Ihn MH, et al. Isolation of internal and external sphincter progenitor cells from the human anal sphincter with or without radiotherapy [J]. Colorectal Dis, 2019,21(1):38–47.

[241] Sprangers MA, Velde TA, Aaronson NK. The construction and testing of the EORTC colorectal cancer-specific quality of life questionnaire module (QLQ‑CR38). European Organization for Research and Treatment of Cancer Study Group on Quality of Life [J]. Eur J Cancer, 1999,35(2):238–247.

[242] Stelzner S, Böttner M, Kupsch J, et al. Internal anal sphincter nerves — a macroanatomical and microscopic description of the extrinsic autonomic nerve supply of the internal anal sphincter [J]. Colorectal Dis, 2018,20(1):7–16.

[243] Sun G, Zang Y, Ding H, et al. Comparison of anal function and quality of life after conformal sphincter preservation operation and intersphincteric resection of very low rectal cancer: a multicenter, retrospective, case-control analysis [J]. Tech Coloproctol, 2023. doi:10.1007/s10151‑023‑02819‑w. Online ahead of print.

[244] Sun L, Xie Z, Kuang M, et al. Regenerating the anal sphincter: cytokines, stem cells, or both [J]. Dis Colon Rectum, 2017,60(4):416–425.

[245] Sun R, Dai Z, Zhang Y, et al. The incidence and risk factors of low anterior resection syndrome (LARS) after sphincter-preserving surgery of rectal cancer: A systematic review and meta-analysis [J]. Support Care Cancer, 2021,29(12):7249–7258.

[246] Sun Y, Lian L, Zhang H, et al. The feasibility and technical strategy of a fascia space priority approach in laparoscopic lateral lymph node dissection for advanced middle and low rectal cancer: a retrospective multicentre study [J]. Wideochir Inne Tech Maloinwazyjne, 2021,16(2):312–320.

[247] Suriyut J, Muro S, Baramee P, et al. Various significant connections of the male pelvic floor muscles with special reference to the anal and urethral sphincter muscles [J]. Anat Sci Int, 2020,95(3):305–312.

[248] Sylla P, Rattner DW, Delgado S, et al. NOTES transanal rectal cancer resection using transanal endoscopic microsurgery and laparoscopic assistance [J]. Surg Endosc, 2010,24(5):1205–1210.

[249] Takahashi T, Ueno M, Azekura K, et al. Lateral node dissection and total mesorectal excision for rectal cancer [J]. Dis Colon Rectum, 2000,43(10):S59–S68.

[250] Tilney HS, Heriot AG, Purkayastha S, et al. A national perspective on the decline of abdominoperineal resection for rectal cancer [J]. Ann Surg, 2008,247(1):74–81.

[251] Tilney HS, Tekkis PP. Extending the horizons of restorative rectal surgery: intersphincteric resection for low rectal cancer [J]. Colorectal Dis, 2008,10(1):3–15.

[252] Toiyama Y, Hiro J, Imaoka H, et al. Complete laparoscopic total mesorectal excision with an intersphincteric resection and coloplasty pouch anal anastomosis for lower rectal cancer [J]. J Anus Rectum Colon, 2018,1(1):35–38.

[253] Toyoshima A, Nishizawa T, Sunami E, et al. Narrow pelvic inlet plane area and obesity as risk factors for anastomotic leakage after intersphincteric resection [J]. World J Gastrointest Surg, 2020,12(10):425–434.

[254] Tryliskyy Y, Wong CS, Demykhova I, et al. Systematic review and meta-analysis of randomized

controlled trials evaluating the effect of the level of ligation of inferior mesenteric artery on functional outcomes in rectal cancer surgery [J]. Int J Colorectal Dis, 2022,37(3):709-718.

[255] Tsukada Y, Ito M, Watanabe K, et al. Topographic anatomy of the anal sphincter complex and levator ani muscle as it relates to intersphincteric resection for very low rectal disease [J]. Dis Colon Rectum, 2016,59(5):426-433.

[256] Tsukamoto S, Miyake M, Shida D, et al. Intersphincteric resection has similar long-term oncologic outcomes compared with abdominoperineal resection for low rectal cancer without preoperative therapy: results of propensity score analyses [J]. Dis Colon Rectum, 2018,61(9):1035-1042.

[257] Tuech J, Karoui M, Lelong B, et al. A step toward NOTES total mesorectal excision for rectal cancer: endoscopic transanal proctectomy [J]. Ann Surg, 2015,261(2):228-233.

[258] Uemura M, Ikeda M, Kawai K, et al. Laparoscopic surgery using a Gigli wire saw for locally recurrent rectal cancer with concomitant intraperitoneal sacrectomy [J]. Asian J Endoscopic Surg, 2018,11(1):83-86.

[259] van der Valk M, Hilling DE, Bastiaannet E, et al. Long-term outcomes of clinical complete responders after neoadjuvant treatment for rectal cancer in the International Watch & Wait Database (IWWD): an international multicentre registry study [J]. Lancet, 2018,391(10139):2537-2545.

[260] van Heeswijk MM, Lambregts DM, Palm WM, et al. DWI for assessment of rectal cancer nodes after chemoradiotherapy: Is the absence of nodes at DWI proof of a negative nodal status [J]. AJR Am J Roentgenol, 2017,208(3):W79-W84.

[261] Veltcamp Helbach M, Deijen CL, Velthuis S, et al. Transanal total mesorectal excision for rectal carcinoma: short-term outcomes and experience after 80 cases [J]. Surg Endosc, 2016,30(2):464-470.

[262] Visser WS, te Riele WW, Boerma D, et al. Pelvic floor rehabilitation to improve functional outcome after a low anterior resection: a systematic review [J]. Ann Coloproctol, 2014,30(3):109-114.

[263] Vo E, Massarweh NN, Chai CY, et al. Association of the addition of oral antibiotics to mechanical bowel preparation for left colon and rectal cancer resections with reduction of surgical site infections [J]. JAMA Surg, 2018,153(2):114-121.

[264] Wang X, Liu H, Deng M, et al. Risk factors for anorectal dysfunction after interspincteric resection in patients with low rectal cancer [J]. Front Oncol, 2020,10:1373.

[265] Wang X, Zheng Z, Yu Q, et al. Impact of surgical approach on surgical resection quality in mid- and low rectal cancer, a bayesian network meta-analysis [J]. Front Oncol, 2021,11:699200.

[266] Watanabe M, Teramoto T, Hasegawa H, et al. Laparoscopic ultralow anterior resection combined with per anum intersphincteric rectal dissection for lower rectal cancer [J]. Dis Colon Rectum, 2000, 43(10 Suppl):S94-97.

[267] Wei B, Zheng Z, Fang J, et al. Effect of Denonvilliers' fascia preservation versus resection during laparoscopic total mesorectal excision on postoperative urogenital function of male rectal cancer patients: Initial results of Chinese PUF-01 randomized clinical trial [J]. Ann Surg, 2021,274(6):e473-e480.

[268] Wei MZ, Zhao ZH, Wang JY. The diagnostic accuracy of magnetic resonance imaging in restaging of rectal cancer after preoperative chemoradiotherapy: A meta-analysis and systematic review [J]. J Comput Assist Tomogr, 2020,44(1):102-110.

[269] Weiser MR, Quah HM, Shia J, et al. Sphincter preservation in low rectal cancer is facilitated by preoperative chemoradiation and intersphincteric dissection [J]. Ann Surg, 2009,249(2):236-242.

[270] Wick EC, Hobson DB, Bennett JL, et al. Implementation of a surgical comprehensive unit-based

safety program to reduce surgical site infections [J]. J Am Coll Surg, 2012,215(2):193-200.

[271] Wille-Jørgensen P, Guenaga KF, Matos D, et al. Pre-operative mechanical bowel cleansing or not? An updated meta-analysis [J]. Colorectal Dis, 2005,7(4):304-310.

[272] Williams AB, Cheetham MJ, Bartram CI, et al. Gender differences in the longitudinal pressure profile of the anal canal related to anatomical structure as demonstrated on three-dimensional anal endosonography [J]. Br J Surg, 2000,87(12):1674-1679.

[273] Williams NS, Dixon MF, Johnston D. Reappraisal of the 5 centimetre rule of distal excision for carcinoma of the rectum: a study of distal intramural spread and of patients' survival [J]. Br J Surg, 1983,70(3):150-154.

[274] Williamson JS, Quyn AJ, Sagar PM. Rectal cancer lateral pelvic sidewall lymph nodes: a review of controversies and management [J]. Br J Surg, 2020,107(12):1562-1569.

[275] Willis MA, Toews I, Soltau SL, et al. Preoperative combined mechanical and oral antibiotic bowel preparation for preventing complications in elective colorectal surgery [J]. Cochrane Database Syst Rev, 2023,2(2):CD014909.

[276] Woo IT, Park JS, Choi GS, et al. Optimal strategies of rectovaginal fistula after rectal cancer surgery [J]. Ann Surg Treat Res, 2019,97(3):142-148.

[277] Wu L, Cao Y, Liao C, et al. Diagnostic performance of USPIO-enhanced MRI for lymph-node metastases in different body regions: a meta-analysis [J]. Eur J Radiol, 2011,80(2):582-589.

[278] Wu Y, Dabhoiwala NF, Hagoort J, et al. 3D topography of the young adult anal sphincter complex reconstructed from undeformed serial anatomical sections [J]. PloS One, 2015,10(8):e0132226.

[279] Xiaosong W, Hongchang L, Min D, et al. Postoperative functional management contributes to anal functional recovery in patients with low rectal cancer after robotic total intersphincteric resection [J]. Front Oncol, 2020,10:1373.

[280] Xu J, Tang B, Li T, et al. Robotic colorectal cancer surgery in China: a nationwide retrospective observational study [J]. Surg Endosc, 2021,35(12):6591-6603.

[281] Xu L, Zhang Z, Qin Q, et al. Assessment of T and N staging with MRI(3)T in lower and middle rectal cancer and impact on clinical strategy [J]. J Int Med Res, 2020,48(6):300060520928685.

[282] Yabuki Y. Twenty-first century radical hysterectomy-Journey from descriptive to practical anatomy [J]. Gynecol Oncol Rep, 2020,34:100623.

[283] Yamada K, Ogata S, Saiki Y, et al. Long-term results of intersphincteric resection for low rectal cancer [J]. Dis Colon Rectum, 2009,52(6):1065-1071.

[284] Yamada K, Ogata S, Saiki Y, et al. Functional results of intersphincteric resection for low rectal cancer [J]. Br J Surg, 2007,94(10):1272-1277.

[285] Yamada K, Saiki Y, Takano S, et al. Long-term results of intersphincteric resection for low rectal cancer in Japan [J]. Surg Today, 2019,49(4):275-285.

[286] Yamaguchi I, Fujita F, Yamanouchi K, et al. A novel animal model of long-term sustainable anal sphincter dysfunction [J]. J Surg Res, 2013,184(2):813-818.

[287] Yamamoto T, Kawada K, Matsusue R, et al. Identification of patient subgroups with low risk of postoperative local recurrence for whom total mesorectal excision surgery alone is sufficient: a multicenter retrospective analysis [J]. Int J Colorectal Dis, 2022,37(10):2207-2218.

[288] Yang S, Zhu Y, Wang Z. Comparison of quality of life and function after intersphincteric resection, intersphincteric resection plus ileostomy and intersphincteric resection combined with transanal pull-through procedure for low rectal cancer [J]. Minerva Med, 2021, doi:10.23736/S0026-4806.21.07730-2.

[289] Yang XF, Luo GH, Ding ZH, et al. The urogenital-hypogastric sheath: an anatomical observation on the relationship between the inferomedial extension of renal fascia and the hypogastric nerves [J]. Int J Colorectal Dis, 2014,29(11):1417－1426.

[290] Yokota M, Ito M, Nishizawa Y, et al. The impact of anastomotic leakage on anal function following intersphincteric resection [J]. World J Surg, 2017,1(8):2168－2177.

[291] Yoo BE, Cho JS, Shin JW, et al. Robotic versus laparoscopic intersphincteric resection for low rectal cancer: comparison of the operative, oncological, and functional outcomes [J]. Ann Coloproctol, 2021,37(6):351－367.

[292] You YN, Hardiman KM, Bafford A, et al. The American society of colon and rectal surgeons clinical practice guidelines for the management of rectal cancer [J]. Dis Colon Rectum, 2020,63(9):1191－1222.

[293] Zang Y, Zhou M, Tan D, et al. An anatomical study on intersphincteric space related to intersphincteric resection for ultra-low rectal cancer [J]. Updates Surg, 2022,74(2):439－449.

[294] Zech CJ. MRI of extramural venous invasion in rectal cancer: A new marker for patient prognosis? [J]. Radiology, 2018,289(3):686－687.

[295] Zhang B, Zhao K, Liu Q, et al. Clinical and functional results of laparoscopic intersphincteric resection for ultralow rectal cancer: is there a distinction between the three types of hand-sewn colo-anal anastomosis [J]. Int J Colorectal Dis, 2017,32(4):587－590.

[296] Zhang B, Zhao K, Zhao YJ, et al. Variation in rectoanal inhibitory reflex after laparoscopic intersphincteric resection for ultralow rectal cancer [J]. Colorectal Dis, 2021,23(2):424－433.

[297] Zhang B, Zhuo GZ, Zhao K, et al. Cumulative incidence and risk factors of permanent stoma after intersphincteric resection for ultralow rectal cancer [J]. Dis Colon Rectum, 2022,65(1):66－75.

[298] Zhang X, Wei M, Deng X, et al. Is lateral lymph node dissection necessary for node size ＜5 mm after neoadjuvant chemoradiation [J]. Dis Colon Rectum, 2020,63(4):e41－e42.

[299] Zhang YJ, Yin L, Huang L, et al. Long-term results of intersphincteric resection for low rectal cancer [J]. J Invest Surg, 2013,26(4):217－222.

[300] Zhao RS, Wang H, Zhou ZY, et al. Restaging of locally advanced rectal cancer with magnetic resonance imaging and endoluminal ultrasound after preoperative chemoradiotherapy: a systemic review and meta-analysis [J]. Dis Colon Rectum, 2014,57(3):388－395.

[301] Zheng HC, Li F, Xie XJ, et al. Preservation versus nonpreservation of the left colic artery in anterior resection for rectal cancer: a propensity score-matched analysis [J]. BMC Surgery, 2022,22(1):1－9.

[302] Zhong XJ, Xie XY, Hu H, et al. Trans-anastomotic drainage tube placement after hand-sewn anastomosis in patients undergoing intersphincteric resection for low rectal cancer: an alternative drainage method [J]. Front Oncol, 2022,12:872120.

[303] Zhou H, Ruan C, Hu Z. Perineal transanal approach for laparoscopic sphincter-saving resection in low rectal cancer [J]. Ann Surg, 2017,265(4):e32－e33.

[304] Zhou H, Ruan C, Wang Z, et al. Laparoscopic-assisted modified intersphincter resection for ultralow rectal cancer [J]. Ann Surg Oncol, 2018,25(4):947－948.

[305] Zhou YM, Zang YW, Li ZY, et al. Conformal sphincteric resection for ultra-low rectal cancer located below the dentate line: A pilot report[J]. Colorectal Dis, 2023,00:1－9. https://doi.org/10.1111/codi.16776.

[306] Zinicola R, Pedrazzi G, Haboubi N, et al. The degree of extramural spread of T3 rectal cancer: an appeal to the American Joint Committee on Cancer [J]. Colorectal Dis, 2017,19(1):8－15.

[307]《保留左结肠动脉的直肠癌根治术中国专家共识》编审委员会,中国医师协会肛肠医师分会大肠癌综

合治疗组,中西医结合学会普通外科专业委员会直肠癌防治专家委员会.保留左结肠动脉的直肠癌根治术中国专家共识(2021版)[J].中华胃肠外科杂志,2021,24(11):950-955.

[308] 曹永磊,江从庆.经会阴直肠乙状结肠部分切除术治疗直肠脱垂的多中心疗效分析[J].中华胃肠外科杂志,2017,20:1370-1374.

[309] 常毅,刘海龙,江慧洪,等.直肠固有筋膜与脏筋膜的解剖学关系[J].中华胃肠外科杂志,2019,23(10):949-954.

[310] 常毅,刘海龙,林谋斌.基于膜解剖的直肠癌侧方淋巴结"两间隙"清扫术的模式化操作[J].中华胃肠外科杂志,2022,25(4):315-320.

[311] 陈保祥,江从庆,钱群.吲哚菁绿荧光造影在结直肠外科手术中的应用进展[J].中华普外科手术学杂志(电子版),2020,14(1):101-105.

[312] 陈纲.新辅助放化疗联合 ISR 在低位直肠癌治疗中的作用[J].结直肠肛门外科,2013,19(2):126-129.

[313] 陈俊兴,许建华,林建安,等.不同手术入路腹腔镜辅助经肛门括约肌间切除术治疗低位直肠癌的临床疗效[J].中华消化外科杂志,2022,21(6):779-787.

[314] 池畔,陈致奋,高源,等.直肠癌新辅助放化疗后盆壁及肠管纤维化并低位肠梗阻的诊治[J].中华胃肠外科杂志,2015,18(11):1092-1097.

[315] 池畔,林惠铭,卢星榕,等.腹腔镜经盆腔入路括约肌间超低位直肠前切除术治疗直肠癌可行性研究[J].中国实用外科杂志,2010,30(03):203-205.

[316] 池畔,王枭杰,官国先,等.全直肠系膜切除术中直肠系膜分离终点线的发现和解剖及其临床意义[J].中华胃肠外科杂志,2017,20(10):1145-1150.

[317] 池畔,王枭杰.经括约肌间切除术的临床应用要点及规范实施[J].中华胃肠外科杂志,2023,26(6):548-556.

[318] 丛进春,陈春生,张宏.括约肌间切除术的手术解剖再认识[J].中华胃肠外科杂志,2021,24(7):598-603.

[319] 丛进春,张宏.Hiatal 韧带解剖研究的临床意义和应用[J].中国实用外科杂志,2019,39(7):746-750.

[320] 戴勇,姜金波,张晓明,等.单吻合器联合外翻脱出技术在直肠癌超低位前切除中的应用[J].中华医学杂志,2006(12):822-825.

[321] 窦若虚,周佐霖,汪建平.结直肠癌择期手术前肠道准备方案[J].中华胃肠外科杂志,2022,25(7):645-647.

[322] 高桥孝.大肠癌根治术[M].北京:人民卫生出版社,2003.

[323] 高加勒,安勇博,汪栋,等.直肠癌保肛术后短期生活质量研究现状[J].中华胃肠外科杂志,2020,23(4):415-420.

[324] 侯森,叶颖江.不同保肛术式对低位直肠癌术后排粪功能的影响[J].中华胃肠外科杂志,2022,25(6):482-486.

[325] 龚建平.膜解剖的兴起与混淆[J].中华胃肠外科杂志,2019,22(5):401-405.

[326] 韩加刚,王振军.低位直肠癌保肛手术方式选择[J].中国实用外科杂志,2019,39(7):676-680.

[327] 胡刚,刘军广,邱文龙,等.腹腔镜直肠癌经括约肌间切除术预防性造口永久化的术前预测因素及模型构建[J].中华胃肠外科杂志,2022,25(11):997-1004.

[328] 黄胜辉,林霄汉,池畔,等.腹腔镜与开放经括约肌间切除术治疗低位直肠癌的近期疗效比较[J].中华胃肠外科杂志,2016,19(8):923-927.

[329] 黄颖,池畔.低位直肠癌行腹腔镜内括约肌切除术技巧与要领[J].中国实用外科杂志,2017,37(6):695-698.

[330] 康亮,罗双灵,陈文豪,等.经肛门全直肠系膜切除术的学习曲线[J].中华胃肠外科杂志,2016,19(8):917-922.

[331] 李梦,任明扬,徐庆,等. 腹腔镜直肠癌经肛全直肠系膜切除术学习曲线的多中心研究[J]. 中华消化外科杂志,2021,20(03):306 - 314.

[332] 李瑞奇,沈可欣,王泽铭,等. 盆膈上筋膜在腹腔镜括约肌间切除术中定位作用的临床效果分析[J]. 结直肠肛门外科,2021,27(3):221 - 224.

[333] 林谋斌,刘海龙,江慧洪,等. 结直肠手术膜解剖理论体系的探索[J]. 中华胃肠外科杂志,2021,24(7):575 - 581.

[334] 林谋斌,张忠涛. 基于现代精细解剖的腹盆腔外科指导:膜解剖的求源与辨析[M]. 北京:人民卫生出版社,2019.

[335] 刘波,陈保祥,洪云天,等. 内括约肌切除术治疗低位直肠癌手术难度的影响因素分析[J]. 中华实验外科杂志,2021,4:721 - 725.

[336] 刘海龙,常毅,林谋斌. 科学解读膜解剖理论规范应用膜解剖名词[J]. 中华胃肠外科杂志,2020,23(7):634 - 642.

[337] 刘海龙,李阿健,王文超,等. 基于膜解剖的低位直肠癌侧方淋巴结"两间隙"清扫术安全性研究[J]. 中国实用外科杂志,2020,40(8):950 - 956.

[338] 刘海龙,林谋斌. 盆腔筋膜理解的关键点[J]. 中华外科杂志,2020,58(7):545 - 550.

[339] 刘海龙,王加琪,林谋斌. 基于膜解剖理论的直肠癌侧方淋巴结清扫术的应用解剖分析[J],结直肠肛门外科,2023,29(01):27 - 32.

[340] 刘洪昌,李川,张帆,等. 达芬奇机器人低位直肠癌经括约肌间切除术临床疗效分析[J]. 中华胃肠外科杂志,2019,22(12):1137 - 1143.

[341] 刘军广,陈贺凯,汪欣,等. 腹腔镜低位直肠癌经括约肌间切除术后吻合口漏的影响因素分析及预测模型构建[J]. 中华外科杂志,2021,59(5):332 - 337.

[342] 刘军广,陈贺凯,郑利军,等. 腹腔镜直肠癌超低位前切除术造口回纳后再发吻合口漏危险因素分析[J]. 中国实用外科杂志,2022,42(2):199 - 205.

[343] 罗双灵,蔡永华,张兴伟,等. 经肛门与腹腔镜全直肠系膜切除术治疗直肠癌的疗效分析[J]. 中华消化外科杂志,2017,16(07):703 - 708.

[344] 罗双灵,康亮. 低位直肠癌新辅助治疗后临床完全缓解患者处理策略[J]. 中国实用外科杂志,2017,37(06):619 - 624.

[345] 秦启元,马腾辉,蔡建,等. 经括约肌间切除术治疗新辅助放化疗后低位直肠癌的近远期并发症研究[J]. 中华外科杂志,2018,56(12):892 - 899.

[346] 屈景辉,贺佳蓓,张琦,等. 腹腔镜经括约肌间切除联合回肠预防性造口治疗超低位直肠癌的疗效观察[J]. 中国肿瘤临床,2019,46(3):122 - 125.

[347] 任相海,江从庆,钱群. 低位直肠癌保肛手术- ISR 及 TaTME 之选择与评价[J]. 临床外科杂志,2020,28:5420 - 5423.

[348] 任星儒,梁小波. 盆腔植物神经的胚胎学研究现状[J/CD]. 中华结直肠疾病电子杂志,2018,7(6):510 - 513.

[349] 邵丽华,陈刚. 极限保肛之低位直肠癌经括约肌间切除术(ISR)[J]. 中国肿瘤外科杂志,2021,13(2):105 - 108.

[350] 孙戈,臧怡雯,丁海波,等. 适形切除保肛术与经括约肌间切除术治疗低位直肠癌的临床疗效[J]. 中华消化外科杂志,2021,20(3):292 - 300.

[351] 孙轶,杨红杰,张智春,等. 层面优先入路直肠癌侧方淋巴结清扫术的解剖学研究[J]. 结直肠肛门外科,2021,27(03):203 - 206.

[352] 孙轶,张锡明. 直肠癌侧方淋巴结清扫术的研究进展[J]. 结直肠肛门外科,2021,27(03):207 - 210.

[353] 汪建平. 低位直肠癌术式选择及评价[J]. 中国实用外科杂志,2017,37(6):593 - 595.

[354] 王廷豪,洪清琦,陈东汉,等. 经肛腔镜部分内括约肌切除术治疗超低位直肠癌的应用价值[J]. 中华消

化外科杂志,2021,20(10):1098 - 1105.

[355] 王昕,黄平.低位直肠癌经括约肌间切除术的临床研究与应用现状[J].结直肠肛门外科,2020,26(2):
238 - 242.

[356] 王振军.内括约肌切除术治疗超低位直肠癌的进展和新问题[J].临床外科杂志,2017,25(4):
251 - 254.

[357] 王振军,万远廉,刘玉村,等.一种切除部分齿状线和肛管全层的超低位保肛手术[J].中华胃肠外科杂
志,2002,5(2):107 - 109.

[358] 杨春康,官申.低位直肠癌保肛手术之 ISR 手术策略及疗效评价[J].结直肠肛门外科,2020,26(2):
119 - 122,127.

[359] 姚宏伟,安勇博,王权,等.腹腔镜辅助经肛全直肠系膜切除术治疗低位直肠癌近期疗效的前瞻性和多
中心病例登记研究[J].中华消化外科杂志,2021,20(12):1351 - 1357.

[360] 姚宏伟,陈建志,于刚,等.腹腔镜辅助经肛全直肠系膜切除术后并发症报告及吻合口漏危险因素分
析:一项全国性登记数据库研究[J].中华胃肠外科杂志,2019(03):279 - 284.

[361] 臧怡雯,李震洋,顾晓冬,等.机器人手术系统辅助下极低位直肠癌次全括约肌间切除术诊治分析[J].
中华胃肠外科杂志,2020,23(4):405 - 407.

[362] 臧怡雯,项建斌.括约肌间切除术的病理和功能学解剖基础[J].中华胃肠外科杂志,2019,22(10):
937 - 942.

[363] 张斌,卓光鑽,田雷,等.腹腔镜低位直肠癌经括约肌间切除术后吻合口狭窄危险因素分析[J].中华胃
肠外科杂志,2019,22:755 - 761.

[364] 张卫.极低位直肠癌经括约肌间切除保肛手术的再认识[J].中华胃肠外科杂志,2022,25(6):
487 - 492.

[365] 郑创,周易明,项建斌.超低位直肠癌括约肌间切除术的研究进展[J].国际外科学杂志,2020,47(8):
559 - 562.

[366] 中国直肠癌侧方淋巴结转移诊疗专家共识(2019 版)[J].中华胃肠外科杂志,2019,(10):901 - 912.